Le Régime Arc-en-ciel

Mangez vos couleurs

Marcia Zimmerman

Le Régime Arc-en-ciel

Mangez vos couleurs

Traduit de l'anglais (États-Unis)
par Florence Mantran

Michel Lafon

Titre original :
Eat Your Colors
paru chez Henry Holt & Company

7-13, boulevard Paul-Émile-Victor - Île de la Jatte
92521 Neuilly-sur-Seine Cedex

INTRODUCTION

Le *Régime Arc-en-ciel* traite du pouvoir des « alicaments », ces aliments qui jouent un rôle important dans la prévention et le traitement des maladies et dont le succès ne cesse de croître tant auprès des chercheurs que du grand public.

Pourtant, choisir une alimentation adaptée à sa physiologie n'a jamais semblé aussi compliqué. Nous sommes inondés de rapports confus et souvent contradictoires sur les aliments que nous devrions absorber. Les régimes pauvres en graisses et riches en sucres (hydrates de carbone) rivalisent avec leurs cousins, riches en graisses et pauvres en hydrates de carbone. Les nutritionnistes débattent encore du rôle préventif longtemps attribué aux fibres dans l'apparition du cancer du côlon. Les spécialistes continuent de nous abreuver d'études ambiguës sur les bienfaits ou les dangers que peuvent présenter les œufs, les arachides et la margarine. Parallèlement, d'autres nous proposent des programmes de régime compliqués, souvent incompréhensibles et difficiles à suivre.

De nombreux livres et articles ont été écrits sur les alicaments et les bénéfices que l'on pouvait tirer de certains groupes de nutriments. Toutefois, leurs auteurs se sont contentés d'en dresser l'inventaire sans expliquer aux lecteurs comment profiter des avantages qu'ils offraient, sans préciser non plus lesquels étaient le mieux adaptés à leurs besoins, et quelle quantité en consommer. Certains de ces aliments sont-ils plus importants que d'autres pour vous ? Comment choisir ceux qui correspondent le mieux à vos besoins personnels ?

La nourriture agit puissamment, tant sur notre mental que sur les réactions physiques et immunitaires de notre corps. L'effet d'un aliment particulier sur un individu dépendra de nombreux facteurs, l'un d'eux étant son type corporel. « Ce qui est bon pour l'un n'est pas forcément bon pour l'autre », dit le dicton. Ce qui souligne les effets variables de la nourriture d'un individu à l'autre.

Le *Régime Arc-en-ciel* vous offre un programme nutritionnel personnalisé, qui distingue les produits nocifs pour vous de ceux qui sauront accroître votre tonus. Ce livre vous démontrera comment tirer profit des dernières découvertes scientifiques, afin d'éviter les aliments qui ne conviennent pas à votre type corporel, tout en privilégiant ceux qui vous aideront à équilibrer votre énergie mentale et physique. Les régimes que vous trouverez ici sont faciles à suivre et efficaces à long terme. Ils vous serviront de repères dans un monde où nos habitudes alimentaires subissent des changements perpétuels. Ils vous permettront aussi de comprendre le pouvoir thérapeutique des aliments.

Vous avez en main le premier ouvrage de régimes alicamentaires, largement inspiré de la médecine ayurvédique. Comme nous le verrons plus loin, cette science millénaire répartit en effet les types corporels en trois groupes, chacun associé à une couleur : rouge, vert ou jaune. Cette classification repose sur des caractéristiques physiques, psychologiques et physiologiques reconnues. Le savoir de la médecine ayurvédique vous aidera à identifier votre type corporel, à adopter un programme d'hygiène de vie associé à la couleur de ce type, qui vous apportera santé, énergie et longévité. Voilà pourquoi, en guise de préambule, vous répondrez à un questionnaire concernant vos particularités physiques et psychologiques, votre style de vie et votre historique familial.

Le Régime Arc-en-ciel s'appuie sur des données scientifiques détaillées concernant les propriétés des six couleurs d'aliments. Trois d'entre elles sont les couleurs des fruits et des légumes : rouge, jaune et vert/bleu. Les trois autres sont les couleurs d'aliments complémentaires : blanc, fauve et brun. Ces dernières regroupent les céréales, les légumineuses, les produits d'origine animale, les fruits secs, les graines et les huiles. Vos couleurs principales – rouge, jaune et vert – deviendront la base de votre plan de régime alicamentaire, et vos couleurs complémentaires vous fourniront les alicaments secondaires. Vous disposerez ainsi d'une palette personnalisée d'aliments thérapeutiques destinés à vous maintenir en bonne santé et à prévenir les maladies.

Le Régime Arc-en-ciel traite également des maladies auxquelles votre type de couleur vous expose, et vous dit en détail quels nutriments spécifiques vous permettront de vous prémunir contre ces affections.

Marcia ZIMMERMAN
Alameda, Californie
Août 2000

PREMIÈRE PARTIE

Alicaments et médecines traditionnelles

*

Laissez la nourriture être votre médecine,
et la médecine, la base de votre nourriture.

– Hippocrate –

CHAPITRE 1

Qu'est-ce qu'un alicament ?

LE TERME ALICAMENT a été inventé au milieu des années soixante-dix par le Dr Stephen DeFelice pour désigner une vaste classe d'aliments qui ont un effet thérapeutique sur le corps humain. En dressant la liste de ces produits, le Dr DeFelice et certains de ses confrères espéraient souligner l'importance de la nourriture sur notre santé. Il a aussi créé la New Jersey's Foundation for Innovation in Medicine afin de promouvoir la branche naissante de la médecine alicamentaire, et d'encourager la recherche sur les actions spécifiques et les bienfaits diététiques de ces aliments.

Aujourd'hui, près de trente ans plus tard, il existe plusieurs subdivisions d'alicaments : les vitamines, les minéraux, les provitamines, les peptides, les phytochimiques et les zoochimiques.

Existe-t-il un moyen de retarder la déclaration d'une maladie, d'en réduire peut-être les symptômes, et d'améliorer la qualité de vie grâce à une meilleure alimentation ? Nous croyons que [les alicaments représentent] une entreprise scientifique et commerciale viable.

– Diana Twyman, Monsanto Corp., 4 fév. 98

Jour après jour, les alicaments se sont imposés, et la recherche continue de montrer à quel point ils sont efficaces dans la prévention des maladies. Les Américains se sentent très concernés par leur santé et, aujourd'hui, près de la moitié d'entre eux prennent des compléments alimentaires. Les firmes agroalimentaires se sont donc tournées vers ces nouvelles opportunités de marché, en proposant de multiples aliments « enrichis », qui promettent de pallier les carences des consommateurs. Ces aliments supplémentés artificiellement prétendent prévenir le cancer, abaisser les risques de maladies cardio-vasculaires ou améliorer le fonctionnement du cerveau. Voici quelques exemples :

- Les pommes chips qui renforcent la mémoire ;
- Les boissons qui améliorent la vie amoureuse ;
- Les friandises qui réduisent les bouffées de chaleur ;
- Les biscuits qui aident à mincir ;
- La margarine qui abaisse le taux de cholestérol ;
- Les substituts de viande qui réduisent les risques de cancer.

Vous avez sans doute déjà entendu parler de certains de ces produits, ou vous les avez aperçus au rayon diététique de votre supermarché. Ils constituent bel et bien une révolution dans l'industrie alimentaire, qui réduit la marge entre nourriture et médecine. Les firmes alimentaires sont très favorables à ces produits car ils attirent un public de consommateurs plus avertis – qui vivent plus longtemps, ont plus d'argent et sont prêts à prendre soin de leur santé avec une nourriture appropriée et des compléments. Malgré quelques embûches rencontrées dans le développement de ces produits et un coût plus élevé pour le consommateur, le marché des alicaments reste en constante progression. À la fin du XXe siècle, les ventes ont atteint les quinze milliards de dollars, et l'on prévoit que, dans un futur proche, elles atteindront les deux cent cinquante milliards, soit l'équivalent de la moitié des ventes de l'industrie alimentaire !

Le marché des aliments « diététiques » ou « fonctionnels » atteint aujourd'hui 15 milliards de dollars par an. On prévoit qu'il augmentera de plus 10 % par an au cours du XXIe siècle.

– Dr Clare M. Hasler, Directeur,
Functional Foods for Health Program,
Université de l'Illinois

Les firmes agroalimentaires n'ont pas attendu longtemps pour se lancer à la conquête de ce nouveau marché. À la fin de 1999, l'une d'elles a annoncé son intention de développer et commercialiser une nouvelle ligne de produits, en s'alliant avec un géant pharmaceutique suisse. Cette firme ira même jusqu'à inciter les services de santé à déclarer officiellement que ces aliments sont plus efficaces que les marques déjà connues. Mais qui sont les consommateurs les plus enclins à acheter des alicaments ?

Selon l'International Food Information Council, les deux tiers des Américains intéressés par ces produits sont âgés de plus de quarante-cinq ans. Ils ont, pour la plupart, suivi des études supérieures et sont plutôt aisés. Beaucoup d'entre eux achetaient des aliments diététiques dans des magasins spécialisés, poussant ainsi les grandes surfaces à proposer des denrées similaires afin d'attirer cette nouvelle clientèle.

Ce qui se vend le mieux aujourd'hui sur le marché alimentaire sont les denrées aux propriétés thérapeutiques, des produits qui font bien davantage que calmer notre faim.

– Daniel Q. Haney, Associated Press, 21 nov. 99

Il reste encore beaucoup à faire avant que les aliments « diététiques » ne soient totalement intégrés au sein des grandes surfaces. Il est par ailleurs extrêmement difficile pour ces dernières de renseigner leurs clients sur les bienfaits de ces aliments forcément plus chers. Le succès de ces produits ne se traduit pas nécessairement par une aubaine pour les supermarchés. Les commerçants commencent à utiliser des étiquetages spéciaux, en fournissant des informations nutritionnelles ainsi que des recettes.

Les consommateurs commencent à chercher une méthode plus dynamique pour améliorer leur santé grâce à la nourriture, en ne se contentant plus d'éviter simplement les ingrédients nocifs et d'équilibrer leur régime, mais en recherchant des aliments qui procurent un mieux-être avéré.

– Dr Elizabeth Sloan, présidente, Applied Biometrics, 1er avr. 2000

Les aliments fonctionnels sont-ils bons pour votre santé ?

ÊTES-VOUS SCEPTIQUE à propos des bienfaits que peuvent apporter ces nouveaux aliments ? Offrent-ils de réels avantages pour la santé, comme le soutiennent la presse et la littérature scientifique ? Malheureusement, le fait d'ajouter un phytochimique à un aliment donné ne le rendra pas meilleur pour autant, surtout si cet ingrédient n'y est pas naturellement présent. Par exemple, des aliments malsains tels que les pommes chips, les crackers, les biscuits ou les friandises bénéficient d'un ajout de phytochimiques, car ils connaissent un succès énorme auprès des consommateurs. Une supplémentation ne couvrira pas pour autant leur déficit nutritionnel. En revanche, des aliments naturellement riches en phytochimiques seront bénéfiques à la santé car ils contiennent des groupes de nutriments qui se complètent mutuellement. C'est ce que la nature a voulu et c'est ce que les chercheurs ont pu découvrir au cours de leurs études.

Les recherches qui tendent à mettre en évidence les attributs anticancéreux des caroténoïdes représentent un exemple frappant de ce que peut nous enseigner la nature. Le bêta-carotène, ce pigment orange que l'on trouve dans les fruits et les légumes, s'est révélé diminuer les risques de cancer du poumon. Cette faculté a été admise après plusieurs études, qui ont déterminé une corrélation inverse entre la consommation de fruits et de légumes orange et le cancer du poumon.

Lors des essais d'efficacité des caroténoïdes et du rétinol (étude CARET), on a administré un mélange de bêta-carotène et de vitamine A à quarante mille individus. Bien qu'une quantité assez importante de bêta-carotène soit normalement convertie en vitamine A, les chercheurs pensaient que les effets protecteurs contre le cancer proviennent du carotène et non des vitamines qu'il produit. En ajoutant de la vitamine A, ils espéraient maintenir un haut niveau de bêta-carotène et contrecarrer ainsi sa conversion en vitamines.

Ces études furent arrêtées à la fin de 1995, après que l'on eut découvert que les suppléments vitaminiques semblaient n'apporter aucun bienfait, et risquaient même de s'avérer dangereux pour les participants. Finalement, les doses ingérées quotidiennement – 50 000 UI (unités internationales) de bêta-carotène, plus 25 000 unités de vitamine A – empêchaient d'autres caroténoïdes utiles de pénétrer dans les tissus des patients. D'autre part, de précédentes études avaient établi que les aliments riches en caroténoïdes contenaient un mélange de ces substances. En conséquence, les études du CARET avaient des chances d'être faussées dès le début puisque la prévention du cancer semblait provenir finalement de plusieurs classes de produits naturels, et non d'une substance isolée. Le bêta-carotène ne constitue en effet qu'un seul élément de la classe des six cents caroténoïdes connus – aucun autre n'ayant été pris en compte par le CARET.

De ces expériences, nous avons retenu que les aliments naturellement riches en une variété de phytochimiques paraissent bien plus efficaces que ceux auxquels on n'aura ajouté que l'une ou deux de ces substances. Vous pouvez consommer des aliments enrichis en phytochimiques tant que vous ne les substituez pas à un régime sain – de préférence celui qui convient à votre type.

Acheter des produits supplémentés de phytochimiques complique donc inutilement la vie et vous rend dépendant des caprices du marché alimentaire. Connaissez-vous seulement les nutriments les mieux adaptés à votre physiologie ? Plus important encore : si vous vous fiez uniquement aux aliments fonctionnels pour prévenir les maladies, vous passerez à côté de la plupart des autres phytochimiques dont votre corps a réellement besoin.

Le programme du *Régime Arc-en-ciel* propose une alimentation mieux adaptée

VOUS N'AVEZ PAS BESOIN d'acheter des produits coûteux ni de lire des études scientifiques compliquées pour profiter des nombreux bienfaits des alicaments. Tout ce qu'il faut, c'est appliquer le programme alimentaire adapté que vous fournit le *Régime Arc-en-ciel*, à travers une façon unique et nouvelle de « penser » la nourriture.

Depuis des siècles, la nutrition fait partie intégrante de la médecine ; de tout temps, les guérisseurs ont associé des aliments à telle ou telle affection en fonction de la couleur du produit. Ils n'avaient pas les moyens de déterminer la nature chimique de ces aliments, pas plus qu'ils ne savaient comment ceux-ci agissaient sur l'organisme. Pourtant, leurs découvertes sont intégrées aujourd'hui par les scientifiques aux méthodes de recherche modernes. La couleur des aliments vous indique ce qui est bon pour votre physiologie propre et vous aide à prévenir les maladies les plus en rapport avec votre type. D'un point de vue scientifique, la couleur des aliments est révélatrice de leur teneur en phytochimiques, ainsi que le pressentaient les grands médecins du passé.

Les prémices

PROBABLEMENT INSPIRÉS par la médecine hindoue, Hippocrate (460-377 av. J.-C.) et ses disciples considéraient le corps humain comme un tout et traitaient la maladie sans la détacher de la globalité de l'organisme. Il leur était inconcevable de soigner un membre malade sans traiter le corps entier du patient ni prendre en considération ses habitudes alimentaires et l'environnement dans lequel il vivait.

« Laissez la nourriture être votre médecine, et la médecine, la base de votre nourriture. » Lorsque Hippocrate prononça ces paroles, choisir ses aliments selon leurs propriétés curatives spécifiques se pratiquait déjà depuis près de deux mille ans. Lui-même et ses prédécesseurs s'étonnaient de notre penchant à isoler certains corps chimiques alimentaires aptes à combattre les affections, pour les ajouter à des aliments sans aucun rapport, laissant ainsi entrer dans notre mode de vie les aliments fonctionnels ! Selon eux, tous les aliments étaient fonctionnels, car ils contenaient naturellement les éléments capables d'infléchir le cours du mal. Choisir la nourriture la mieux adaptée à l'individu constituait déjà, à l'époque, la toute première application de la médecine diététique.

Voyons à présent comment les anciens adaptaient à chaque individu des aliments-couleur appropriés à sa physiologie, selon son « type corporel ».

CHAPITRE 2

La sagesse ancestrale de l'ayurvéda

L'IDÉE DE DÉVELOPPER UNE STRATÉGIE ALIMENTAIRE fondée sur notre constitution – ou type corporel – n'est pas nouvelle. L'analyse du type corporel se pratique en Inde, en Égypte, en Chine, au Japon et au Tibet depuis des millénaires. Les guérisseurs d'antan s'appuyaient sur l'observation de la nature et sur la conscience de la place de l'homme dans le cosmos. Ces thérapeutes considéraient l'individu comme une extension des grands éléments de l'univers – l'air, la terre, le feu, l'éther (espace ou vide), et l'eau. De même que la nature conserve ces éléments en équilibre dans le macrocosme, ils devaient être maintenus en harmonie dans le microcosme – le corps humain. Cette notion peut sembler un peu étrange à notre esprit occidental, mais elle fournit néanmoins un modèle simple et efficace pour mieux comprendre ce que nous sommes.

L'ayurvéda est une manière de vivre en harmonie avec la nature. Dans l'ayurvéda, la santé est synonyme d'harmonie, et il n'y a aucune limite au degré d'harmonie que l'on peut atteindre, si l'on s'efforce d'y parvenir.

– Dr Robert Svoboda, médecin ayurvédique.

La nature et la médecine

LE PLUS ANCIEN SYSTÈME THÉRAPEUTIQUE connu de l'homme est l'ayurvéda, terme hindou qui signifie « connaissance de la vie », et il a grandement pesé sur le développement de toutes les autres médecines à travers le monde.

L'ayurvéda a pris naissance en Inde et a évolué en s'affinant durant plus de cinq mille ans. Selon la pensée védique, il existe trois forces fondamentales dans l'univers : créatrices, préservatrices et transformatrices. Ces forces se manifestent aussi dans le corps humain. Basé sur cette idée, le système ayurvédique regroupe les gens selon leurs caractéristiques physiques et psychologiques. Par conséquent, les individus partageant le même type de constitution possèdent les mêmes forces, les mêmes faiblesses et sont susceptibles de réagir de la même manière à l'environnement ou à des traitements.

Durant des milliers d'années, la science des guérisseurs indiens fut transmise oralement, de génération en génération. Il y a plusieurs siècles, des médecins entreprirent de coucher scrupuleusement par écrit leurs observations. Ainsi naquit un important recueil d'informations médicales, appelé *Materia medica*, qui inventorie les différentes sortes d'affections et les traitements appropriés. Les écrits les plus anciens furent ainsi conservés et modifiés entre le VIIIe et le IIIe siècle av. J.-C.

Nous allons à présent étudier quelques-uns des principes de l'ayurvéda moderne, et expliquer en quoi ils déterminent votre type corporel.

L'ayurvéda et le type corporel

L'AYURVÉDA A IDENTIFIÉ TROIS FORCES, ou *dosha,* fondamentales dans la nature. La première est la *force créatrice*, qui se manifeste lorsque surgit une nouvelle vie. La deuxième est la *force préservatrice*, qui conserve tous les éléments nécessaires à la naissance. La troisième est la *force transformatrice*, qui change la forme préservatrice en une forme créatrice. Les êtres humains font partie de la nature et contiennent donc en eux ces trois forces. Celles-ci doivent rester en équilibre, que ce soit au niveau du monde externe ou de l'intérieur de notre corps. Selon le Dr Robert Svoboda, médecin ayurvédique réputé, le mot *dosha* signifie « des choses qui peuvent se détraquer », exprimant ainsi l'éternelle alternance entre les principes créateurs, préservateurs et transformateurs. Tous les facteurs socioculturels et environnementaux auxquels est exposé chaque individu affecteront l'équilibre entre les trois *dosha*. Toutefois, alors que chacun de nous forme une combinaison unique de ces trois *dosha*, l'une d'entre elles restera prédominante. C'est notre type corporel. La force dominante – ou type corporel – de chacun est présente dès la naissance, déterminée par les gènes.

La force créatrice qui est en vous prévaut-elle sur les forces de transformation et de préservation ? Ou est-ce l'une des deux autres qui prime ? Une fois que vous aurez découvert laquelle de ces forces surpasse les autres – votre type corporel –, vous serez en mesure de comprendre les réactions de votre corps au monde extérieur. Vous serez capable de détecter ses plus subtiles réponses aux changements environnementaux, et vous saurez alors prendre les mesures nécessaires pour restaurer votre équilibre.

L'équilibre entre les trois types corporels a été reconnu par les guérisseurs ayurvédiques comme essentiel au maintien d'une bonne santé et à la prévention des maladies. Avec le temps, ils ont mis en œuvre des systèmes sophistiqués autour de chaque type, qui ont formé la base même des connaissances médicales, transmises ensuite de génération en génération. Ces guérisseurs recommandaient notamment des transformations du mode de vie, des exercices physiques et spirituels, et un choix d'aliments spécifiques assortis d'herbes et d'épices. La pratique de la médecine traditionnelle fondée sur le type corporel est encore en usage de nos jours en Chine et en Inde, au même titre que la médecine allopathique classique. L'ayurvéda moderne connaît de par le monde un succès croissant, et il est largement pratiqué aux États-Unis ainsi que dans d'autres pays occidentaux.

> ***Bien que vieux de plusieurs siècles, le concept de la constitution individuelle est nouveau pour l'esprit occidental, et représente pour nous tous une nouvelle manière de comprendre notre « relation » avec la nature. L'ayurvéda est surtout destiné à ceux qui, en s'harmonisant avec eux-mêmes, cherchent à agir en forces « harmonisatrices » au sein de l'univers.***
>
> **– Dr Robert Svoboda**

Il nous faut maintenant relier chacune de ces *dosha* – ou forces – à un élément naturel qui en sera l'expression physique. Ensuite, nous apprendrons à reconnaître les symptômes physiques à l'intérieur de notre corps, afin de déterminer laquelle de nos trois forces est en déséquilibre – en d'autres termes : ce qui est détraqué.

Les types corporels et leur lien avec la nature

DANS L'AYURVÉDA, les phénomènes physiques de l'univers, dont ses éléments naturels, sont associés aux types corporels. Comme je le précisais au début de ce chapitre, les cinq éléments naturels, selon l'ayurvéda, sont la terre, l'eau, l'air, l'éther et le feu. D'après les lois physiques, la terre, l'eau et l'air incarnent les trois états chimiques de la matière. La terre, l'élément le plus solide, contient des molécules densément groupées – donc sources de puissance et d'énergie – mais avec peu de mouvement. Les molécules de l'eau, moins serrées, possèdent davantage d'énergie cinétique. S'écoulant de façon fluide dans leur contenant, elles en prennent naturellement la forme. Les molécules d'air ou de gaz se meuvent librement et possèdent de ce fait encore plus d'énergie cinétique. Elles flottent d'un endroit à un autre et n'ont aucune forme visible ou spécifique. Ce qui a conduit les premiers savants à soutenir que les molécules d'air n'avaient pas ou peu de substance.

Maintenant, qu'en est-il des deux autres éléments, le feu et l'éther ? Le feu est une énergie pure de transformation, qui peut changer des solides en liquides et des liquides en gaz. L'énergie du feu, comme on le sait, est très chaude et intense, caractéristiques qui s'exprimeront dans l'un des trois types corporels. L'éther représente le vide ou l'espace dans lequel les autres éléments sont libres d'évoluer. Il n'a ni substance, ni forme, ni énergie, mais il fournit un support invisible à l'expression naturelle.

Les trois types corporels sont les expressions physiques de ces cinq éléments et des modèles servant à exprimer notre tempérament. Êtes-vous de ces personnes ardentes (comme le feu) qui aiment faire les choses (transformer) ? Ou, êtes-vous de ceux qui préfèrent la stabilité (la terre) et qui bougent lentement, comme l'eau ? Êtes-vous encore du style créatif, « venteux », de ces natures emportées qui ont du mal à contenir leur enthousiasme naturel ? Nos spécificités physiques, émotionnelles et mentales sont l'expression des éléments associés à notre constitution. Ainsi, le type corporel comprend-il à la fois un élément naturel et une force universelle. En sanskrit, langue d'origine de l'ayurvéda, ces trois types sont appelés *Vata*, *Pitta* et *Kapha*. Les éléments et les forces qui leur sont associés sont : air/éther (création), feu/eau (transformation), et eau/terre (préservation).

* Le *Vata* représente l'éther et l'air, et les caractéristiques de ce type sont puissamment associées à la notion que nous avons de ces éléments. Le Vata est une énergie cinétique, et les symptômes que l'on rencontre le plus souvent dans ce type sont ceux d'une nature « aérienne » ou « venteuse ». Les types Vata tendent à avoir des « vents internes » – qui s'expriment sous la forme de gaz intestinaux lorsqu'ils absorbent des aliments inadaptés. Ils sont aussi sensibles aux courants d'air, et souffrent souvent d'arthrite ou de raideur des articulations.

* Le *Pitta* est associé au feu et à l'eau. Ces individus retiennent la chaleur du corps, ont toujours soif, transpirent beaucoup et ont souvent trop chaud. Ils se plaignent d'ennuis gastriques, d'hyperacidité, et peuvent

souffrir de brûlures en allant à la selle après avoir absorbé des aliments non adaptés à leur constitution. Les types Pitta ont une force transformatrice et savent passer des idées aux actes. Ils excellent dans l'art d'organiser et de diriger.

* Le *Kapha* incarne les éléments de la terre et de l'eau, un type qui aura à tendance à retenir les liquides, et sera donc sujet aux congestions dues à un excès de mucosités. Les types Kapha se meuvent lentement, ont un métabolisme lent et éprouvent des difficultés à maintenir un poids idéal. Ce sont des individus stables et équilibrés qui cherchent à préserver calme et tranquillité. Ils aiment nouer des relations à long terme et ont une influence stabilisante en société.

Chaque type corporel tendra vers un ensemble particulier de symptômes associés aux éléments qui lui sont propres. Les caractéristiques de chaque type seront étudiées en détail dans le chapitre 3. Vous les retrouverez, accompagnées de leurs symptômes, dans le questionnaire du chapitre 4, qui vous aidera à identifier votre type.

Les attributs des types corporels

CHAQUE TYPE CORPOREL possède des qualités inhérentes – ou attributs – qui le caractérisent et nous aideront plus tard à reconnaître lequel prédomine en nous. Les attributs sont des caractéristiques qui vont par paire : sec/mouillé, froid/chaud, rugueux/lisse, visqueux/clair, léger/lourd, mobile/stable, dur/doux, liquide/solide, et épais/fin. Vous trouverez des questions sur vos attributs dans le questionnaire concernant votre type corporel. Plus important encore, les attributs sont déterminants pour le traitement des différentes affections. Si vous avez froid, couvrez-vous. Si vous êtes sensible à l'air sec, hydratez-vous. Si vous avez des mucosités visqueuses, prenez des aliments et des herbes pour les clarifier et les éliminer.

En nous familiarisant avec les attributs de tous les types, nous pouvons apprendre à reconnaître ce qui est en déséquilibre, et prendre les mesures pour y remédier avant que le problème ne s'aggrave. Beaucoup de gens savent reconnaître leurs points faibles. La fatigue digestive, les insomnies, les rhumes chroniques et la léthargie, désagréments qui nous empoisonnent souvent la vie, sont tous des symptômes de déséquilibre. Jusqu'ici, nous en ignorions les causes et ne savions pas comment les calmer. Il y a aussi certains états qui ne nous affectent que de temps à autre. En connaissant les attributs de votre type corporel, vous serez capable de choisir la stratégie appropriée pour les surmonter. Par exemple, vous pouvez être une personne Vata du type sec, sans pour cela éviter un rhume qui vous congestionnera les muqueuses. L'excès d'humidité étant un symptôme Kapha, vous adopterez un régime Kapha jusqu'à votre rétablissement. Vous restez du type Vata mais votre état est Kapha. La sagesse de l'ayurvéda vous apprendra comment surmonter vos gênes les plus courantes et équilibrer votre type corporel.

Types corporels et couleurs

CECI EST UN LIVRE SUR LA COULEUR – la vôtre et celle des aliments que vous devriez manger. L'ayurvéda nous fournit un système de couleurs basé sur notre type corporel. J'ai donc choisi d'utiliser la couleur pour identifier les types corporels. Celle-ci vous aidera à vous reporter facilement à votre type, et à associer ce système ayurvédique à notre mentalité occidentale, surtout en ce qui concerne les composants phytochimiques des aliments. En connaissant votre couleur, vous saurez l'assortir à celle des aliments qui vous sont adaptés, et absorber ainsi les phytochimiques dont vous aurez le plus besoin pour vous maintenir en bon équilibre. C'est l'idée fondamentale du *Régime Arc-en-ciel.*

La couleur du Vata, jaune pâle, est fortement liée à ses attributs de légèreté, de sécheresse et de mobilité. La couleur rouge nous donne l'image mentale du feu, de sa chaleur et de son intensité, les attributs du Pitta. Le vert/bleu sera celle de l'eau, l'élément associé au Kapha, et donc la couleur idéale pour ce type.

Vata = Jaune
Pitta = Rouge
Kapha = Vert

Maintenant, voyons pourquoi un changement de régime s'avère la façon la plus efficace et la plus facile de rester en bonne santé ; et pourquoi le régime est le facteur qui peut être le plus aisément contrôlé ou adapté, dans le traitement de chaque individu.

Les aliments comme médicaments

LA NUTRITION a toujours été le composant essentiel de la stratégie ayurvédique, et elle reste l'outil le plus utile pour vous maintenir en bonne santé. L'ayurvéda, comme d'autres médecines traditionnelles, s'appuie sur le type corporel d'une personne pour la soigner, ainsi que sur l'aptitude naturelle du corps à surmonter la maladie. Minutieusement, les thérapeutes ont classifié les aliments, les herbes et les épices suivant les effets qu'ils auront sur la constitution de chacun. Le procédé consistant à associer un régime à une couleur constitue l'idée centrale du présent ouvrage. Une fois que vous connaîtrez votre type-couleur, vous saurez choisir les aliments qui lui correspondent. Vous apprendrez aussi à classer ceux-ci suivant leur saveur.

Les anciens d'Orient ont en effet réparti les aliments en six groupes ou saveurs : sucré/doux, salé, acide/aigre, amer, astringent et épicé/âcre. Chez les Occidentaux, ce sont les trois premières qui prédominent. On les retrouve dans notre alimentation moderne : les produits laitiers, la viande, les pâtisseries, et la plupart des assaisonnements et des édulcorants. Si nous consommons ces trois saveurs en excès, notre régime est déséquilibré. Les fruits, les légumes et de nombreuses herbes et épices culinaires contiennent les goûts amers, astringents et épicés, et il faut les introduire dans nos menus quotidiens. Ce sont aussi les aliments les plus colorés, et ceux sur lesquels j'insisterai ici. Chaque type corporel aura une couleur spécifique. Les aliments de la catégorie que vous aurez déterminée contiennent les phytochimiques susceptibles de vous soigner – ceux qui correspondent précisément à votre constitution.

Par de simples modulations, vous diversifierez mieux votre alimentation. Par exemple, la plupart des gens préfèrent la laitue iceberg, qui est douce, aux salades plus foncées ou plus amères comme l'arugula, le pissenlit, l'endive ou la romaine. Et pourtant, ces variétés amères contiennent une gamme plus large de phytochimiques aux propriétés curatives. Votre alimentation journalière pourra se révéler plus saine si vous opérez des choix plus avertis, grâce aux conseils que renferme cet ouvrage. Il existe aussi des aliments a priori bons pour la santé, mais que nous ne considérons pas comme spécialement sains – le chocolat, par exemple. Le cacao pur est amer et contient de puissants antioxydants.

Toutefois, on ajoute généralement à ce principe amer du beurre de cacao, du sucre et des produits laitiers qui constituent à eux seuls la quasi-totalité du poids de cette friandise. En conséquence, manger du chocolat enrichi de tous ces ingrédients ne vous fera aucun bien. Cependant, si vous ne pouvez pas vous en passer, je vous suggère de le choisir le plus pur possible, et aussi noir et amer que ce que votre langue peut supporter. Mieux encore, choisir les herbes et les aliments amers qui correspondent à votre couleur renforcera votre capacité digestive.

Les aliments astringents sont connus pour leur « morsure » particulière. On trouve les principes de cette saveur dans la peau de presque tous les fruits – les pommes, le raisin, les baies, les mangues, les pêches et les cerises – dont la chair a pourtant un goût sucré. Les légumes astringents, comme les fruits cités plus haut, ont souvent un arrière-goût amer lorsqu'on les mâche, ce qui ne leur vaut aucune popularité chez les Américains ! Certes, ils risquent d'agresser un peu nos papilles, mais ils possèdent de puissantes propriétés médicinales qui contribuent, entre autres, à resserrer les tissus, à résorber les œdèmes et à renforcer les vaisseaux sanguins.

Les aliments épicés ou âcres sont aromatiques. Nous éprouvons ce goût autant avec notre nez qu'avec nos papilles. L'agréable arôme des clous de girofle, de la cannelle, du curry, de la moutarde et du piment nous est familier. Les algues, les artichauts, les betteraves, les poivrons, les oignons, les radis, le cresson et les navets sont des légumes épicés. Le goût puissant de l'oignon et de l'ail est encore plus vif lorsque ceux-ci sont coupés ou hachés. Les aliments épicés activent les enzymes de désintoxication dans notre corps, qui chassent les toxines de notre système et neutralisent les radicaux libres.

Votre sens gustatif vous aidera au premier chef à identifier les aliments qui sont le mieux adaptés à votre type. Les Vata choisiront de la nourriture salée, sucrée ou acide. Les Pitta choisiront une alimentation sucrée, amère ou astringente, dont les fruits rouges ou violet, et les légumes riches en polyphénols. Les Kapha choisiront des aliments acides, astringents et épicés, dont les légumes crucifères et les salades à feuilles sombres. Vous trouverez plus de détails sur les goûts adaptés à votre type dans les chapitres suivants. L'utilisation du goût est un concept facile à saisir et cela vous permettra d'être en phase avec votre organisme. Mieux vous saurez interpréter les signes de votre corps, plus vous parviendrez à le maintenir en forme.

Les types corporels régulent toutes nos fonctions physiologiques. Même si un seul type aura tendance à prédominer – votre couleur –, les deux autres seront aussi présents dans une moindre mesure. Votre palette personnelle vous fournira les aliments appropriés à votre couleur, ainsi que d'autres, qui les complèteront. Vous apprendrez à savoir quand vos couleurs sont déséquilibrées, et vous serez capable de rétablir cet équilibre avec une nourriture et des suppléments adaptés.

Nous revenons ainsi au commencement : ce que la nature a voulu. Garder le corps en harmonie avec son environnement est le principe central des praticiens ayurvédiques. Ils ont toujours accordé une importance primordiale à la constitution physique, et ils s'efforcent de traiter leurs patients sans agresser leur type corporel de base. Cet ouvrage incarne l'esprit de l'ayurvéda en vous enseignant comment maintenir votre organisme dans un équilibre harmonieux et modifier vos habitudes alimentaires, afin de soutenir le rythme de la vie moderne.

CHAPITRE 3

Comment définir votre type ayurvédique ?

NOUS AVONS VU L'IMPORTANCE qu'avait le type corporel dans le système ayurvédique, et de quelle façon il pouvait constituer la base d'un plan de régime efficace. On raconte qu'Hippocrate se serait inspiré des Védas pour formuler sa théorie des quatre types – le flegme, la bile noire, la bile jaune et le sang. Il appelait ces types « humeurs » et croyait que la prédominance d'une de ces humeurs sur les autres déterminait la physiologie et le caractère de chacun – ce qui n'est pas sans rappeler l'ayurvéda.

Les termes qu'employait Hippocrate pour décrire les différents types de personnalité ont persisté jusqu'au Moyen Âge tardif, et nous les retrouvons encore en usage aujourd'hui. *Sanguin*, par exemple, se réfère à la couleur rouge du sang pour décrire une nature passionnée. *Bilieux* (le vert jaunâtre de la bile) décrira une personne maussade et irritable. Et, celui qui est calme et non émotif sera décrit comme *flegmatique*. La théorie humorale et l'importance qu'elle prête à la chimie du corps – comme facteur déterminant du tempérament – a survécu sous une certaine forme durant plus de deux mille cinq cents ans. Avec le temps, l'association des traits psychologiques servant à déterminer le caractère a pris plus d'importance que celle des indices physiques ou chimiques. Grâce aux progrès de la psychologie moderne, la notion du type corporel est devenue encore plus populaire. Aujourd'hui, les gens continuent d'y trouver un moyen de mieux comprendre leur corps.

Le type corporel et la personnalité

PLUSIEURS INTERPRÉTATIONS DU TYPE CORPOREL, connu aussi sous le terme de somatotype, ont été proposées au cours du siècle dernier. En 1921, le psychiatre allemand Ernst Kretschmer a formulé une théorie sur la morphologie, publiée sous le titre *Physique and Character*. Assez populaire en Allemagne jusque dans les années quarante, elle n'a cependant pas percé à l'étranger. En 1940, William H. Sheldon proposa une autre théorie, basée sur trois somatotypes classant les individus selon leurs caractéristiques physiques et mentales : les endomorphes, les mésomorphes et les ectomorphes. Selon cette classification, les endomorphes sont des personnes dotées d'un caractère avenant, qui ont un corps plein et large, et une excellente capacité digestive. Les mésomorphes sont des gens assez musclés et puissamment charpentés ; ils ont le goût de l'aventure, aiment dominer, sont sûrs d'eux et audacieux. Les ectomorphes sont longs et fins, plats de poitrine, et plutôt introvertis, créatifs et anxieux.

Ces trois types corporels montrent une étrange similitude avec les types ayurvédiques. Cependant, le système de Sheldon accorde plus d'importance que l'ayurvéda aux traits psychologiques de l'individu. D'autre part, il ne propose aucune solution nutritionnelle susceptible d'aider à surmonter des problèmes de santé.

Le type corporel et le régime

EN 1996, LE NATUROPATHE PETER D'ADAMO a publié un livre à succès, *4 Groupes sanguins 4 Régimes*. Sa théorie repose sur la façon dont les quatre groupes sanguins – O, A, B et AB – ont évolué durant la période où l'homme a migré d'Afrique vers l'Asie et l'Europe. Cette hypothèse est révolutionnaire en ce sens que le Dr d'Adamo considère le groupe sanguin comme résultant d'une modification évolutionniste.

Ce système semble meilleur que ceux qui l'ont précédé car il met en rapport l'alimentation avec le groupe sanguin. Ce qui constitue un grand pas en avant puisqu'il recommande des régimes appropriés à chaque type. L'ayurvéda en revanche pousse cette idée au-delà du seul groupe sanguin.

Les trois types

Le Vata

Sue est un type Vata (jaune) parfaitement représentatif. Grande et mince, elle fait partie de ces bienheureuses qui n'ont jamais de problèmes de poids. En fait, elle a même du mal à garder ses kilos, et ses tentatives de gagner un peu de muscle sont toujours restées vaines. Bien que satisfaite de sa taille mannequin, elle n'aime pas ses articulations épaisses qui, selon elle, ne s'harmonisent pas avec son corps élancé. Sue est une personne bourrée d'énergie, qui s'agite en permanence et volette d'un endroit à l'autre comme un papillon. Lorsqu'elle parle, c'est de façon brusque et rapide, et elle a souvent du mal à s'appesantir sur le même sujet.

Si elle s'exprime longuement, sa voix s'affaiblit et elle éprouve des difficultés à continuer.

La peau de Sue est claire, plutôt sèche, surtout pendant l'hiver où son épiderme a tendance à se craqueler, particulièrement aux talons. Elle a les cheveux foncés, raides, fins et cassants. Ses yeux noirs sont légèrement rapprochés, ce qui lui donne un regard un peu détaché.

L'appétit de Sue varie d'un jour à l'autre, et elle est très difficile quant au choix de sa nourriture. Elle favorise les boissons et les légumes, et pourtant, malgré un régime sain, se plaint souvent de gênes après les repas. Parfois, son sommeil est interrompu par des gaz intestinaux et, depuis l'enfance, elle a des problèmes de constipation. Elle prend donc des laxatifs assez régulièrement.

Sue est d'un type nerveux et anxieux. Des faits apparemment sans importance peuvent l'angoisser, et elle est alors incapable de se les ôter de l'esprit, ce qui va jusqu'à perturber gravement son sommeil. Ayant atteint l'âge mûr, elle commence à se plaindre de raideurs et de douleurs dans les articulations, et elle a peur de se « désagréger ». Cela a débuté par un genou qui craque quand elle marche, ce que son chiropracteur attribue à des problèmes biochimiques. Il a découvert que la jambe gauche de Sue est un peu plus courte que la droite, et que celle-ci se fatigue donc plus vite. Des années de jogging ont fini par ébranler sa résistance, et il lui conseille aujourd'hui de ne pratiquer l'aérobic qu'à faibles doses.

Sue est aussi sujette à des crampes musculaires dans les pieds et les épaules. À plusieurs reprises, dans des phases de grande fatigue ou de stress intense, elle a ressenti une irrégularité de son rythme cardiaque. Toutefois, après un bilan complet, son médecin a estimé qu'il n'y avait pas lieu de s'inquiéter. Il lui a cependant suggéré d'arrêter les boissons contenant de la caféine, ce qui a paru calmer le problème.

Elle possède un magasin dont elle confie la gestion à un employé, ce qui lui permet de se consacrer à plusieurs associations. Les bénéfices de sa boutique sont assez conséquents pour lui permettre de voyager souvent à travers le monde. Elle avoue avoir une nette préférence pour les contrées exotiques telles que les îles des mers du Sud ou la forêt amazonienne.

Voyez à présent les caractéristiques du type Vata, et vous comprendrez pourquoi Sue en est un exemple frappant.

Les caractéristiques du type Vata (air/éther)

Aspect physique – Les types Vata sont de nature mince, plats de poitrine et peu musclés. Les articulations peuvent sembler épaisses par rapport à leur corps fin et élancé. Ils sont toujours en mouvement, mais leurs gestes paraissent souvent gauches et désordonnés. Les Vata n'ont pas beaucoup de résistance et leur agitation constante les fatigue. S'ils se lancent dans un sport, ils favoriseront plutôt les disciplines impliquant de l'endurance, même s'ils n'ont pas les ressources d'énergie nécessaires pour « tenir longtemps la distance ».

Les Vata ont une peau à tendance sèche, qui se craquelle facilement. Ils peuvent avoir quelques grains de beauté proéminents, et leurs cheveux secs sont difficiles à entretenir. Ils ont des ongles cassants, et il leur arrive souvent de les mordiller. Ils se plaignent aussi d'avoir froid, ce qui est corroboré par la température assez basse de leurs mains et de leurs pieds. Ils ont, pour la plupart, le nez soit busqué soit retroussé, et il n'est pas rare d'avoir une déviation de la cloison. Ils ont aussi les dents plantées de travers, leur corps peut être asymétrique – une jambe plus longue que l'autre, ou des pieds de taille différente.

Habitudes alimentaires – Les types Vata adorent le changement, et leurs habitudes alimentaires le prouvent. Leur appétit connaît des hauts et des bas, ce qui influe sur leur digestion. Il est important pour eux d'absorber des aliments consistants qui leur donnent de l'énergie. Les Vata possèdent un métabolisme rapide, en ce sens qu'ils brûlent facilement les calories et ont du mal à prendre du poids. Ils ont la tête qui tourne entre les repas, et doivent alors s'alimenter rapidement pour récupérer des forces. Cela se manifeste davantage quand ils boivent beaucoup de café et mangent des aliments sucrés. Ces grands nerveux souffrent d'un excès de chaleur quand ils sont sous pression – à cause de leur travail ou du sport qu'ils pratiquent. Un tel rythme de vie mène souvent à des ennuis digestifs, des gaz intestinaux ou de la constipation. Si les Vata prennent du poids, c'est autour du ventre, et c'est alors la seule partie de leur corps qui ne semblera pas mince.

Les types Vata réagissent mieux aux boissons et aux mets chauds, sauf en cas de grande chaleur. Ils auront avantage à privilégier ceux qui contiennent du sucre, ce qui répondra à leurs besoins en énergie ; les aliments acides, qui aideront à la digestion ; et les aliments salés, qui favoriseront la rétention d'eau. Le Vata est le seul des trois types à pouvoir manger du bœuf, mais cela dépendra des capacités digestives de chacun. Le poulet est bon pour eux, surtout les cuisses, mais prudence avec la dinde, à la chair plus sèche. Ils peuvent manger presque tous les fruits, excepté ceux de couleur rouge – certaines pommes, rhubarbe, framboise, grenade, prune et tomate crue. Les poivrons, les oignons crus, l'ail cru, les haricots, les cacahuètes et le chou, ou les aliments secs et croquants tels que les céréales, le pop-corn, le pain craquant, les biscuits et les pommes chips leur causeront des ennuis de digestion, parfois accompagnés de gaz. La plupart des Vatas ont tendance à être constipés.

Cerveau et système nerveux – Les types Vata ont un système nerveux sensible et, lorsqu'ils mangent des aliments non adaptés à leur physiologie, ils deviennent agités, irritables, déprimés, et dorment mal. D'autre part, ils réagissent mal à l'usage excessif de stimulants tels que la caféine et l'alcool. Ils souffrent souvent de maux de tête, de douleurs dans le cou, dans les épaules, aux articulations et dans le bas du dos, d'arthrite, de sciatique et d'insomnie. Ils peuvent aussi avoir des cardiopathies (souffles, arythmie, angine de poitrine) et de l'hypertension – tout cela résultant d'une trop grande stimulation du système nerveux.

Les types Vata sont créatifs mais ont du mal à s'investir durablement dans une tâche pour l'achever. Ils apprennent vite, ont l'esprit imaginatif mais ne possèdent pas une bonne mémoire, même quand il s'agit de se souvenir de leurs rêves. Ils aiment bavarder et n'hésitent pas à soliloquer quand ils sont seuls. Ils parlent aussi dans leur sommeil, et il leur arrive parfois de se réveiller au milieu de la nuit avec des projets plein la tête. Leur cerveau paraît être constamment en activité – même quand ils dorment. Ils ont un rêve récurrent : celui de voler ou de s'élancer vers le ciel. Si leur profession exige qu'ils s'expriment en public, il leur faut s'exercer à parler lentement, de façon à maîtriser le flux de leurs pensées et fournir un discours cohérent. Ils auront aussi besoin d'exercices destinés à détendre leurs cordes vocales, pour éviter de se fatiguer la voix.

Aspect psychologique et spirituel – Les Vata s'ennuient facilement et sont toujours à la recherche de nouvelles aventures. Ils adorent voyager et réaménagent souvent leur intérieur. Ils ont tendance à se lancer dans des tâches trop lourdes, et s'inquiètent ensuite de ne pas les terminer à temps. Ayant une peur innée de l'échec, ils affichent souvent une mauvaise image d'eux-mêmes et en arrivent à se dénigrer. Ils aiment faire partie d'un groupe, sans toutefois accepter d'en être responsable. Ils ont souvent des difficultés à entretenir des relations et ne semblent pas cultiver les amitiés durables.

Les Vata ont une profonde spiritualité et s'abîment volontiers dans des réflexions sur le sens de la vie. Cependant, leurs croyances religieuses peuvent varier, et certains n'hésiteront pas à expérimenter les sectes les plus extrêmes. Tout en attirant ceux qui les entourent, ils ont besoin de solitude.

Style de vie – Les Vata ne supportent pas l'autorité et préfèrent fabriquer leurs propres lois. S'ils aiment posséder un magasin ou une petite entreprise, ils ne sont pas pour autant de bons gestionnaires. Ils risqueront ainsi de s'attirer les pires ennuis s'ils refusent de s'associer à un partenaire qui dirigera leur affaire pour eux. Ils font d'excellents diplomates, conseillers politiques, ministres des Affaires étrangères, interprètes, professeurs, conférenciers, écrivains, policiers, musiciens, philosophes, membres du clergé, présidents de syndicat, inventeurs et artistes.

Les Vata aiment le soleil et préfèrent les climats chauds. Ils réagissent bien aux massages, et un séjour dans une station thermale leur donne l'impression de revivre. L'exercice leur est difficile car l'énergie leur fait souvent défaut. Ils adoreront le yoga, le tai-chi ou le chi-gong. Les efforts physiques ne leur sont toutefois pas conseillés.

La période la plus éprouvante de l'année pour eux est l'automne, lorsque leur santé a le plus de risques d'être mise à l'épreuve. Ils sont alors sujets aux troubles du sommeil, entre 2 et 6 heures du matin. En conséquence, il leur est déconseillé d'entreprendre dans l'après-midi un travail exigeant beaucoup de concentration. Généralement, ils aiment se lever très tôt et se coucher avant 10 heures du soir.

Le Pitta

Pete est de taille moyenne, solidement bâti et en excellente santé. Il a la peau claire, parsemée de taches de rousseur, sensible et sujette aux coups de soleil. Ses cheveux sont fins, de couleur châtain tendant vers le roux, et parfois gras. Ses grands yeux noisette lui donnent un regard vif et très expressif. Il aime les climats frais car il semble avoir toujours trop chaud. Adolescent, il avait des problèmes d'acné, et il continue aujourd'hui de souffrir de plaques rouges sur le visage quand il tombe sur un produit allergénique.

Pete a bon appétit et a besoin de prendre ses repas à l'heure, sinon il devient grincheux et irritable. Il ne part jamais travailler sans un bon petit déjeuner, composé généralement de céréales. Il adore cuisiner, se lance parfois dans la préparation de plats aussi variés qu'élaborés, et a horreur qu'on vienne le déranger pendant ce temps. La cuisine est une façon pour lui d'exprimer ses dons et sa nature artistique. Il a un net penchant pour les plats asiatiques et indiens, et les parfums exotiques qu'ils exhalent n'ont plus de secret pour lui. À la fin des repas, il aime proposer un dessert à ses invités, mais toujours simple et léger.

Pete a beaucoup d'énergie et court 8 à 10 kilomètres par jour. Le travail ne lui fait pas peur : directeur de marketing d'une grande société internationale, il passe de longues heures au bureau. Il est apprécié de ses collègues, se voit souvent offrir des promotions, et grimpe relativement vite les échelons de la hiérarchie. Il a des dons d'organisateur, est connu pour sa droiture avec ses subordonnés mais n'accepte pas les résultats médiocres. Il est doué d'une intelligence aiguë et d'une excellente mémoire. Il adore transmettre son savoir mais ne montre pas beaucoup de patience avec ceux qui manquent de rapidité d'esprit.

Pete a une grande adresse manuelle et, dans sa jeunesse, a gagné plusieurs concours de construction de modèles réduits. Plus tard, il a continué à se perfectionner dans cette discipline en suivant de nombreux stages. Il adore la compétition et sait mobiliser toute son énergie et sa volonté pour réussir ce qu'il entreprend, aussi bien au travail que chez lui. Si on le provoque, il peut se lancer dans de très vives discussions, sans mâcher ses mots. Il a un caractère facilement irritable, qu'il sait néanmoins tempérer, même si tous devinent alors en lui la colère qu'il réfrène.

Maintenant, voyons les caractéristiques qui font de Pete un type Pitta.

Les caractéristiques du type Pitta (eau/feu)

Aspect physique – Les types Pitta (rouge) sont de taille moyenne, avec un corps bien proportionné et une allure athlétique s'ils sont en bonne condition. Ils ont des gestes ordonnés et déterminés. Leurs cheveux sont fins, souvent de couleur châtain cuivré, avec une tendance à griser ou tomber prématurément. Les gens aux cheveux roux ont de fortes tendances Pitta, même s'ils sont de type principal Vata ou Kapha. Ils ont une carnation de roux, qui rougit facilement, ont souvent les joues roses, de nombreuses taches de rousseur et plusieurs grains de beauté. Leur peau est grasse ou mixte, très sensible au soleil et peut être sujette à l'acné ou à l'impétigo. Ils transpirent beaucoup, même lorsqu'il fait froid. Souvent grands, leurs yeux sont généralement gris, verts ou brun cuivré, et leur visage est anguleux. Leurs ongles sont souples et bien formés. Leur nez est droit et fin, avec une pointe qui rougit souvent.

Habitudes alimentaires – Les Pitta ont un métabolisme puissant et un niveau d'énergie solide. Ils sont résistants, ont un grand appétit et une bonne digestion.

Il prennent et perdent du poids facilement, et les excès de graisse se répartissent de façon régulière sur leur corps. Ils affectionnent les boissons froides, les hydrates de carbone (graines, céréales, pain, haricots blancs, pâtes, racines) qui fournissent de l'énergie, ainsi que les légumes amers tels que l'arugula, le chou frisé, le pissenlit, l'endive et les germes, qui favorisent la digestion. Ils apprécient aussi les aliments astringents, dont les légumes crucifères, les haricots verts, le panais, la pomme de terre, l'épinard, la courge et la patate douce. Les meilleurs fruits pour eux sont ceux de couleur rouge et ses dégradés (pomme, rhubarbe, framboise, grenade, prune), toutes les baies, le melon, l'avocat, la noix de coco, les dattes, les figues, le raisin, les poires et les pruneaux. Le cabillaud, le haddock et les poissons blancs en général sont bons pour les Pitta, mais le porc et les viandes rouges autres que l'agneau favorisent leur constitution naturellement ardente. La volaille, les haricots et les graines – excepté le sarrasin, le seigle, le soja et le riz brun – sont excellents pour eux, et les régimes végétariens leur réussissent très bien.

Cerveau et système nerveux – Les Pitta ont de l'énergie mentale à revendre, ce qui leur permet de jongler avec toutes sortes d'informations nouvelles et d'agir en conséquence – faisant ainsi preuve d'une intelligence aiguë. Ils aiment contrôler et planifier, tout en laissant aux autres le soin d'exécuter leurs projets. Ils ont un sens puissant de la compétition et peuvent se montrer agressifs, autoritaires et passionnés. Ils ont aussi un caractère explosif, bien que la plupart d'entre eux aient appris avec les années à contrôler leurs émotions. Ils sont souvent impatients avec ceux qui ont du mal à accomplir ce qu'on attend d'eux.

Les Pitta ont une excellente mémoire. Ils peuvent se montrer longtemps réticents devant tel ou tel projet et, s'ils se sentent victimes d'une injustice, savent attendre que les choses s'arrangent sans tout de suite monter sur leurs grands chevaux. Certains Pitta aiment semer la discorde, particulièrement lorsqu'ils manquent d'assurance ou se sentent mis à l'écart.

Aspect psychologique et spirituel – Les Pitta sont ambitieux, aiment amasser les richesses matérielles et achètent en général tout ce qu'ils peuvent s'offrir de mieux. Ils adorent accumuler des biens mais savent se montrer généreux et offrir des cadeaux à leur entourage. Ils sont prêts à beaucoup dépenser pour des choses qu'ils jugent importantes mais restent attentifs à ne pas jeter l'argent par les fenêtres.

Les sujets de type Pitta font des rêves animés, passionnés, intenses et en couleur. Le thème de l'argent y est récurrent, ils s'en souviennent généralement bien et y tiennent, pour la plupart d'entre eux, le rôle principal. Les Pitta n'ont pas besoin de beaucoup de sommeil pour se sentir frais et alertes le matin. Ils sont très communicatifs, directs et francs. Ils sont respectés pour leurs opinions, qu'ils ne se privent pas d'afficher. Ce qu'ils ont à dire est clair, simple et précis. Lorsqu'ils se sentent déstabilisés, ils se montrent agressifs et combatifs.

Les Pitta peuvent faire preuve de beaucoup d'esprit, une fois qu'ils parviennent à mettre leur ego de côté. Ils peuvent toutefois montrer une obsession proche du fanatisme à propos de leur religion ou de leurs croyances.

Style de vie – Le rôle des Pitta, dans la vie, est de favoriser le progrès. Ils ont de l'imagination, un grand esprit d'initiative, et un penchant très net pour ce qui est de monter des projets. Ils n'apprécient pas forcément d'accomplir les petits travaux de détail mais, en bons meneurs qu'ils sont, savent déléguer. Dans leur métier, les Pitta seront administrateur, directeur, président, avocat, médecin, officier, architecte, ingénieur, chercheur, chef d'entreprise, ingénieur système, et acteur. Beaucoup de sportifs professionnels sont du type Pitta. Ils excellent dans les disciplines qui exigent puissance et endurance.

Les meilleures saisons pour les Pitta sont l'automne, l'hiver et le printemps. La chaleur estivale constitue un vrai piège pour eux, et c'est en été que leur santé aura le plus de risques d'être mise à l'épreuve. La période la plus éprouvante de la journée sera pour eux entre 10 heures et 2 heures, que ce soit le jour ou la nuit. Ils aiment veiller tard le soir, sans pour autant se coucher au-delà de minuit.

États typiques – Les Pitta sont sujets aux troubles inflammatoires, et se plaignent souvent de complications digestives. Ils souffrent d'inflammations vasculaires telles que les phlébites. Ils connaissent également des désordres du foie et de la vésicule biliaire, et souffrent d'hyperacidité, de brûlures d'estomac, d'ulcères, de gastrites, de mauvaise absorption intestinale ou de dysfonctionnement des enzymes digestives. Ils ont aussi des maladies de peau (acné, psoriasis, urticaire, rougeurs), des varices et des hémorroïdes. Ils peuvent être affligés d'une mauvaise vue, et attraperont, plus facilement que les autres types, des infections comme un orgelet ou une conjonctivite. Ils tendent aussi à avoir des selles molles et irritantes lorsqu'ils ont absorbé trop d'aliments épicés, de viande rouge ou d'alcool.

Le Kapha

Ralph a tout du type Kapha (vert) : un corps solide à l'ossature puissante, de larges épaules et de grandes mains carrées. Sans qu'il soit spécialement musclé, sa stature bien droite et son assurance apparente lui procurent une image de force naturelle. Comme la plupart des personnes du type Kapha, il prend facilement du poids s'il manque d'exercice. Maçon de métier, il passe ses journées au grand air, ce qui lui assure une excellente forme. Il a d'épais cheveux blonds qui, malgré ses cinquante ans passés, ne semblent pas près de vouloir tomber. Il a des yeux bleu-vert très expressifs, et une peau à tendance grasse qui accepte bien le soleil.

Ralph a souvent le sourire aux lèvres, de belles dents blanches et bien alignées. Par son comportement agréable, il sait se faire apprécier de son entourage. Il fait partie de ces gens vers lesquels les autres se sentent attirés d'instinct. Son habileté et sa bonne volonté naturelles inspirent confiance, au point que certains auront tendance à profiter de son bon caractère. Ce qu'il supportera jusqu'à un certain point, avant de refuser catégoriquement ensuite de rendre service.

Ralph a bon appétit et aime toutes sortes d'aliments, excepté les laitages. Il adorait le lait quand il était enfant mais s'est aperçu par la suite qu'il ne le tolérait plus. À présent, il évite tous les produits laitiers, sauf le fromage. Il peut absorber de grandes quantités de nourriture sans prendre beaucoup de poids, à cause de sa puissante carrure et de son haut niveau d'activité. Il a une bonne digestion sauf quand il mange trop de pizza ou d'aliments sucrés. Dans ces cas-là, il est gêné par des rots et des lourdeurs d'estomac, qui surviennent peu de temps après les repas. Il adore la viande et les volailles, surtout quand elles sont cuites au barbecue. Il aime aussi la salade, les pommes de terre et les légumes. Ses petits déjeuners ne sont pas très conséquents mais il a besoin de café pour tenir le coup. Sur ses chantiers, il emporte une glacière où il met de la viande restant du dîner de la veille, du pain et des fruits, qu'il mange à n'importe quelle heure de la journée. En général, il ne s'arrête pas pour déjeuner, préférant garder un rythme de travail soutenu. Malgré un métier très physique, Ralph a besoin de se détendre en faisant de l'exercice pour se sentir bien. Il sera de mauvaise humeur et mal dans sa peau s'il ne pratique pas l'un de ses sports favoris au moins trois fois par semaine.

Maintenant, voyons ce qui fait de Ralph un type Kapha.

Les caractéristiques du type Kapha (eau/terre)

Aspect physique – Les types Kapha ont le teint clair et lumineux, et ils ont la peau douce, brillante et à tendance grasse. À la différence de celle des types Pitta, elle est pâle et fraîche au toucher. Leurs cheveux sont blonds, noirs ou châtain clair avec des reflets cendrés. Raides ou ondulés, ils sont le plus souvent assez épais. Leurs yeux sont grands et expressifs, bleus, verts ou noisette. Les Kapha ont des ongles solides, bien formés, des paumes larges et carrées, des doigts courts et puissants. Ils ont des mouvements parfaitement coordonnés et font de très bons athlètes.

Pour les Kapha du type eau, tels que Ralph, il n'est pas important de manger à heures régulières et, quand leur régime est équilibré, ils ont une bonne digestion.

Habitudes alimentaires – Lorsque les Kapha prennent du poids, celui-ci se répartit sur les fesses et les cuisses, contrairement aux Pitta qui verront s'épaissir leur corps entier, et aux Vata qui ne s'arrondiront que de la taille et des hanches. À cause de leur métabolisme assez lent, ils ont en général une digestion régulière et peu rapide. Pour se tenir en forme, il ont besoin d'aliments au goût relevé, tels que les artichauts, les betteraves, les choux de Bruxelles, les carottes, le maïs, l'ail, les radis, les poireaux et les champignons. Ils y ajouteront volontiers un peu de quatre-épices, de l'anis, du poivre noir, du poivre de Cayenne, des clous de girofle, de la moutarde ou du romarin. Ils apprécient aussi les aliments amers, tels que l'arugula, le chou frisé, le pissenlit et l'endive, ainsi que des épices comme le fenugrec, le cumin, la coriandre, l'aneth, la menthe et la gaulthérie.

Les Kapha réagissent bien au café et au thé, à condition de les consommer avec modération. Ils tolèrent mieux l'alcool que les autres types mais doivent veiller à ne pas faire d'excès. Un peu de vin rouge au dîner peut aider à une bonne digestion.

La plupart des fruits et des jus de fruits, excepté la pomme, ne conviennent pas aux types Kapha, et il en va de même pour les aliments sucrés. Lorsqu'ils sont en déséquilibre, ils ont tendance à se rabattre sur la nourriture et les boissons pour combler certains manques. Ils risquent alors de se jeter sur le fromage et les glaces – trop sucrées, trop riches et trop froides pour eux. Il leur est préférable d'éviter le bœuf et le porc, mais ils supportent bien les volailles, l'agneau, les abats et les fruits de mer, à condition que leur taux de cholestérol soit convenable. Il leur est aussi conseillé d'éviter les œufs et les laitages.

Cerveau et système nerveux – Les Kapha sont d'une nature prudente et peuvent parfois paraître lents à saisir certaines idées. Cependant, une fois qu'ils ont appris quelque chose, ils ne l'oublient pas. Ils prennent le temps de réfléchir et ne laissent passer aucun détail. Ils ont une excellente mémoire, et leur caractère stable et tranquille est une de leurs forces. Le changement les dérange et, lorsqu'ils sont en déséquilibre, ils peuvent se montrer obstinés, entêtés, voire même inflexibles.

Les Kapha ont des idées bien arrêtées mais savent les garder pour eux-mêmes. Ayant les affrontements en horreur, ils les éviteront autant que possible. Ils n'aiment pas trop parler mais, s'ils en ressentent le besoin, sauront exprimer clairement et calmement leurs pensées.

Aspect psychologique et spirituel – Les Kapha ont beaucoup de patience et de force d'âme, même s'ils peuvent parfois éprouver des difficultés à aller de l'avant. Ils construisent des relations stables et durables et sont assez appréciés par leur entourage. Ils ont bon caractère et ne s'agacent pas facilement. En revanche, lorsqu'ils sentent qu'on profite d'eux, ils peuvent monter sur leurs ergots et se révéler alors comme de puissants adversaires. Ils sont dotés d'une foi solide et inébranlable.

Les rêves des Kapha ne sont pas spécialement importants et ils les oublient facilement. Les thèmes les plus récurrents seront une situation de calme, de tranquillité, de quiétude. Ces rêves ne sont en général ni mouvementés ni particulièrement colorés. Lorsqu'ils sont contrariés, les Kapha peuvent rêver de façon intense et émotionnelle, à un point tel que leur sommeil en est perturbé. Mais c'est plutôt inhabituel chez eux, car ils aiment dormir de façon profonde.

Style de vie – Les types Kapha sont généralement des personnes sages en qui l'on aura instinctivement confiance. Ils excellent dans les travaux minutieux qui exigent habileté, calme et patience. Ils sont d'excellents comptables, professeurs, techniciens, mécaniciens, producteurs, danseurs, musiciens, poètes, jardiniers, conservateurs de musée, percepteurs, décorateurs, négociateurs et entrepreneurs.

Comme ils aiment les exercices physiques intenses, on rencontre beaucoup de footballeurs ou de rugbymen parmi les types Kapha. Certains leur reprocheront d'être accros à leur argent et aux biens qu'ils peuvent amasser. Tous les gens connus pour leur avarice ont sans aucun doute une proportion élevée de Kapha dans leur type.

Pour eux, l'hiver et le début du printemps sont des périodes très difficiles. Et les moments les plus éprouvants de la journée se situeront entre 6 et 10 heures, que ce soit du matin ou du soir. Les Kapha sont plus performants lorsqu'ils se lèvent avant 6 heures du matin et se couchent tôt, entre 9 et 10 heures du soir.

États typiques – Les types Kapha connaissent souvent des ennuis respiratoires et immunitaires. Ils manifestent aussi une forte tendance au diabète. Si elles ne font pas d'exercice, ces personnes prennent beaucoup de poids. L'obésité est en effet un phénomène assez courant chez les Kapha, ce qui les rend donc vulnérables à toutes sortes de désordres cardio-vasculaires. Ceux qui ont une importante surcharge pondérale doivent se plier régulièrement à des analyses sanguines afin de surveiller leur taux de cholestérol et de triglycérides. Comme les Vata, ils peuvent souffrir d'arythmie cardiaque et de douleurs lombaires.

Les Kapha peuvent subir des défaillances cardiaques congestives, avoir de l'asthme et faire de l'emphysème pulmonaire. Ils pourront développer d'autres affections communes telles que de fortes fièvres, des allergies alimentaires, des sinusites chroniques, des ballonnements et des éructations, surtout lorsqu'ils auront absorbé des aliments inadaptés à leur constitution. Après un repas, ils peuvent être fatigués au point d'éprouver le besoin de faire une sieste.

Vous vous êtes peut-être déjà reconnu dans l'un de ces trois types. À présent, passons au chapitre suivant, où vous trouverez un questionnaire détaillé, qui vous aidera à savoir quel est votre type principal.

CHAPITRE 4

Quel est mon type ?

DANS CE CHAPITRE, vous allez déterminer votre type corporel : Vata (jaune), Pitta (rouge) ou Kapha (Vert). Vous découvrirez sans doute que vous constituez un mélange de couleurs, et non pas un type pur. Cependant, une seule sera prédominante ; ce sera votre type principal. Les autres types formeront vos couleurs complémentaires. De vos deux parents, vous avez hérité certaines caractéristiques, et ce sont elles qui déterminent votre type. Vous vous êtes sans doute parfois demandé s'il était possible d'éviter de contracter certaines maladies héréditaires. Le *Régime Arc-en-ciel* vous aidera à interpréter votre type et à rester en bonne santé. Vous serez capable de concevoir votre palette personnelle, et de choisir vos couleurs parmi les groupes alimentaires qui sont traités dans la deuxième partie de ce livre.

Il vous sera peut-être utile d'avoir quelqu'un près de vous pour répondre à certaines questions, car nous avons tous des idées préconçues sur ce que nous sommes. Vous risquez aussi de découvrir que les résultats relatifs aux trois couleurs sont très proches. Il sera intéressant, aussi, de faire découvrir leurs couleurs aux autres membres de votre famille car cela facilitera l'élaboration de vos menus. Les conseils diététiques que vous trouverez dans ce livre ont été affinés durant des siècles et, en les suivant, vous bénéficierez d'une énergie nouvelle, vous atteindrez et maintiendrez votre poids idéal et vous resterez en bonne santé.

En observant le système des aliments-couleurs, nous tirons profit de la sagesse ayurvédique. Le langage des couleurs – principales et complémentaires – est un modèle pour se nourrir de façon équilibrée et harmonieuse.

Les questions qui suivent proposent chacune trois réponses possibles ; vous entourerez la lettre correspondant à celle qui vous décrit le mieux. Vous pouvez sauter toutes les questions qui ne s'appliquent pas à votre état. Lorsque vous aurez fini le questionnaire, faites le total des **a** que vous aurez entourés, puis celui des **b** et celui des **c**.

Dans le paragraphe *Résultats*, à la fin, vous trouverez indiquée la couleur correspondant à chacune des lettres. Celle qui aura obtenu le plus grand total déterminera votre type corporel. La ou les couleurs restantes seront vos couleurs complémentaires.

Questionnaire

Caractéristiques physiques :

1. Ce qui décrit le mieux mon aspect physique :
   a. une silhouette moyenne
   b. une silhouette large
   c. une silhouette fine

2. Mon corps est généralement :
   a. bien proportionné
   b. massif
   c. mal proportionné (jambes ou bras trop courts ou trop longs par rapport au tronc)

3. J'ai :
   a. les épaules et les hanches de taille moyenne
   b. les épaules et les hanches larges
   c. les épaules et les hanches étroites

4. Mon ossature est :
   a. de taille normale, j'ai des articulations en proportion avec le reste de ma silhouette
   b. épaisse et solide, avec des articulations larges
   c. fine, mais avec des articulations larges et proéminentes (les jointures des doigts sont un bon indicateur)

5. Ce qui décrit le mieux mes mains :
   a. des doigts de taille moyenne
   b. des doigts épais et courts
   c. des doigts longs et fuselés

6. Mes dents sont :
   a. régulières et bien formées, mais sujettes aux caries
   b. grandes, blanches et régulières, avec peu de caries

c. irrégulières et protubérantes, peut-être sensibles à la chaleur et au froid

7. Mes yeux sont :
   a. de taille moyenne, bleu foncé, verts, gris ou noisette
   b. grands et lumineux, bleu clair ou brun clair
   c. petits, bleu-gris, violets, brun foncé ou noirs

8. Mon regard est :
   a. perçant, direct et intense
   b. calme, expressif, amical
   c. flou, fuyant

9. J'ai les yeux souvent :
   a. rouges et brûlants
   b. limpides mais irrités
   c. irrités, avec le blanc grisâtre ou bleuâtre

10. Mon nez est :
    a. long et droit, avec l'extrémité rouge
    b. court et arrondi à l'extrémité
    c. de taille moyenne, avec la cloison déviée

11. Ma peau est :
    a. sensible et souvent irritée
    b. grasse, qui bronze facilement
    c. sèche, à tendance granuleuse

12. J'ai :
    a. un teint rosé, des taches de son et des grains de beauté, une tendance à rougir facilement
    b. un teint clair ou foncé, une peau épaisse et sans tache de son
    c. un teint foncé, une peau fine avec quelques grains de beauté

13. J'ai :
   a. un menton fin, un cou de taille moyenne
   b. un menton plein et arrondi, un cou épais (double menton)
   c. un menton anguleux, trop petit ou trop grand par rapport à ma mâchoire, un cou long et mince

14. Mes cheveux sont :
   a. roux, blond vénitien, bruns aux reflets acajou, prématurément gris, près ou en train de tomber
   b. châtain clair, ou blonds sans reflets roux
   c. brun foncé, ou noirs

15. L'aspect de mes cheveux :
   a. ils sont fins et raides
   b. ils sont gras, épais, ondulés et brillants
   c. ils sont fins, ternes, peut-être bouclés ou frisés

16. Ma voix et ma façon de parler :
   a. je m'exprime de façon directe et d'une voix forte
   b. je n'aime pas parler, je m'exprime avec prudence et de façon lente
   c. j'aime parler, mais ma voix a tendance à s'affaiblir au bout d'un certain temps

Caractéristiques psychologiques :

1. Mon mental :
   a. j'ai des opinions bien arrêtées et je ne déteste pas les affrontements
   b. j'ai mes opinions mais je n'aime pas les affrontements
   c. je suis lent à me faire une opinion et je n'aime pas les affrontements

2. Je suis :
   a. impatient et sujet à l'emportement
   b. accommodant et peu irritable
   c. anxieux, avec la crainte de l'échec

3. J'ai un caractère :
   a. solide et énergique
   b. calme, tranquille, stable
   c. sensible, nerveux

4. Le côté positif de mon caractère :
   a. j'ai l'esprit pratique
   b. j'ai beaucoup de patience et de force d'âme
   c. je m'adapte à toutes les situations

5. L'organisation de mon temps :
   a. je suis plus efficace si j'établis un programme précis
   b. j'établis un programme assez vague
   c. je n'aime pas suivre de programme

6. Mes amitiés :
   a. j'entretiens de bonnes amitiés avec mes collègues de travail
   b. j'entretiens des amitiés durables, mais pas uniquement avec mes collègues de travail
   c. j'ai du mal à entretenir des amitiés

7. Comment je réagis aux nouvelles informations :
   a. j'apprends vite et j'ai une bonne mémoire
   b. j'apprends plus lentement, mais je n'oublie rien
   c. j'apprends très vite, mais j'ai du mal à me rappeler les choses

8. Ma meilleure façon d'enregistrer une information :
   a. je me concentre intensément et sans difficulté sur le sujet qui m'intéresse

b. je reste sur un sujet jusqu'à ce que je le comprenne, et j'ai une assez bonne concentration
c. j'ai du mal à me concentrer, mon esprit est souvent distrait

9. Ma façon de travailler :
a. j'aime monter des projets et surveiller leur développement
b. j'aime mener des projets à bien, développer mon esprit de compétition
c. j'aime apprendre des choses nouvelles et formuler des théories

10. Mes habitudes budgétaires :
a. je surveille mes dépenses, sans sortir de mon budget, et j'aime marchander
b. je n'aime pas dépenser, je n'ai pas besoin de prévoir un budget
c. j'aime dépenser mais je n'aime pas prévoir de budget

Métabolisme :

1. Mon niveau d'énergie :
a. j'ai une bonne aptitude à l'exercice, et je sais mesurer mes forces
b. j'ai une grande résistance mais je dois me pousser à faire de l'exercice
c. j'aime faire de l'exercice mais je manque vite d'énergie

2. La coordination de mes mouvements :
a. j'ai des gestes ordonnés, réguliers et efficaces
b. j'ai des gestes ordonnés, lents et déterminés
c. j'ai des gestes plutôt désordonnés et assez rapides

3. Mon poids :
   a. je prends facilement du poids, mais je peux le perdre aussi vite
   b. je prends facilement du poids et j'ai du mal à le perdre
   c. je garde toujours le même poids

4. Si je prends du poids, où se logent les kilos superflus ?
   a. ils se répartissent également sur tout mon corps
   b. ils s'accumulent sur mes hanches et mes cuisses
   c. ils ont tendance à s'accumuler sur mon ventre et autour de la ceinture

5. Mon niveau d'activité :
   a. je suis modérément actif
   b. je ne suis pas actif et j'ai une tendance à la léthargie
   c. je suis très actif

6. Ma transpiration :
   a. je transpire beaucoup même quand il fait froid
   b. je transpire modérément et de façon régulière
   c. il est rare que je transpire beaucoup

7. Mon sommeil :
   a. j'ai le sommeil léger, je me rendors facilement si on me réveille, je me lève frais et dispos, et j'ai besoin de peu de sommeil
   b. j'aime dormir, et je me réveille bien reposé quand j'ai eu assez de sommeil
   c. j'ai du mal à trouver le sommeil, j'ai du mal à me rendormir si on me réveille, et je me lève fatigué

8. Mes rêves :
   a. ils sont très intenses, souvent violents et pleins de couleurs, je m'en souviens facilement
   b. ils sont très agréables et tranquilles ; j'essaie rarement de m'en souvenir
   c. ils sont très irréguliers, je peux m'y voir voler, et j'ai du mal à m'en souvenir

9. Si je suis une femme, mon cycle menstruel :
   a. est régulier, long, avec de forts saignements
   b. est régulier, avec des saignements légers et pâles
   c. est irrégulier et léger

10. Mes syndromes prémenstruels :
   a. j'ai de très légères crampes, un peu d'irritabilité
   b. je n'ai aucune crampe, mais j'ai un peu de ballonnement et je fais de la rétention d'eau
   c. j'ai de violentes crampes, et je souffre de nausées et de diarrhées

Appétit et digestion

1. Mon appétit :
   a. j'ai un bon appétit et j'ai tendance à trop manger
   b. j'aime manger mais je peux facilement sauter un repas
   c. je me nourris plus ou moins suivant les jours, mais je me sens faible si je ne mange pas souvent

2. Mon petit déjeuner :
   a. je me sens mieux avec un petit déjeuner léger
   b. je peux sans problème me passer de petit déjeuner
   c. je me sens mieux quand j'ai avalé un solide petit déjeuner

3. M'arrive-t-il de jeûner ?
   a. je peux jeûner, mais cela me rend irritable
   b. jeûner ne me pose aucun problème
   c. il m'est difficile de jeûner

4. Ma consommation de liquides :
   a. je bois beaucoup
   b. je bois très peu en général
   c. je bois de façon très irrégulière

5. Mes habitudes alimentaires :
   a. je mange vite et souvent plus que nécessaire
   b. je mange lentement et de façon modérée
   c. je mange avec un lance-pierre sans prendre le temps de finir mon assiette

6. Ma digestion :
   a. je vais à la selle au moins une fois par jour
   b. j'ai une bonne digestion et je vais régulièrement à la selle
   c. j'alterne souvent entre la constipation et les selles très molles

7. Pendant la digestion, je ressens :
   a. une gêne au niveau de l'estomac
   b. une gêne en haut de l'abdomen, juste sous les côtes
   c. une gêne au niveau du nombril et dans le bas-ventre

8. La température de mes aliments :
   a. j'aime boire frais, et manger chaud, mais pas brûlant
   b. j'aime boire et manger aussi bien chaud que froid
   c. je n'aime boire et manger que chaud

9. La fréquence de mes urines :
a. elles sont très fréquentes
b. elles sont modérées
c. elles sont peu fréquentes, et j'ai tendance à me retenir

10. Quelle saison est la plus éprouvante pour moi ?
a. l'été
b. l'hiver
c. l'automne

Carrière :

11. Entourez les métiers qui s'apparentent au vôtre :

a. administrateur, directeur, président, dessinateur, architecte, ingénieur, chercheur, directeur artistique, acteur, médecin, journaliste, pilote, officier, banquier.

b. chef cuisinier, guérisseur, membre d'une police spéciale, comptable, technicien, programmateur, mécanicien, chef de production, danseur, négociateur, jardinier, décorateur, conseiller, conservateur, attaché au service clientèle, vendeur, entrepreneur.

c. enseignant, philosophe, musicien, conférencier, policier, diplomate, conseiller politique, religieux, membre d'association caritative, inventeur, artiste, écrivain.

Condition physique :

12. Entourez les caractéristiques qui s'appliquent à votre état :

a. sujet aux ecchymoses, rythme cardiaque rapide ou irrégulier, tension élevée, anémie, astigmatisme, cataracte, glaucome

b. infections respiratoires fréquentes, douleurs lombaires, sinusite chronique, grippes et rhumes fréquents, goût peu développé (agueusie)

c. déchaussements dentaires, scoliose ou déformation osseuse, crampes fréquentes aux jambes ou aux pieds, raideur du cou et des épaules, nervosité importante

13. Entourez les maladies connues dans votre famille (mère, père, sœur, frère, grands-parents). Ces affections peuvent se retrouver chez vous.

a. faiblesse cardiaque, hépatite, calculs biliaires, leucémie, cancer de la peau, acné, furoncles, dermatite, affections oculaires, orgelets, conjonctivite, yeux « secs », dépression

b. diabète, obésité, défaillances cardiaques congestives, emphysèmes, rhume des foins ou sinusite chronique, pneumonies, ulcères gastriques, asthme

c. allergies alimentaires, arthrite, maladies du côlon, diverticulite, cancer du côlon, syndrome anxieux, maux de gorge, amygdalites, angines à streptocoques, hypertension, arythmie cardiaque, incontinence, troubles de l'érection, nombre de spermatozoïdes faible

16a / 20b / 11c
pitta kapha vata

Résultats :

Comptez le nombre de **a**, de **b** et de **c** que vous avez entourés.

Le total que vous aurez trouvé pour chacune des lettres vous indiquera votre couleur : **a** correspond à rouge (Pitta), **b** à vert (Kapha), et **c** à jaune (Vata). Le nombre le plus grand indiquera votre couleur principale. Une couleur peut prédominer ou, comme pour la plupart des gens, vous obtiendrez deux ou trois résultats d'une valeur assez proche. Ce sont les écarts entre ces valeurs qui vous indiqueront votre mélange personnel de couleurs.

À présent que vous connaissez votre type corporel, passons à la deuxième partie, où vous apprendrez quels aliments correspondent à votre type. Nous allons vous expliquer comment les phytochimiques de chacun des six groupes d'aliments agissent sur votre corps, et pourquoi ils sont nécessaires à votre organisme.

A - 19
B - 15
C - 14

DEUXIÈME PARTIE

Aliments et phytochimiques

Les aliments-couleur

*

Aujourd'hui, la seule chose qui puisse
nous sauver du scorbut,
ce sont les frites !

– Paul Lachance –
nutritionniste,
Rutgers University

CHAPITRE 5

Les aliments jaunes

VOUS AVEZ PEUT-ÊTRE L'HABITUDE de choisir des fruits et des légumes pour leur aspect et leur couleur afin de créer des plats plus appétissants. Mais savez-vous que ces couleurs sont dues aux pigments présents dans la plante, et que ces pigments sont de puissants phytochimiques qui combattent les maladies ? Les couleurs proviennent d'une grande famille de composants naturels des plantes, appelés terpènes, dont les éléments les plus connus sont les caroténoïdes et la vitamine E. Les fruits et les légumes riches en caroténoïdes attirent l'œil, et ce sont eux qui sont à l'origine du concept des aliments-couleur.

Si vous êtes un type Vata ou une combinaison de Vata, le jaune, l'orange, le vert et le rouge sont vos couleurs, et vous devriez manger chaque jour au moins un aliment de chacun de ces groupes. Les caroténoïdes sont de très puissants agents capables de prévenir les maladies, et ils constituent les couleurs principales du type Vata. Il en existe un grand choix : la courge, les carottes, les patates douces, les ignames, pour n'en citer que quelques-uns, tous les fruits tropicaux, tous les agrumes, la plupart des légumes jaunes/verts et tous les légumes rouges.

Les caroténoïdes vert foncé sont excellents pour les types Kapha, alors que les orange/rouges seront plus indiqués pour les types Pitta. Vous trouverez à la fin de ce chapitre un guide complet indiquant quels caroténoïdes sont recommandés pour chaque type.

Que sont les caroténoïdes ?

LES CAROTÉNOÏDES SONT DES COMPOSÉS LIPOSOLUBLES, présents dans une grande variété de végétaux. Ils les protègent des méfaits du soleil et ont un pouvoir attractif sur les oiseaux et les insectes en vue de la pollinisation. Certains animaux, notamment les oiseaux au plumage jaune, rouge et vert, doivent leurs couleurs aux caroténoïdes présents dans leur nourriture. Les femelles semblent être attirées par les mâles aux couleurs les plus vives. Des études ont montré que ceux-ci bénéficiaient d'une meilleure alimentation, étaient plus sains et produisaient ainsi de meilleurs rejetons. Chez les humains, les caroténoïdes biologiquement actifs que nous trouvons dans notre nourriture agissent de la même façon sur notre santé. Concentrés dans les enveloppes des cellules de notre corps et dans les composants internes de celles-ci, ils peuvent affecter la santé du corps tout entier.

Selon les données du département américain de l'Agriculture, on aurait identifié près de six cents caroténoïdes différents, avec leurs métabolites. On en rencontre généralement cinquante à soixante dans l'alimentation moderne, et vingt-deux d'entre eux ont été décelés dans le sérum humain. Environ 10 % des caroténoïdes sont transformés dans l'organisme en vitamine A ou rétinol.

Couleur et chimie des caroténoïdes

LES CAROTÉNOÏDES PEUVENT ÊTRE REGROUPÉS par couleur : orange, jaune/vert, et rouge. Les caroténoïdes orange sont les plus connus, le principal étant le bêta-carotène, présent dans la plupart des fruits et des légumes orange, avec l'alpha-carotène et le gamma-carotène. Ce sont les seuls caroténoïdes que le corps transforme en vitamine A. Le bêta-carotène est la principale source de vitamine, mais l'alpha et le gamma en produisent aussi une bonne quantité.

Les caroténoïdes se présentent sous des formes chimiques variées, qui déterminent leur activité biologique. Et, bien que leur action biochimique soit de plus en plus étudiée, il reste encore beaucoup à apprendre sur leur fonctionnement.

Voici maintenant certaines des particularités découvertes sur les caroténoïdes.

Les caroténoïdes agissent en équipe

ALORS QUE LES DIFFÉRENTES FORMES CHIMIQUES des caroténoïdes ont des activités biologiques distinctes, ceux-ci semblent agir en équipe. C'est ainsi que les chercheurs du National Cancer Institute ont découvert que les supplémentations de bêta-carotène ne prévenaient pas le cancer du poumon chez les fumeurs. Lors des études qui avaient démontré les effets préventifs de cette substance sur le cancer, on avait utilisé des aliments riches en caroténoïdes au lieu de suppléments. Voilà donc pourquoi vous devez « manger vos couleurs » ! Vous pouvez, bien sûr, ajouter avec modération à vos aliments des compléments minéraux et vitaminiques, mais ceux-ci ne remplaceront pas un bon régime. De façon naturelle, tous les fruits et les légumes riches en caroténoïdes contiennent plusieurs de ces phytochimiques colorés, qui sont indispensables à votre existence. Pour mieux comprendre leur action, les chercheurs se sont penchés en premier lieu sur leurs propriétés antioxydantes.

L'action antioxydante des caroténoïdes

GRÂCE À LEUR NATURE LIPOSOLUBLE, les caroténoïdes protègent la membrane graisseuse qui enveloppe les cellules. Ils occupent à l'intérieur de celle-ci une niche similaire à celle de la vitamine E et la préservent d'une destruction excessive par les radicaux libres. En effet, bien que la vitamine E soit le principal nettoyeur de radicaux libres à l'intérieur de la membrane cellulaire, elle donne un de ses électrons à un radical libre, ce qui a pour conséquence de le désactiver momentanément mais de la laisser instable.

Les caroténoïdes, eux, attaquent les radicaux libres selon une méthode différente qui, tout en les empêchant de commettre des dégâts ultérieurs, laisse la vitamine E intacte. Au lieu de leur donner des électrons, les caroténoïdes s'accrochent aux radicaux libres qu'ils gardent prisonniers. Ils peuvent ainsi en absorber l'énergie et les rendre moins dangereux.

Grâce à ces deux méthodes, les caroténoïdes contribuent en grande partie à limiter le vieillissement des cellules et l'apparition des maladies. Leur aptitude à anéantir les radicaux libres dépend aussi des tissus mis en cause. Par exemple, le lycopène agira davantage contre les ultraviolets sur la peau que le bêta-carotène. Mais ce dernier protègera plus efficacement la cornée contre ces mêmes UV.

Activité des caroténoïdes

LES CAROTÉNOÏDES PIÈGENT LES RADICAUX LIBRES et les empêchent d'attaquer les acides gras contenus dans les membranes cellulaires et dans les fluides du corps.

Après avoir mis au jour les activités antioxydantes des caroténoïdes, les chercheurs ont estimé que, puisque le bêta-carotène était la provitamine la plus active, elle devait aussi constituer l'antioxydant le plus actif. Dans de nombreux tissus, toutefois, la puissance du bêta-carotène en tant qu'agent antioxydant se voit dépassée par d'autres caroténoïdes comme le lycopène et l'astaxanthine, qui sont plus aptes à piéger les radicaux libres contenant de l'oxygène ; ces derniers pouvant interagir avec les acides gras insaturés des membranes cellulaires et des composés intercellulaires. Ils peuvent également attaquer n'importe quel acide gras circulant dans le sang, la lymphe et les fluides des tissus. En volant des électrons aux acides gras, les radicaux libres en font des molécules instables et génèrent une chaîne d'oxydation capable de détruire un grand nombre de cellules. Les lésions occasionnées par l'oxydation sont considérées comme la principale cause de vieillissement accéléré, de cancer et de nombreuses autres maladies chroniques.

Fonctions des caroténoïdes selon leur couleur

Les caroténoïdes orange (alpha, bêta, gamma et zêta-carotène)

Ce sont les plus répandus dans la nature et ceux qui ont les activités les plus diverses dans le corps humain. Outre le fait qu'ils fournissent de la vitamine A (excepté le zêta-carotène), les caroténoïdes orange préviennent la dégradation des membranes biologiques en protégeant toutes les cellules et leurs composés intercellulaires. L'une des plus importantes structures cellulaires à bénéficier de leur action est l'ADN. Ces caroténoïdes empêchent en effet les radicaux libres de pénétrer dans les cellules, et ils protègent la molécule d'ADN. L'ADN porte nos empreintes génétiques et fournit aux autres molécules de l'organisme les instructions spécifiques pour la construction du système biologique. De ce fait, la moindre altération de la structure de l'ADN produit des « molécules folles » qui ne fonctionnent plus correctement et qui finissent par causer des dommages graves.

Les carotènes augmentent aussi la production cellulaire de protéines qui restaurent les molécules d'ADN oxydées. Les caroténoïdes rouges font souvent équipe avec les caroténoïdes orange pour accroître les effets antioxydants, et la plupart des fruits et des légumes rouges contiennent un nombre élevé de caroténoïdes orange. Les compléments alimentaires composés d'un mélange de caroténoïdes rouges et orange protègeront plus efficacement les molécules d'ADN, tout en aidant à réparer celles qui auront été endommagées. Ces effets semblent être encore accrus lorsque l'on ajoute à ces suppléments du zinc et de la nicotinamide (vitamine B3).

Les caroténoïdes orange préviennent le cancer. Ils agissent de plusieurs manières, l'une d'elles étant d'améliorer le procédé de communication d'une cellule à l'autre. Ce sont les protéines de la membrane qui régulent ces échanges intercellulaires, et elles sont encodées par des gènes. Des gènes défectueux ou altérés engendrent la prolifération de cellules cancéreuses. Ainsi, en préservant l'intégrité des communications intercellulaires, les caroténoïdes apportent une contribution majeure à la prévention du cancer.

Les cellules qui ont perdu leur capacité à communiquer se détruiront d'elles-mêmes. Ce procédé d'autodestruction – l'apoptose – est l'un des moyens les plus efficaces pour le corps de se débarrasser des cellules vieilles ou inefficaces. Une substance, la canthaxanthine, déclenche le phénomène d'apoptose dans les cultures de cellules cancéreuses humaines, et elle pourrait avoir des effets similaires *in vivo*. Naturellement présente dans les caroténoïdes orange, la canthaxanthine représente donc un avantage de plus à l'absorption de ces aliments. En revanche, les suppléments de canthaxanthine seule ne sont pas à recommander car ils peuvent causer des dommages chez les individus dont le foie est fragile.

L'alpha-carotène peut constituer un meilleur agent préventif du cancer que le bêta-carotène. Des chercheurs japonais ont comparé l'impact de ces deux caroténoïdes orange sur trois types de cancer – foie, poumon et peau –, et l'alpha-carotène s'avérait plus efficace. Plus tard, des chercheurs italiens ont confirmé ces découvertes à propos du cancer cutané. De telles études soulignent à nouveau l'importance d'absorber des aliments contenant naturellement une grande variété de caroténoïdes.

Les caroténoïdes orange protègent l'organisme contre les maladies cardio-vasculaires de plusieurs façons. À Atlanta, les chercheurs du Centre national pour la prévention des maladies chroniques ont testé, sur 11 327 hommes et femmes, l'efficacité des vitamines et des caroténoïdes dans le traitement de l'angine pulmonaire. Ils ont ainsi découvert que les caroténoïdes orange entraînaient une diminution des risques d'angine.

Les caroténoïdes rouges et orange minimisent les méfaits du soleil sur la peau. Toutefois, l'usage du bêta-carotène (ou de tout autre caroténoïde) seul ne protège pas autant qu'un mélange de caroténoïdes rouges et orange. L'ajout de vitamine E réduirait les dommages causés par les UV. Tant que cela n'a pas été prouvé avec certitude, il est préférable d'absorber ces phytochimiques sous forme de fruits et de légumes plutôt que de s'en remettre à des compléments alimentaires.

Les caroténoïdes jaunes/verts (lutéine, zéaxanthine, cryptoxanthine alpha et bêta)

Aux États-Unis, la DMLA (dégénérescence maculaire liée à l'âge) représente la cause principale de cécité.

La macula est une tache d'un jaune intense, située au centre de la rétine, qui concentre la lumière reçue par l'œil. Des analyses de cette tache ont montré qu'elle était hautement pigmentée de deux caroténoïdes jaunes : la zéaxanthine et, à un moindre degré, la lutéine, dont la puissance est presque cent fois plus élevée que celle des autres caroténoïdes contenus dans les tissus du corps humain. Par ailleurs, l'autopsie d'un œil atteint de DMLA a montré que celui-ci contenait 30 % de zéaxanthine et de lutéine en moins qu'un œil sain. On pense donc que ces pigments jaunes absorbent et réduisent l'intensité du bleu-violet sur la rétine, offrant ainsi une protection efficace des cellules de la macula. Dans le cristallin, la lutéine et la zéaxanthine empêchent la photo-oxydation et contribuent à prévenir la formation de la cataracte. Ce sont les seuls caroténoïdes présents dans l'œil, et on pense qu'ils jouent un rôle prépondérant dans la prévention de la cataracte, la dégénérescence maculaire et, peut-être, d'autres troubles dégénératifs de la rétine.

On sait depuis un certain temps que les personnes qui mangent des légumes vert foncé tels que les épinards ou le chou frisé augmentent leur taux de lutéine et de zéaxanthine, et se protègent ainsi de la DMLA. De récentes analyses ont fait apparaître que, si les légumes vert foncé constituent une bonne source de lutéine, ils contiennent très peu de zéaxanthine, élément qui semble pourtant jouer un rôle majeur dans la prévention de ces maladies oculaires. Une équipe de chercheurs britanniques a analysé la teneur en lutéine et en zéaxanthine du jaune d'œuf et de trente-trois fruits et légumes différents. Ils ont découvert que les aliments jaunes, jaunes/verts et orange forment les sources les plus riches de ces deux composants, qui eux-mêmes représentent entre 40 et 50 % de la totalité des caroténoïdes contenus dans ces aliments. La liste de ceux-ci étant : le jaune d'œuf, le maïs, le kiwi, les poivrons orange, le raisin, les épinards, le jus d'orange, les courgettes et toute autre espèce de courge. Puisque, dans l'œil, la zéaxanthine est plus concentrée que la lutéine, plus on mangera de couleurs vives, mieux on sera protégé contre les affections oculaires.

La cataracte, responsable pour moitié des 30 à 50 millions de cas de cécité actuellement diagnostiqués, est un problème mondial. Elle se rencontre très fréquemment chez les hommes et femmes de plus de soixante-quinze ans, et, aux États-Unis, 7 personnes sur 8 en sont affligées. Cependant, vous pouvez augmenter vos chances d'éviter cette maladie en mangeant au moins trois fois par jour l'un de ces produits riches en lutéine et en zéaxanthine. Des chercheurs de l'université de Harvard peuvent l'affirmer après avoir analysé les résultats de deux vastes études épidémiologiques auxquelles avaient participé 110 000 volontaires. Une équipe de chercheurs de l'université de Boston a examiné de près les caroténoïdes, la vitamine C et la vitamine E, et leur incidence sur la cataracte. Sans surprise, on a découvert que ceux qui avaient mangé ces fruits et ces légumes moins de trois fois par jour avaient dans leur organisme un taux moindre de caroténoïdes et de vitamines, et étaient davantage sujets à la cataracte. Au cours de recherches ultérieures, la même équipe à étudié les effets d'une alimentation riche en caroténoïdes, en vue de prévenir aussi bien la cataracte que la DMLA. Ils ont beaucoup insisté sur les bienfaits que pouvait apporter la consommation de caroténoïdes, plus particulièrement les xanthophylles telles que la lutéine et la zéaxanthine, les meilleurs agents protecteur contre ces maladies. Beaucoup d'aliments riches en xanthophylles sont une excellente source de vitamine C, que certaines des études mentionnées plus haut ont identifiée comme étant un élément majeur dans la prévention de la cataracte.

La lutéine s'est aussi révélée très efficace dans la prévention du cancer. Dans un article publié en février 2000 dans l'*American Journal of Clinical Nutrition*, Martha Slattery et ses confrères de l'université de médecine de l'Utah ont démontré que les personnes dont le régime contenait des fruits et des légumes riches en lutéine présentaient 17 % de moins de cas de cancer du côlon. Comparée aux autres caroténoïdes, dont l'alpha-carotène, le bêta-carotène, le lycopène, la zéaxanthine et la bêta-cryptoxanthine, c'est encore la lutéine qui offrait la meilleure protection. Les sources les plus riches de lutéine identifiées par le Dr Slattery et son équipe étaient le chou frisé, les épinards, le brocoli, la laitue, les tomates, les oranges et le jus d'orange, le céleri et les haricots verts. En revanche, ces chercheurs n'ont pas associé la consommation d'aliments riches en bêta-carotène comme les abricots, les carottes, les mangues, les melons, les pêches, les nectarines et le potiron, avec la prévention du cancer.

Les caroténoïdes rouges (lycopène et astaxanthine)

Ce sont des caroténoïdes sans provitamine A, avec un fort pouvoir antioxydant. Le lycopène représente 50 % de tous les caroténoïdes contenus dans le sérum humain, et il est concentré dans les testicules, les glandes surrénales et la prostate. Une étude comparative a fait ressortir que le lycopène se trouvait en concentration plus forte de 20 % dans les glandes surrénales et dans la prostate que dans les tissus adipeux. En outre, des équipes de recherche du monde entier ont démontré que le lycopène était bien absorbé et actif dans les tissus.

La consommation quotidienne de lycopène est liée à la réduction de risques de plusieurs cancers, dont celui de la prostate. En 1982, une équipe de chercheurs de l'université de médecine de Chicago a analysé des échantillons de plasma prélevés sur des hommes en bonne santé, à l'occasion d'une vaste étude portant sur les antioxydants. Le lycopène s'est avéré être le seul antioxydant présent, avec une teneur nettement plus basse chez les hommes atteints d'un cancer de la prostate que chez les sujets sains. Les chercheurs en ont conclu que le fait de manger des aliments riches en lycopène – la tomate et ses produits dérivés, par exemple – concourait à diminuer fortement les risques de cancer de la prostate, du poumon et de l'estomac, ou à limiter leur progression. Le lycopène peut diminuer la fréquence d'apparition d'autres cancers : du sein, du cerveau, du côlon, de l'endomètre, de l'œsophage, de la gorge, du rectum et du pancréas.

On sait aussi que le lycopène peut prévenir certaines affections chroniques telles que les maladies cardiovasculaires. La lipoprotéine à faible densité (LDL) peut constituer le cholestérol que l'on qualifie de « mauvais », principalement parce qu'il a un effet oxydant sur les parois artérielles. Ce qui mène inévitablement à la formation de lésions, dans lesquelles viendront s'accumuler du calcium et d'autres matières minérales, pour y former des plaques. Encombrés, les vaisseaux restreignent de plus en plus le passage du sang. Dans le cœur, la circulation peut alors se trouver si réduite que cela donnera lieu à des crises cardiaques. Lors d'une grande étude européenne, où l'on comparait les taux de caroténoïdes chez des patients de six pays différents, on a découvert que le lycopène était la substance qui protégeait le plus efficacement contre les infarctus du myocarde.

Le cholestérol LDL contient un large pourcentage de composés graisseux qui sont facilement oxydés par les radicaux libres, et il est en grande partie responsable de la formation de plaques dans les artères. Plus encore que le lycopène, le bêta-carotène sera apte à stopper l'oxydation due au LDL. On a cependant découvert que le lycopène pouvait faire baisser le taux de LDL et celui du cholestérol total. Au cours d'une étude, la production de cholestérol d'un individu a pu être diminuée de 14 %, mais il a fallu, pour obtenir ce résultat, que le patient absorbe durant trois mois de fortes doses (60 mg/jour) de suppléments de lycopène.

Le lycopène est le pigment rouge qui confère leur couleur aux tomates et à d'autres fruits et légumes rouges. Les tomates sont les plus riches en lycopène, mais le melon, la pastèque et les oranges sanguines en contiennent aussi une bonne quantité. Quand les tomates sont cuites ou réduites en purée, la structure du lycopène se modifie, et il devient plus efficace. Les lycopènes issus de graines de tomates se sont aussi révélés très efficaces. Les types Rouge, à qui il est déconseillé de manger des tomates ou leurs dérivés, peuvent prendre des suppléments de lycopène.

L'astaxanthine pourrait bien être le caroténoïde le plus significatif à avoir été « découvert » au XXIe siècle. C'est un pigment rouge que l'on trouve concentré dans certaines créatures aquatiques. Présente dans le phytoplancton, le zooplancton, les animaux marins, les poissons et certains oiseaux d'eau, l'astaxanthine est le plus puissant caroténoïde antioxydant connu. Ce qui a incité des chercheurs à supposer que la haute concentration d'astaxanthine dans les plantes et les animaux aquatiques les protègerait des radiations UV, au cours de leur croissance, et quand ils nagent ou se nourrissent près de la surface de l'eau. On décèle l'astaxanthine chez ces animaux à la couleur rouge de leur chair (le saumon, la truite, le crabe, la crevette) ou de leur plumage (les flamants roses). Les oiseaux d'eaux concentrent aussi de l'astaxanthine dans leurs yeux, pour protéger leur rétine contre les rayons UV, que la réverbération de l'eau intensifie. Puisque la plupart des animaux et des plantes que nous absorbons sont issus de la terre, la quantité d'astaxanthine normalement présente dans notre corps est minime.

Des scientifiques ont estimé que l'astaxanthine avait dix fois plus d'impact que les autres caroténoïdes sur les radicaux libres, et se montrait même cent fois plus efficace que la vitamine E. Ce qui a conduit le Dr Wataru Miki, professeur à l'institut de recherches bioorganiques d'Osaka, au Japon, à surnommer cette substance la « super vitamine E ». Un aspect particulièrement étonnant de la puissance de l'astaxanthine réside dans le fait qu'elle s'installe dans la membrane cellulaire en « enjambant » l'espace intramembranaire pour se fixer des deux côtés de la paroi. Dans cette position, elle est prête à piéger le moindre radical libre qui l'approche, de l'intérieur ou de l'extérieur. Une fois pris au piège, les radicaux libres sont incorporés à la structure chimique de l'astaxanthine, qui ne se détachera que lorsqu'un autre antioxydant approprié sera disponible. Le pont membranaire ainsi formé par l'astaxanthine a un autre avantage : celui d'offrir une plus grande stabilité à la membrane tout entière.

Comme ses cousins caroténoïdes, l'astaxanthine est un agent anticancéreux grâce à ses propriétés antioxydantes et à son interaction avec les protéines et les lipides. Lors d'une étude comparative sur les effets anticancéreux de l'astaxanthine, de la canthaxanthine et du bêta-carotène, l'astaxanthine s'est avérée le caroténoïde le plus apte à limiter le nombre des tumeurs mammaires survenues chez la souris. Plus les doses étaient élevées, meilleurs étaient les résultats. Plusieurs autres études ont contribué à déterminer les effets anticancéreux de l'astaxanthine, cette substance empêchant l'oxydation des lipides des membranes cellulaires et des fluides corporels.

Le système immunitaire est un réseau régulateur très élaboré qui protège l'organisme contre les agents infectieux, les tumeurs et les réactions auto-immunes excessives. L'astaxanthine semble être un agent anti-inflammatoire plus efficace que les autres caroténoïdes. Après plusieurs années de recherche sur la façon dont l'astaxanthine activait le processus immunitaire, les scientifiques de la faculté de médecine du Minnesota ont déterminé que cette substance ne provoquait pas réellement une modulation immunitaire par le biais des caroténoïdes mais, plutôt, qu'elle augmentait la production de cellules thymiques et d'anticorps. Des chercheurs japonais ont ajouté que l'astaxanthine stimulait sensiblement la fabrication de cytokine par les cellules thymiques, les cytokines étant des protéines qui activent d'autres cellules immunitaires et optimisent les réactions immunitaires.

Le Dr Curt Malmsten et ses confrères suédois ont découvert que l'astaxanthine pouvait tripler la force et l'endurance de jeunes athlètes sains, à qui on en avait distribué au moins 4 mg par jour. L'exercice augmente le métabolisme et fabrique un grand nombre de radicaux libres – en sous-produits naturels – qui, en s'accumulant, fatiguent les muscles et, donc, diminuent les capacités physiques. En éliminant rapidement ces radicaux libres, l'astaxanthine augmente la résistance du sportif.

Les propriétés fabuleuses de l'astaxanthine en font une arme de choix contre le vieillissement. L'astaxanthine et, à un degré moindre, les autres caroténoïdes et la vitamine E, protègent de l'oxydation les lipides (les acides gras) des membranes cellulaires. En comparant la capacité de certains caroténoïdes à anéantir les radicaux libres, des chercheurs danois ont montré que, plus un caroténoïde était stable, plus il empêchait l'oxydation des lipides. Dans cette étude, l'astaxanthine, le plus stable des caroténoïdes, était donc celui qui avait le plus de chances d'inhiber les attaques des radicaux libres. D'autre part, des scientifiques japonais sont parvenus à démontrer que l'astaxanthine protégeait les membranes mitochondriales du foie chez le rat 100 à 500 fois plus efficacement que la vitamine E.

L'astaxanthine est une molécule relativement petite, et liposoluble, comme les autres caroténoïdes. Cependant, elle diffère de ceux-ci en ce sens qu'elle a des propriétés hydrophiles qui lui permettent d'expulser les radicaux libres hors de notre organisme. Elle a aussi le pouvoir de traverser la barrière hautement sélective du cerveau, où elle agit alors comme l'antioxydant cérébral le plus efficace. Une action essentielle car les lésions dues à l'oxydation sont en grande partie responsables de la dégénérescence des cellules cérébrales.

Par ailleurs, l'astaxanthine étant bien absorbée par les tissus des yeux, très sensibles aux rayons lumineux, elle aidera d'autant mieux à prévenir la photo-oxydation. Ce qui expliquerait pourquoi les oiseaux d'eau concentrent dans leurs yeux ce puissant caroténoïde. L'astaxanthine joue donc un rôle crucial dans le traitement des maladies des yeux, du cerveau et du système nerveux.

Le rôle des caroténoïdes, en résumé

LES CAROTÉNOÏDES sont des agents antioxydants et anticancéreux. En protégeant la cellule, ils veillent sur sa croissance et sa reproduction, et empêchent l'installation des tumeurs. Ils aident les cellules à communiquer entre elles. Ils stimulent la surveillance immunitaire, c'est-à-dire le système qui a pour rôle de détruire tout élément étranger et nocif, tel que les bactéries, les virus et les tumeurs. Les caroténoïdes nous aident ainsi à lutter contre le rhume, la grippe, les infections diverses. Ils nous protègent aussi de certains cancers en stimulant les gènes réparateurs d'ADN, en inhibant ceux qui sont cause du grossissement des tumeurs (les oncogènes), et en activant ceux qui empêchent la progression du cancer (les antimétastases). Les caroténoïdes ont aussi la faculté de diminuer les risques de maladie cardio-vasculaire, en ralentissant la formation des lésions vasculaires et en prévenant l'oxydation due au mauvais cholestérol LDL.

Tout au long de l'année, la nature nous fournit des aliments riches en carotène, et il est étonnant de constater que les caroténoïdes nécessaires à notre type apparaissent pendant la saison au cours de laquelle notre santé est le plus durement mise à l'épreuve.

Pourquoi les caroténoïdes devraient se trouver chaque jour sur votre table

LES CAROTÉNOÏDES sont essentiels à la santé et préviennent les affections chroniques. Dans le plan quotidien de votre *Régime Arc-en-ciel*, vous devez donc choisir au moins un aliment riche en caroténoïdes dans chaque catégorie correspondant à votre couleur : jaune/orange, jaune/rouge et jaune/vert.

Même si ces aliments contiennent tous des caroténoïdes, il peut paraître étrange que certains d'entre eux soient mieux adaptés à votre type. Ces sélections reposent sur les distinctions faites autrefois par les guérisseurs. Dans la première partie de ce livre, nous avons vu comment la médecine ayurvédique et les autres méthodes traditionnelles classaient les aliments selon leurs principes énergétiques. Ceux qui sont riches en carotène, par exemple, contiennent des caroténoïdes différents de ceux que l'on trouve dans le corps humain. D'un point de vue chimique, ce sont ces dissemblances qui déterminent l'énergie moléculaire de l'aliment et son impact sur la santé. Les anciens, en observant soigneusement l'individu et ses réactions aux diverses sortes d'aliments, avaient déterminé quelle nourriture pouvait avoir un effet thérapeutique.

Les pigments caroténoïdes et leurs actions

LES CAROTÉNOÏDES se composent d'un éventail de phytochimiques qui s'étend de A à Z, de l'alpha-carotène jusqu'à la zéaxanthine, chacun d'eux se localisant dans un tissu spécifique du corps humain. Nous avons vu que l'astaxanthine, la lutéine et la zéaxanthine occupaient chacune leur propre place dans l'œil. D'un autre côté, le lycopène se concentre dans la peau, les poumons et la prostate. Vous trouverez ci-après un tableau des caroténoïdes les plus importants, avec leurs fonctions et les aliments qui les contiennent.

Aliments	Caroténoïdes	Effets
Jaune		
mangue, papaye, pêche, prune, courgette jaune, fruit de la Passion, poivron jaune, pamplemousse, citron, pomélo, mandarine.	alpha-cryptoxanthine bêta-cryptoxanthine lutéine zéaxanthine limonène alpha-carotène epsilon-carotène caroténoïde époxyde néoxanthine néochrome violaxanthine auroxanthine lutéine époxyde	Activité de la provitamine A (alpha, bêta, gamma-carotènes) Différenciation cellulaire Destruction des radicaux libres Effet antioxydant sur l'ADN Restauration de l'ADN Communication intercellulaire Modulation immunitaire
Orange		
abricot, melon, carotte, mangue, fruit de la Passion, poivron, orange, clémentine, potiron, patate douce, courge.	alpha-carotène bêta-carotène gamma-carotène bêta-cryptoxanthine	Idem

Rouges		
pamplemousse rose,	lycopène	Destruction des radicaux libres
poivron rouge, piment	zêta-carotène	Protection des globules blancs
rouge, tomate fraîche, tomate cuite ou en sauce, pastèque,	phytofluène	Prévention des cancers du côlon, du sein, du poumon, de la prostate et de la peau
crabe, homard, saumon et autres	phytoène	Diminution de l'angine de poitrine
poissons à chair rouge.	astaxanthine	Protection du cerveau, de la rétine, du système nerveux
Jaunes/Verts		
avocat, haricots verts, brocoli, choux de	lutéine	Prévention de la photo-oxydation
Bruxelles, chou vert,	zéaxanthine	Protection de la macula
chou frisé, maïs, kiwi,	alpha-cryptoxanthine	Prévention de la dégénérescence maculaire
salade verte, melon	bêta-cryptoxanthine	
cantaloup, gombo,	néoxanthine	Protection de la rétine
petits pois, épinards,	violaxanthine	
courgette, mandarine,	lutéine époxyde	
navet.	chlorophylle	

Sources : Frederick Khachik et al., *Distribution of Carotenoids in Fruits and Vegetables as a Criterion for the Selection of Appropriate Chemopreventive Agents, Food Factors for Cancer Prevention*, Tokyo : Springer Verlag, 1997. Gary Beecher, *Phytonutritients Role in Metabolism : Effects on Resistance to Degenerative Processes*, Nutrition Reviews, sept. 1999.

Effets secondaires éventuels des aliments jaunes

EN GÉNÉRAL, les gens tolèrent bien la plupart des caroténoïdes. Néanmoins, les carottes ayant une teneur élevée en sucre, il est recommandé aux diabétiques de les éviter. Dans l'ayurvéda, le diabète est considéré comme un trouble du genre Kapha, et les carottes sont contre-indiquées aux types Kapha car elles sont trop sucrées et lourdes à digérer.

Quant aux types Vata, les poivrons jaunes, orange, rouges et violets leur sont autorisés alors que ces variétés sont plus sucrées que les vertes. Les poivrons verts leur sont en revanche déconseillés car ils peuvent être source de flatulences. Si vous êtes du type Vata, vous devrez vous assurer néanmoins que les poivrons autres que verts sont bons pour vous.

Les piments rouges, trop piquants pour les types Pitta, doivent être évités, tout autant que les tomates crues ou cuites car elles provoquent de l'acidité dans le système digestif. Contrairement à une idée très répandue, les tomates engendrent des troubles pour tous les types corporels. Les Vata peuvent les manger cuites seulement, et, pour les Kapha, ce sera l'opposé. Vous pouvez en consommer en petites quantités en été mais mieux vaut les éviter durant les autres mois de l'année, surtout si vous êtes du type Pitta. Toutefois, étant donné les nombreux bienfaits du lycopène, vous pouvez absorber ce caroténoïde sous forme de suppléments alimentaires.

Le jus de pamplemousse présente un problème délicat, en ce sens qu'il interfère avec plusieurs médicaments. Ce fruit contient en effet une substance susceptible de bloquer une des enzymes aidant à transformer les médicaments dans le foie. Par conséquent, ceux-ci peuvent s'accumuler dans cet organe de façon dangereuse. Le jus de pamplemousse augmente en outre les irritations gastriques dues à l'aspirine ou aux anti-inflammatoires. Voici une liste des médicaments que vous ne devez pas associer avec le jus de ce fruit :

- les antihistaminiques
- les anticoagulants
- l'aspirine et les anti-inflammatoires
- les benzodiazépines
- les anticalciques
- la ciclosporine
- la théophylline.

Acheter, conserver et cuisiner ces aliments

LA DIGESTION ET L'ASSIMILATION DE CAROTÉNOÏDES non cuits sont en partie bloquées par d'autres composants contenus dans les aliments. Pour améliorer leur absorption, il est donc conseillé de les cuire, de les réduire en purée ou en jus. Les scientifiques ont noté que l'absorption des caroténoïdes alimentaires peut être très lente. Pour les tomates crues, par exemple, elle ne se fera qu'à 2 %. En revanche, si on les cuit, elle passera à 50 %. Couper les légumes ou les réduire en purée améliore aussi l'absorption des carotènes par l'organisme. Une équipe de recherche a même remarqué que le taux plasmatique du lycopène augmentait lorsque les personnes testées buvaient celui-ci sous forme chaude. Notons qu'il est possible d'élever la « température » de digestion des caroténoïdes et d'autres aliments en y ajoutant des épices telles que le poivre noir ou le piment de Cayenne. Nous en reparlerons largement dans les programmes de régime de la troisième partie de ce livre.

La présence d'huiles et d'acides biliaires dans les intestins pendant l'ingestion des caroténoïdes peut aussi aider à leur absorption, car ce sont ces substances qui véhiculent les carotènes au travers des membranes intestinales. C'est pour cette raison que l'on trouve des suppléments alimentaires de caroténoïdes sous forme de capsules d'huile.

Quels aliments sont vos aliments-couleur ?

VOICI LES GROUPES DE FRUITS ET DE LÉGUMES riches en caroténoïdes correspondant à votre type corporel.

Type Vata

Les caroténoïdes sont votre famille. À quelques exceptions près, vous pouvez tous les manger.

Vos couleurs principales

Fruits et légumes orange/jaunes : abricot, banane, melon, carotte, pamplemousse, citron, citron vert, mangue, fruit de la Passion, papaye, pêche, prune, orange, poivron jaune et orange, pomélo, potiron, patate douce, mandarine et courge.

Fruits et légumes rouges, poissons et fruits de mer à chair rouge : pamplemousse rose, poivron rouge, tomate (cuite), saumon, crevettes.

Fruits et légumes jaunes/verts : asperge, avocat, haricots verts, brocoli, chou frisé (cuit), maïs, salade verte, laitue iceberg, melon d'Espagne, gombo, épinards, courgette et navet.

Vos couleurs antagonistes

Tomate crue, poivron vert, choux de Bruxelles, chou vert, chou-fleur, petits pois.

Type Pitta

Tous les caroténoïdes sont excellents pour vous. Vous en éviterez toutefois quelques-uns, peu nombreux au demeurant.

Vos couleurs complémentaires

Fruits et légumes jaunes/orange : abricot, melon, carotte, citron, citron vert, mangue, melon d'eau, orange, fruit de la Passion, poivron jaune et orange, potiron, patate douce, poire et mandarine.

Fruits et légumes rouges : pamplemousse rose, prune, grenade, trévise, poivron rouge et pastèque.

Fruits et légumes jaunes/verts : avocat, asperge, brocoli, choux de Bruxelles, chou vert, chou frisé, maïs, haricots verts, salade verte, melon d'Espagne, kiwi, gombo, petits pois, épinards et navet.

Vos couleurs antagonistes

Banane, papaye, pêche, tomate cuite et crue, piment.

Types Kapha

La plupart des aliments riches en caroténoïdes sont très bons pour vous, excepté les fruits et légumes qui contiennent beaucoup d'eau ou de sucre.

Vos couleurs complémentaires

Fruits et légumes jaunes/orange : abricot, carotte, citron, citron vert, mangue, fruit de la Passion, pêche, prune, orange, poivron jaune et orange, pomélo et mandarine.

Fruits et légumes rouges, poissons et fruits de mer à chair rouge : poivron rouge, piment rouge, tomate (crue), saumon et fruits de mer.

Fruits et légumes jaunes/verts : asperge, haricots verts, brocoli, chou frisé, maïs, kiwi, salade verte, laitue, gombo, épinards, courgette et navet.

Vos couleurs antagonistes

Avocat, banane, pamplemousse, melon, papaye, prune, potiron, patate douce, tomate (cuite) et courge.

Les aliments riches en caroténoïdes sont des antioxydants indispensables au bon fonctionnement de l'organisme, qui protègent les acides gras du corps.

À présent, nous allons évoquer un autre groupe d'antioxydants essentiels : ceux qui protègent les fluides corporels tels que le sang, la lymphe et les fluides des tissus. Les antioxydants contenus dans ces aliments agissent en tandem avec les caroténoïdes pour éliminer les radicaux libres de notre corps.

CHAPITRE 6

Les aliments rouges

LES COULEURS ROUGES, bleues et violettes des fruits et des légumes viennent des pigments phénoliques, un groupe d'antioxydants phytochimiques aux puissantes propriétés protectrices. Ces substances hydrosolubles complètent efficacement l'action des caroténoïdes liposolubles.

Les phénols sont les antioxydants les plus abondamment répandus dans la nature : les scientifiques en ont répertorié plus de 8 000. Ils sont présents dans toutes les espèces de plantes vivant sur terre, dans leur tige, leur écorce, leur système vasculaire et leurs feuilles.

Les composés phénoliques ont toujours fait partie intégrante de l'alimentation humaine. Nos ancêtres chasseurs appréciaient déjà les baies de toutes sortes pour leurs valeurs tant gustatives que médicinales. Les pigments phénoliques ont une palette de couleur s'étalant du rouge au violet foncé, que l'on retrouve dans les pommes, les baies, la canneberge, les prunes, les grenades, les aubergines et d'autres fruits et légumes. Pour les types Pitta, ils constituent l'une des deux principales sources d'aliments.

Les propriétés antioxydantes des polyphénols en font d'excellents chasseurs de radicaux libres. Les chercheurs ont aussi découvert que la vitamine C accompagnait communément les phénols des fruits et des légumes, ce qui laisserait à penser que les composés vitaminiques et phénoliques travaillent en équipe dans la lutte contre les radicaux libres. On a pu vérifier aussi que l'action anticancéreuse de ces substances augmentait lorsque les deux étaient présents.

Les composés phénoliques sont plus ou moins astringents, selon une échelle qui varie du doux, pour les baies, au fort, pour le tannin du thé. L'astringence sert à préserver la structure et les fonctions de tous les tissus vasculaires. Les polyphénols, mis à part les tannins, sont hydrosolubles et constituent les principaux antioxydants des fluides corporels comme le sang, la lymphe, les fluides tissulaires, le cerveau et la moelle épinière.

Les composés phénoliques et la vitamine C sont également importants pour les types Kapha, car ils maintiennent l'intégrité structurelle du corps. En effet, la vitamine C est indispensable à la production de collagène, et les polyphénols renforcent les liens entre les fibres du collagène. À eux deux, ils protègent les vaisseaux sanguins et lymphatiques, ainsi que les autres tissus endothéliaux que sont la peau, les tubes des systèmes digestif et respiratoire.

Les composés phénoliques ont aussi la capacité de capter les minéraux toxiques afin de les éliminer de l'organisme. Par ce processus, appelé chélation, le minéral est enveloppé par de grandes molécules qui l'isolent et arrêtent ses réactions nocives avant qu'il ne provoque des lésions sur les tissus.

L'étude des composés phénoliques, plus connus sous le nom de tannins, date de 1796, lorsque l'on a découvert que ces substances pouvaient être utilisées dans le tannage du cuir. Extraits d'écorce de chêne, ces tannins pouvaient en effet transformer les peaux animales en cuir imperméable et imputrescible. Les tannins stabilisent les fibres de collagène dans le cuir, et réduisent de façon sérieuse les dommages causés par les microbes et l'environnement. Ce processus a révélé l'importante propriété biologique des polyphénols.

Les acides tanniques se trouvent dans beaucoup d'aliments et peuvent leur donner un goût amer souvent désagréable. Mais de petits composés phénoliques sont utilisés pour ajouter du goût à certains aliments. Depuis des siècles, on a découvert que les herbes et les épices riches en phénol constituaient d'excellents conservateurs de nourriture. Le romarin, le thym, la cannelle, le clou de girofle et le curcuma comptaient parmi les plantes les plus utilisées. Ces herbes constituaient un des moyens les plus sérieux de conservation des aliments avant la réfrigération.

À présent, nous allons dresser la liste des groupes de polyphénols et de leur action.

Les polyphénols simples : les acides phénoliques

LES ACIDES PHÉNOLIQUES se trouvent dans la plupart des fruits, légumes et herbes. Plusieurs de ces acides ont de très bonnes propriétés conservatrices dont l'essence de romarin, le thymol, l'acide cinnamique, l'eugénol, l'acide *p*-coumarique et l'acide caféique. Le romarin est un remède traditionnel contre la colique et les dysménorrhées, et l'on a récemment découvert son utilité dans le traitement de l'asthme, des troubles spasmodiques, des ulcères peptiques, des inflammations et de l'athérosclérose. Il est aussi bien absorbé par la peau que par le tube digestif. Voici les plus importants acides phénoliques que l'on trouve dans les baies, les agrumes, l'aubergine, la carotte, le brocoli, le chou, le persil, le concombre, la courge, l'igname, les graines complètes, les pépins et les herbes :

acide cinnamique	salicylique	hydroxycinnamique
p-coumarique	gallique	pipérique
caféique	vanillique	méthysticique
férulique	anisique	dihydrokawaïque
isoférulique	pipéronylique	kawaïque
ellagique	chlorogénique	tannique

Les acides phénoliques sont d'excellents antioxydants. Certains préviennent l'oxydation due au cholestérol LDL, ainsi que l'athérosclérose. Il est aussi intéressant de noter la puissance de ces acides quand ils sont contenus dans les herbes et les épices. Achetez un pain au romarin : vous serez étonné de constater sa durée de fraîcheur !

Les acides férulique et isoférulique se trouvent aussi dans les céréales et les graines (voir chapitre 8), et les acides gallique, ellagique et vanillique jouent un rôle capital. Les phénols peuvent aider à prévenir le cancer en bloquant la formation de nitrosamine et en modifiant l'activité des enzymes. Les nitrosamines sont issues de nitrates et de nitrites alimentaires, et sont soupçonnées de favoriser le cancer. Les acides phénoliques aident aussi à prévenir le cancer en éliminant des minéraux oxydants comme le cuivre et le fer, et en détruisant les cellules cancéreuses. Cette activité est renforcée par la présence de la vitamine C. Les acides phénoliques présents dans les fruits et légumes, les pépins, les herbes et les céréales jouent donc un rôle crucial dans la protection du corps.

Les fruits forment une source très riche d'acide ellagique, malique, caféique, chlorogénique et coumarique. Ceux qui contiennent ces produits sont souvent rouges, bleus ou violets – les couleurs recommandées aux types Pitta. Les céréales, les légumes, les herbes et les épices sont aussi de très bonnes sources d'acides phénoliques.

Voyons maintenant pourquoi les composés phénoliques des fruits rouges sont si bons pour les types Pitta.

Les fruits rouges

DES CHERCHEURS de la Northwestern University Medical School ont découvert que l'acide ellagique rencontré dans les fruits rouges pouvait déjouer les effets du cancer de plusieurs manières, et cela, grâce à sa structure chimique unique. Étudions les plus extraordinaires de ces fruits et baies et la façon dont agissent leurs phytochimiques.

Le jus de **canneberge** est une boisson très populaire aux États-Unis et, comme d'autres jus de baies, il contient un taux élevé d'acides organiques, particulièrement quinique, malique et citrique. Ces acides, ainsi que d'autres composés phénoliques appelés anthocyanines ont une puissante action antioxydante et sont présents dans tous les fruits rouges. Ces derniers constituent par ailleurs une excellente source de fibres, qui sont nécessaires au bon transit intestinal et qui ont la propriété de ralentir la libération des fructoses pendant la digestion, action qui aide à maintenir dans le sang une teneur en glucose constante. Voici donc une raison majeure de manger des fruits plutôt que de se contenter de boire leur jus.

La canneberge et son jus connaissent aussi de plus en plus de succès auprès des consommateurs pour prévenir les infections urinaires. Lors de la première étude mondiale destinée à étudier les propriétés antibactériennes du jus de canneberge, à laquelle participaient 153 femmes âgées, on a donné à boire à la moitié de ces personnes 33 cl de jus de canneberge, tous les jours pendant six mois. L'autre moitié a absorbé une boisson en ayant le goût et l'apparence et contenant autant de vitamine C, mais ne comportant pas un gramme de ce fruit. Celles qui ont bu le vrai jus de canneberge ont vu le nombre de bactéries contenues dans leurs urines se réduire de 58 %.

Pendant des années, les scientifiques ont pensé que l'acidité de la canneberge et sa haute teneur en vitamine C étaient responsables de son action antibactérienne. Cette théorie s'appuyait sur cette observation : lorsque l'on faisait boire à un individu des jus acides tels que ceux de la canneberge, de l'orange ou de l'ananas, son acidité urinaire augmentait et, dans le même temps, le nombre de bactéries diminuait. Absorber un supplément de jus de canneberge ou de vitamine C avait aussi pour effet d'élever le taux d'acidité dans les urines. Cependant, il manquait une pièce au puzzle car seul le jus de canneberge avait pour effet de prévenir l'infection urinaire. On a finalement découvert que la canneberge empêchait les bactéries d'adhérer aux cellules tapissant la vessie. Plusieurs équipes scientifiques ont ensuite suggéré l'idée que le fait de sucrer le jus de ce fruit pouvait interférer avec ses propriétés antiadhésives. En conséquence, le jus de canneberge non sucré ou les suppléments de canneberge sans adjonction de sucre se révèlent plus efficaces pour traiter les infections urinaires chroniques que les cocktails vendus dans le commerce.

La canneberge, en fruit ou sous forme de jus, empêche également les bactéries de la bouche d'adhérer à la plaque dentaire, et limite ainsi la formation de caries. Une étude montre une réduction de 58 % de l'adhérence de ces germes, après un traitement avec du jus de canneberge concentré non sucré.

La canneberge pourrait aussi avoir une action anticancéreuse. En 2000, lors de la conférence annuelle de biologie expérimentale à San Diego, le Dr Najla Guthrie, de l'université de Western Ontario, a établi un lien entre l'évolution du cancer du sein et la consommation de canneberge. Des souris avaient en effet développé des tumeurs plus petites et moins nombreuses que leurs compagnes qui n'en avaient pas absorbé. Le Dr Guthrie et son équipe ont aussi montré que les composés polyphénoliques de la canneberge, de certaines autres baies et du raisin, prévenaient d'autres genres de cancers sur des cellules humaines in vitro.

La **grenade** est un aliment qui se mange dans le monde entier et que l'on utilise pour équilibrer les hormones. On sait aujourd'hui que ce fruit contient deux formes d'œstrogène : l'œstrone et l'œstradiol. Le succès que connaît la grenade dans les pays du Proche-Orient a poussé les scientifiques à observer l'action de ses phytochimiques. Deux études, lancées en 2000, ont cherché à montrer que les composants de la grenade prévenaient la formation de plaques dans les artères. Des chercheurs du centre médical Rambam d'Haïfa, en Israël, ont donné du jus de grenade pendant quatorze semaines à un groupe d'individus. Durant cette période, ils ont évalué les divers facteurs de risque de plaques artérielles et ont constaté une baisse significative du LDL responsable de ces plaques, ainsi que l'augmentation d'une activité antioxydante contre ce cholestérol.

Dans la seconde étude, un autre groupe de chercheurs du même centre médical a utilisé des jus de grenade fermentés et enrichis d'un concentré de composés phénoliques extraits des pépins de ce fruit. Ce qui a donné un « vin de grenade », qu'ils ont testé afin d'estimer ses pouvoirs antioxydants et anti-inflammatoires. Les scientifiques israéliens ont été particulièrement surpris de constater l'efficacité des composants de la grenade. Deux de ces phytochimiques ont été largement étudiés pour leur aptitude à arrêter la production d'eicosanoïdes pro-inflammatoires. Les eicosanoïdes proviennent des acides gras essentiels et sont de remarquables médiateurs anti-inflammatoires. Les phénols de la grenade apparaissent aussi efficaces que les polyphénols du thé, et plus efficaces que ceux du vin rouge, dans leur action anti-inflammatoire et antioxydante sur les acides gras des membranes. Cette étude est particulièrement intéressante en ce qui concerne la prévention de l'athérosclérose au Proche-Orient, où les grenades font partie intégrante de l'alimentation.

Les **pommes** constituent dans les pays occidentaux une source importante de polyphénols protecteurs. On peut en consommer tout au long de l'année, et leur chair juteuse est chargée d'acides malique, ellagique, caféique, chlorogénique ou coumarique, des phénols qui préviennent toutes sortes de maladies. En général, une pomme de taille moyenne contient approximativement 290 mg de composés phénoliques.

La peau de la pomme est bourrée de phytochimiques bénéfiques pour notre santé. La pomme contient aussi des fibres qui offrent une protection contre le cancer du côlon. Le Dr Marian Eberhardt et ses confrères de l'université Cornell ont constaté que les morceaux avec peau ralentissaient de 43 % la croissance des tumeurs du côlon, alors que les extraits sans peau ne provoquaient qu'un ralentissement de 29 %. Dans les tumeurs du foie, la croissance a diminué de 57 % avec l'extrait de pomme et sa peau, et de 40 % seulement avec l'extrait sans sa peau.

Les pommes semblent tout autant garder à distance les affections pulmonaires. C'est du moins ce qu'il est ressorti d'une étude s'étalant sur cinq ans, réalisée sur 2 512 personnes. Au cours de ces tests, des chercheurs gallois ont mesuré l'état des poumons de ces hommes. Ils ont conclu que le fait de manger des fruits « durs », spécialement des pommes, plusieurs fois par semaine, contribuait à conserver un bon fonctionnement des poumons et à en prévenir les maladies. Ils ont aussi montré que la seule absorption de fruits « mous », comme les agrumes, ou de légumes n'apportait pas une protection aussi efficace.

Les anthocyanidines

LES ANTHOCYANIDINES forment un groupe à part de polyphénols qui se trouvent principalement dans les fruits rouges. Les baies ont une haute teneur en anthocyanidines, sources des bienfaits antioxydants de ces fruits, dont voici la liste :

- amélioration de la vision
- contrôle du diabète
- amélioration de la circulation sanguine
- prévention du cancer
- retard des effets du vieillissement

Les anthocyanines sont des pigments végétaux de couleur bleue, efficaces contre les attaques des radicaux libres. Dans la nature, les plus forts taux d'anthocyanine se rencontrent sur les parties de la plante les plus exposées aux conditions difficiles de l'environnement, c'est-à-dire les feuilles et l'écorce. Ces substances se trouvent aussi concentrées dans la peau de la plupart des fruits rouges. Les baies en constituent une source importante. Les anthocyanines sont différenciées selon les liens de certaines chaînes secondaires. On distingue ainsi : les anthocyanines, les anthocyanidines et les proanthocyanidines.

Le taux de pigments anthocyanidiques listé ici est une approximation en milligrammes pour 100 g de fruit. La véritable teneur de chaque fruit dépend de sa variété, de la date de la cueillette et des conditions de culture. Les tests en laboratoire utilisent différentes méthodes, ce qui induit également des variations. On a choisi le thé vert comme moyen de comparaison pour la teneur en phénols car il constitue une source bien connue de composés phénoliques.

Teneur en anthocyanine de différents fruits et du thé vert

baie de sureau	135	groseille à maquereau	32,1
baies d'aronie	160	mûre	83-326
canneberge	45-100	mûre sauvage	109
cassis	37,2-61,9	myrtille	25-495
cerise aigre	–	pêche	1-10
coing	52,8-93,7	poire	9,1
fraise	7-75	pomme	14,2-32,4
framboise noire	214-428	prune	5,8-12,8
framboise rouge	20-60	thé vert	215
groseille	10,9		

Sources : Wilska-Jeszka J., Podsêdek A., *Proanthocyanidins : Properties and Occurrence in Fruits.* Technical University of Lodz, Pologne.
Oregon Raspberry and Blackberry Commission. *Caneberries Are Healthy Fruits,* Nutraceutical Bulletin 3, mai 1999.

Les **baies rouges, bleues, noires et violettes** constituent une excellente source de fibres. Elles contiennent aussi de la vitamine C, généralement présente dans les aliments contenant des anthocyanines, ceci soulignant encore la synergie naturelle entre la vitamine et ses cofacteurs phénoliques. De plus, ces fruits renferment des vitamines B et des minéraux.

Les puissants antioxydants que contiennent les **cerises** en font d'excellents ingrédients pour les marinades de viandes. Le nutritionniste J. Ian Gray et ses confrères de la Michigan State University ont isolé un grand nombre d'antioxydants de cerises Montmorency et Balaton, aptes à stopper la formation d'amines hétérocycliques (AHC), des agents cancérigènes qui se développent sur la viande très grillée. Lorsque l'on mélangeait des cerises écrasées à la viande des hamburgers avant de la cuire, les AHC se trouvaient diminués de 90 %. On peut ajouter que les cerises noires sont utilisées depuis des années comme remède contre l'arthrite, sans doute à cause d'effets antioxydants et anti-inflammatoires similaires.

Le **romarin,** lui aussi, contient des composés phénoliques qui préviennent la formation d'AHC et, lorsque la viande est frottée ou cuite avec cette herbe, la formation d'amines hétérocycliques se trouve diminuée de 69 %. Il apparaît donc que faire mariner la viande, le poulet et les poissons dans des composés phénoliques issus des fruits, du vin rouge et d'une grande variété d'herbes, constitue une manière efficace de prévenir la formation d'AHC.

Le **raisin noir** et le **vin rouge** contiennent plusieurs groupes de composés phénoliques, les plus importants étant les pro-anthocyanidines, le resveratrol et l'acide ellagique. Les pro-anthocyanidines se trouvent dans la membrane qui enveloppe le pépin du raisin. Les acides ellagique et chlorogénique sont présents dans la chair du grain, et le resveratrol est concentré dans la peau. Tous ces composants sont de puissants agents anti-radicaux libres aux actions biologiques diverses.

Le lien entre la consommation de vin rouge et la réduction des maladies cardio-vasculaires fascine les scientifiques depuis des années. Après avoir étudié les effets antioxydants des acides phénoliques renfermés dans le vin, on a découvert que d'autres boissons contenaient ces mêmes acides et contribuaient donc à prévenir les affections cardiaques : entre autres, la bière et le jus de raisin noir. D'autre part, les vins non alcoolisés ont les mêmes effets protecteurs. Un important sous-groupe d'anthocyanines, les pro-anthocyanidines, forme les agents phénoliques actifs dans le raisin noir et le vin rouge. Voyons maintenant comment agissent ces composants.

Les pro-anthocyanidines

Le « paradoxe français » explique la faible occurrence de maladies cardio-vasculaires chez les habitants de l'Hexagone, malgré une alimentation riche en graisse et l'absorption quotidienne de vin rouge. L'apparente contradiction entre ce régime particulier et la santé cardiaque des Français intrigue les scientifiques depuis des années. De nombreuses études ont été enclenchées pour déterminer lesquels, de l'alcool ou des polyphénols contenus dans le vin rouge, sont les véritables agents protecteurs. Il semble que ces bienfaits viendraient de l'alcool, qui stimulerait la production de lipoprotéines à haute densité (HDL). Mais d'autres effets protecteurs seraient dus aux phytochimiques phénoliques contenus dans le vin rouge.

En fait, il apparaît que le vin rouge et le vin blanc renferment tous les deux ces composés phénoliques. Néanmoins, le vin rouge est plus riche en phénols que le vin blanc, et il est considéré comme une meilleure source d'antioxydants.

Les effets de ces phytochimiques sur l'organisme sont les suivants :

- augmentation du cholestérol HDL et réduction du cholestérol total
- diminution du taux de lipoprotéines
- diminution du stress dû aux oxydants
- réduction des inflammations chroniques

Il faut toutefois remarquer que, si les médecins estiment qu'une consommation modérée d'alcool peut apporter certains bienfaits, les risques de dégâts sur le foie et autres organes peuvent être plus importants que ses bienfaits pour beaucoup de gens. Il est possible d'absorber ces composés phénoliques sans avaler de boissons alcoolisées, car le jus de raisin noir offre les mêmes avantages.

Le resveratrol

Ce composé phénolique se retrouve dans au moins soixante-douze espèces de plantes, dont le raisin, certaines baies, et les cacahuètes. Dans la nature, le resveratrol stimule la résistance aux infections fongiques. Chez l'homme, il protège le système cardio-vasculaire en empêchant les lésions des parois artérielles et les adhérences cellulaires, un facteur majeur de développement des plaques artérielles, qui aboutit la plupart du temps à l'athérosclérose. Des recherches faites à l'université de Californie ont laissé aussi supposer que le resveratrol pouvait ralentir la progression du cancer, et alléger les symptômes de la ménopause.

Des chercheurs de l'université de l'Illinois ont découvert que cette substance stimulait l'apparition d'enzymes de détoxication du foie, et réduisait la croissance des cellules cancéreuses. Le resveratrol est aussi un puissant phyto-œstrogène, dont nous parlerons un peu plus loin dans ce chapitre.

Les catéchines et le thé vert

LES CATÉCHINES, composés phénoliques contenus en grande quantité dans le thé vert, sont de puissants agents antioxydants, aptes à prévenir les maladies. En Chine, la consommation du thé remonte à 2700 av. J.-C. Les premiers écrits sur les effets purifiants de cette plante datent de 200 av. J.-C. Les Japonais ont adopté le thé après la visite en Chine de moines bouddhistes, au XIIIe siècle. Les recherches modernes sur les bienfaits du thé ont commencé dans les années soixante-dix, lorsque l'on a découvert que cette plante semblait protéger du cancer, des infarctus, des attaques, des infections, de la diarrhée et des caries. Aujourd'hui, plus de vingt-cinq ans après, les recherches ont montré que la consommation du thé pouvait :

- stimuler la perte de poids
- stimuler les fonctions immunitaires en réduisant les radicaux libres
- empêcher la naissance et la croissance des tumeurs
- réguler le taux de cholestérol
- diminuer les risques d'attaque cardiaque ou cérébrale
- maintenir une tension normale et un taux de glucose correct dans le sang
- inhiber les infections bactériennes, virales et fongiques
- protéger la peau des rayons UV
- maintenir les minéraux dans les os et freiner l'ostéoporose
- atténuer les réactions allergiques
- neutraliser les méfaits dus à une viande trop grillée.

Devant la liste de tous ces bienfaits, les chercheurs ont voulu savoir comment agissait le thé, quels étaient ses composés les plus actifs et quelle quantité il fallait en absorber pour profiter de ses effets. En effet, sa composition chimique dépend du climat, des variétés de la plante, des conditions de pousse et de traitement.

En général, environ 35 % du thé vert apparaît sous forme solide, dont la moitié est constituée de catéchines. Cette plante contient aussi des acides phénoliques, des caroténoïdes, de la chlorophylle, des minéraux, de la caféine, de la théophylline, de la théobromine et un seul acide aminé, la théanine. Le thé noir contient entre 5 et 10 % de catéchines.

Peut-on boire de grandes quantités de thé sans danger ? Les Food Research Laboratories, à Mitsui Norin, au Japon, ont mené une étude de trois mois pour estimer l'impact d'une prise quotidienne d'extrait de thé vert contenant 500 mg de catéchines. Quarante-cinq hommes et femmes y ont pris part, se soumettant à des analyses de sang, d'urine et des enzymes du foie. Non seulement on n'a décelé aucun trouble chez eux, mais on a découvert que leur tension, leur taux de cholestérol et la qualité de leurs urines s'étaient améliorés.

Le thé vert, avec sa caféine et ses polyphénols, pourrait bien devenir l'un des moyens les plus efficaces pour perdre du poids. Il améliore le métabolisme et aide à brûler les graisses. Au cours d'une expérience, dix hommes non fumeurs et non sportifs ont absorbé, à chacun de leurs repas, des capsules contenant du thé vert. En mesurant leur taux d'énergie, on a constaté une augmentation thermogénique générale de 4 %.

Le thé vert a également enrayé plusieurs sortes de cancers, lors d'études réalisées sur l'homme ou l'animal. Des chercheurs de la Case Western Reserve University ont découvert que les catéchines pouvaient agir contre le cancer de la peau. La consommation de thé peut d'autre part protéger du lymphome et du cancer de la prostate. Boire dix tasses de thé vert (que l'on aura laissé infuser 2 à 3 minutes) par jour peut suffire à enrayer ces genres de cancer.

Quant au thé noir, le préféré de 80 % des buveurs de thé du monde entier, des chercheurs britanniques ont découvert que les flavonoïdes qu'il contient avaient le pouvoir de prévenir l'ostéoporose. Dans une vaste étude, au cours de laquelle on a analysé la densité osseuse de 1134 buveuses de thé, et de 122 autres qui n'en consommaient pas, on a découvert que les premières avaient les os des cuisses et de la colonne vertébrale nettement plus denses que les secondes. D'autre part, des chercheurs néerlandais ont effectué une enquête sur 3 454 individus, en comparant les risques d'athérosclérose sur les sujets buveurs ou non buveurs de thé noir. Ceux qui en buvaient deux tasses par jour diminuent de 46 % les risques de développer cette maladie, et ceux qui en avalent quatre tasses par jour diminuent ces risques de 69 %.

Penchons-nous à présent sur un autre groupe de polyphénols, les flavonoïdes.

Les flavonoïdes

ILS FORMENT une grande famille de composés polyphénoliques, présents dans les fruits, les légumes, les noix, les pépins, le vin et le thé. On a estimé qu'un régime occidental typique fournissait entre 100 et 1 000 mg de flavonoïdes par jour. Ces composés ont, par leur teneur et leur diversité, un impact si bénéfique sur la santé que certains chercheurs les considèrent comme des « modificateurs naturels de réponses biologiques ». Les flavonoïdes influencent en effet la façon dont le corps répond aux agressions de l'environnement, et dont il altère la progression de la maladie. Parmi leurs activités majeures, on retiendra : le renforcement du système immunitaire, la protection contre l'oxydation des acides gras, la prévention du cancer et des maladies cardiaques, la diminution des allergies, et la prévention des affections virales et microbiennes. En général, l'activité des flavonoïdes est optimisée par la vitamine C.

Les isoflavones : de puissants œstrogènes

LES ISOFLAVONES forment un groupe à part, et leurs effets sur l'organisme se distinguent totalement de ceux des autres flavonoïdes. Elles se concentrent dans les légumineuses, principalement le soja, mais on les trouve aussi dans la luzerne, le trèfle rouge, le persil, la réglisse et les céréales. Le soja a retenu l'attention de la communauté scientifique pour sa capacité à prévenir les maladies cardiaques et le cancer, et soulager les symptômes menstruels et ménopausiques. C'est un aliment primordial pour les types Pitta, et tout aussi excellent pour les autres types.

Les effets des isoflavones sur l'organisme sont uniques. En s'accrochant aux récepteurs hormonaux des tissus mammaires et prostatiques, elles empêchent la fixation des hormones responsables du cancer. Ce phénomène permet aussi aux isoflavones d'imiter l'action des œstrogènes. Chez les femmes ménopausées, les isoflavones limitent les bouffées de chaleur, aident à prévenir l'ostéoporose et peuvent aussi retarder d'autres signes de vieillissement. Chez les femmes souffrant de syndrome prémenstruel, les isoflavones ont une action apaisante et aident à maintenir un bon équilibre hormonal.

Nous allons maintenant établir un tableau des composés phénoliques et des aliments qui les contiennent, et préciser la façon dont ils agissent.

Aliments	Composés phénoliques	Effets
Rouges		
grenade, poire, pomme, prune, pruneau.	acides phénoliques (citrique, chlorogénique, p-coumarique, cinnamique, férulique, ellagique, gallique, malique), vitamine C (œstradiol, œstrone).	Acide citrique : antiseptique, atténue la formation de calculs rénaux Acide chlorogénique : antiallergique, antiviral, anti-inflammatoire Acide p-coumarique : anticancéreux Acide cinnamique : antifongique Acide férulique : favorise l'équilibre hormonal, antispasmodique, antitumoral, antimutagène Acide gallique : prévention du cancer Acide malique : antibactérien, hématopoïétique Vitamine C : antioxydant, favorise la synthèse du collagène Œstradiol, œstrone : phyto-œstrogènes
Orange		
abricot, pêche.	acides phénoliques catéchines flavonoïdes (kæmpferol, rutine, quercétine) œstrone	Catéchines : anticancéreux, antihistaminiques, antioxydants, protecteurs hépatiques, antiulcéreux Flavonoïdes : antihistaminiques, anti-inflammatoires
Jaunes		
agrumes, coing, goyave, poire, pomme.	acides phénoliques kæmpferol quercétine flavonoïdes (hespéridine, naringine, rutine) vitamine C	Idem
Noirs et Rouges		
airelle, cassis, cerise, fraise, framboise, groseille, mûre, mûre sauvage, myrtille.	acides phénoliques anthocyanines flavonoïdes, catéchines	Anthocyanines : anticoagulants, anti-inflammatoires, empêchent l'infiltration vasculaire, vasodilatateurs.

Rouges, Violets et Jaunes		
airelle, raisin, rhubarbe.	anthocyanidines kæmpferol quercétines (anthrones)	Même effet que les aliments noirs et rouges Anthrones : émétiques, antiprotozoaires
Verts		
thé vert, thé noir, tisanes	catéchines flavonoïdes acides organiques	Idem
herbes, soja.	isoflavones (génistéine, daidzéine) acides phénoliques	Isoflavones : pro-œstrogènes, blocage des enzymes procancer, antimicrobiens
raisin, vin rouge.	resveratrol	Anticancer, pro-œstrogènes, antifongique, réduction du cholestérol.

Sources : James Duke, *Handbook of Phytochemical Constituents of GRAS Herbs and Other Economic Plants*, Boca Raton, Florida. CRC Press 1992. *Handbook of Biologically Active Phytochemicals and Their Activities*, Boca Raton, Florida. CRC Press 1992.

Effets secondaires éventuels des aliments rouges

LES POMMES sont bien tolérées par la plupart des gens, mais la peau de ces fruits peut provoquer des flatulences. Il suffira en général de les cuire pour résoudre ce problème. Les allergies aux baies sont beaucoup plus communes. Les mûres, les myrtilles, les framboises et les fraises peuvent toutes occasionner des réactions allergiques. De plus, les poires et les prunes qui contiennent des sulfates naturels peuvent causer des soucis aux personnes particulièrement sensibles. La canneberge, les groseilles et le raisin provoquent rarement de tels problèmes.

La rhubarbe contient de l'acide oxalique qui concentre le calcium alimentaire dans les urines. Les personnes sujettes aux calculs rénaux calciques devront éviter la consommation de rhubarbe, les épinards crus, les betteraves, le cacao, les noix, le persil et le thé (vert ou noir).

Acheter, conserver et cuisiner ces aliments

IL EST CONSEILLÉ d'acheter les fruits frais de saison même si on peut trouver des pommes, des poires et des agrumes tout au long de l'année. La saison des baies est plus courte, mais il est alors possible de les acheter congelées ou sous forme de jus.

Lorsque vous choisissez des fruits frais, prenez ceux qui sont mûrs mais pas mous. La plupart des fruits sont acheminés non mûrs pour éviter de les taler, et vous aurez peut-être à les entreposer dans un récipient avec des bananes et des pommes pour les faire mûrir. Ces dernières produisent en effet un gaz qui fait mûrir poires, kiwis et fruits tropicaux. N'y ajoutez pas d'agrumes car ils moisiront. Mettez plutôt ceux-ci dans une pièce fraîche, et mangez-les peu de temps après les avoir achetés. Évitez de les placer dans le réfrigérateur qui, en absorbant l'humidité des fruits, en gâtera le goût. Certaines personnes achètent en hiver des caisses entières d'oranges et les conservent parfaitement pendant plusieurs semaines dans une cave fraîche.

Quels aliments sont vos aliments-couleur ?

Types Pitta

Tous les fruits rouges, noirs et violets sont votre couleur. Toutefois, la plupart des légumes rouges comme les piments sont trop piquants, et l'aubergine est trop âcre.

Vos couleurs principales

Les rouges : toutes les baies, prunes, grenades, raisin, et leur jus.
Les orange : abricots, oranges, et leur jus.
Les jaunes : poires, citron.
Les verts : thé vert, tisanes, citron vert.
Autres couleurs : tous les légumes sont essentiels pour les Rouges.

Vos couleurs antagonistes

Les rouges : rhubarbe, vin rouge, tomates et leurs produits dérivés.
Les orange : pêches.
Les jaunes : pamplemousse.

Types Vata

Vos couleurs principales

Tous les fruits et les légumes rouges, orange, jaunes et verts.

Vos couleurs antagonistes

Aubergine, vin rouge.

Types Kapha

Vos couleurs principales

Les rouges : toutes les baies, cerises, vin rouge occasionnellement pendant les repas.
Les orange : abricots, pêches, oranges.
Les jaunes : poires, coings, citrons.
Les verts : raisin.

Vos couleurs antagonistes

Les rouges : canneberge, rhubarbe, prunes.
Les jaunes : pamplemousse.

Les aliments rouges sont essentiels à tous les régimes. Ils renferment certains composés parmi les plus puissants contre les radicaux libres, ainsi qu'un grand nombre d'agents thérapeutiques. En outre, plusieurs des phytochimiques présents dans les aliments rouges se retrouvent dans les légumes, ce qui fait de ces derniers des partenaires majeurs pour les types Pitta et Kapha.

CHAPITRE 7

Les aliments verts

LES ALIMENTS VERTS sont âcres et astringents. Selon l'ayurvéda, ces saveurs conviennent parfaitement aux Kapha. Une consommation fréquente et régulière de ces aliments les aidera à prévenir toutes sortes de troubles comme les problèmes respiratoires et l'obésité.

Ils sont tout à fait indiqués aussi pour les types Vata et Pitta qui n'ont pas encore atteint un bon équilibre physiologique. Toutefois, le choix sera plus limité pour ces deux types. Plus loin dans ce chapitre, nous précisons quels aliments verts sont bons pour eux, et pourquoi ils doivent en éviter certains autres.

Nous allons à présent étudier ce que les scientifiques ont découvert sur les phytochimiques des aliments verts et leur action préventive contre les maladies.

Les phytochimiques dans les aliments verts crucifères

PAUL TALALAY ET SES CONFRÈRES de l'université John Hopkins, à Baltimore, analysent depuis des années les propriétés des légumes crucifères. Le brocoli, le chou, le chou-fleur et le chou de Bruxelles sont des exemples de crucifères. Ils appartiennent à la famille des brassicacées, qui comprend aussi la moutarde et sa graine. Malheureusement, les légumes de ce groupe ne connaissent pas un franc succès auprès des consommateurs, à cause de leur goût assez fort et de l'odeur qu'ils dégagent à la cuisson. Auprès des chercheurs, un autre groupe partage la vedette avec les brassicacées : celui des légumes sulfureux, de la famille des liliacées, qui comprend l'asperge, l'ail et l'oignon.

L'ail est un des aliments médicinaux les plus anciens et les plus vénérés. Les oignons, les poireaux, les échalotes et la ciboulette ont aussi leur part de gloire.

Le point commun de tous ces légumes – et l'origine de leur odeur – est le soufre qu'ils contiennent. Chacun d'eux, qu'ils appartiennent à un groupe ou à un autre, a une teneur spécifique en composés sulfureux et a donc une action particulière sur notre santé.

Pourquoi les composés sulfureux sont importants

Ils transforment de façon efficace les toxines et les autres produits chimiques qui pénètrent dans le corps. Une fois installés dans les tissus de l'organisme, ceux-ci donnent naissance à des métabolites qui peuvent s'avérer dangereux s'ils ne sont pas éliminés, précisément par les composés sulfureux.

Les enzymes sulfureuses transforment aussi les toxines apportées par l'environnement, les médicaments et les produits chimiques présents dans la nourriture et les boissons. Ces substances portent le nom de xénobiotiques, ce qui signifie éléments étrangers au corps.

Voyons comment chacun de ces légumes sulfureux est apte à vous protéger des maladies, et quels sont les plus appropriés à votre type corporel.

Famille des brassicacées : les crucifères et les moutardes

LA RACINE LATINE *CRUCIFER* signifie « qui porte une croix ». Elle désigne clairement les fleurs de la famille des brassicacées dont les pétales, au nombre de quatre, sont disposés en croix. Vous connaissez peut-être ainsi la moutarde sauvage, qui pousse le long des routes, avec ses fleurettes jaunes ou blanches.

Tous les légumes crucifères sont caractérisés par un parfum puissant et âcre, qui s'accentue lorsqu'on les cuit ou qu'on les hache. Cela est dû à la myrosine, une enzyme qui désagrége les composés sulfureux de la plante. Les brassicacées peuvent être divisées en deux groupes : les crucifères et les moutardes. Voici une liste des légumes de chaque catégorie :

Légumes crucifères	**Moutardes**
Brocoli	Alliaire
Chou chinois	Arugula
Chou de Bruxelles	Canola (graine de colza)
Chou (blanc, rouge)	Daikon (radis chinois)
Chou-fleur	Feuilles de moutarde
Chou frisé	Graine de moutarde noire
Chou-rave	Radis
Cresson	Radis noir
Navet	Wasabi
Rutabaga	

Les légumes crucifères représentent la quintessence des phytochimiques, car ils enrayent beaucoup de maladies et n'ont aucun effet secondaire. Dans la nature, les composés sulfureux protègent les plantes qui les renferment ; le puissant goût amer qu'ils dégagent est un obstacle efficace contre les champignons, les insectes ou les herbivores qui voudraient s'y attaquer. Il n'est pas donc surprenant que ces aliments aient la même action protectrice sur les humains. Deux des plus importants éléments parmi les brassicacées (les glucobrassicines et les glucoraphanines) se décomposent en une variété d'autres composés sulfureux actifs, que l'on appelle des bio-transformateurs. Le processus de biotransformation commence dès que les cellules de la plante sont broyées, hachées ou cuites. Il en résulte une famille de composés odorants appelés les glucosinolates.

Les glucosinolates sont présents dans tous les crucifères, avec une concentration plus forte dans le chou et le chou-fleur, et plus légère dans le brocoli et le chou de Bruxelles. Les crucifères comprennent environ douze glucosinolates différents, qui seront chacun transformés en produits finaux essentiels. Ce sont ces produits de bio-transformation – plutôt que les glucosinolates eux-mêmes – qui sont à l'origine des bienfaits chimiothérapiques de cette classe de légumes.

Comment agissent ces composés

LA CONSOMMATION DE LÉGUMES CRUCIFÈRES n'est pas sans rapport avec une diminution des cancers liés aux hormones, et de certains cancers des organes, dont celui de la vessie. Des chercheurs du département santé de l'université d'Harvard ont mené une grande enquête impliquant 47 909 hommes pour déterminer l'incidence d'un régime alimentaire spécifique sur la survenue d'un cancer de la vessie. Pendant cette période, 252 cas de cancer sont apparus parmi les sujets testés. Des analyses statistiques ont montré une corrélation entre la consommation de légumes crucifères et les effets protecteurs sur la vessie. Parmi les crucifères, le brocoli et le chou semblent offrir la meilleure protection contre le cancer de cet organe, et l'on constate sans surprise qu'ils ont la teneur la plus forte en glucosinolates.

Pourtant, l'effet préventif anticancéreux des brocolis et du chou-fleur peut varier considérablement suivant la durée de stockage et les conditions de culture de ces légumes. Les scientifiques tentent de pallier ces variations, notamment en testant la consommation de germes de crucifères. Une équipe de recherche de l'université John Hopkins a découvert que des germes de brocoli et de chou-fleur âgés de trois jours seulement contenaient un taux de glucosinolates de 10 à 100 fois plus élevé que celui des plantes matures.

Les légumes crucifères contiennent également un autre puissant phytochimique protecteur : le calcium D-glucarate qui est converti dans le corps en D-glucarolactone, agent inhibiteur du cancer du sein. Des médecins du M.D. Anderson Cancer Center, à Houston, ont découvert que des femmes souffrant d'un cancer du sein avaient un taux de glucarate beaucoup plus bas que les femmes saines. Cette équipe médicale a ainsi suggéré d'administrer à ces patientes des suppléments de calcium D-glucarate durant leur traitement, car en dehors du fait que cette substance aidait à prévenir le cancer du sein, elle pouvait aussi augmenter l'efficacité de la chimiothérapie. Ce progrès, considérable pour la recherche, l'était aussi pour des milliers de femmes à risque ou qui luttaient contre cette maladie.

Les isothiocyanates constituent également un produit unique de bio-transformation du sulphorafane, un glucosinolate dérivé de la glucoraphanine. Surtout concentrés dans le chou, les graines et les feuilles de moutarde, ils semblent prévenir le cancer du poumon et de l'œsophage chez les fumeurs. Plusieurs équipes de recherche issues de différentes universités américaines ont rendu compte de résultats similaires, prouvant ainsi de façon certaine les effets préventifs des légumes crucifères et de leurs phytochimiques.

Ces composés soufrés semblent aussi inciter les cellules cancéreuses à s'autodétruire, un processus connu sous l'appellation de « mort programmée des cellules » ou apoptose. De nombreuses autres études ont montré que les isothiocyanates sont efficaces contre les cancers de l'intestin, des voies respiratoires, de l'estomac, du rectum et du côlon.

L'indole-3-carbinol (I3C) est un autre agent préventif majeur du cancer, qui se trouve concentré dans le brocoli, le chou de Bruxelles, le chou et le chou frisé. Des chercheurs de l'université de Berkeley, sous la houlette du Dr Gary Firestone, ont réalisé plusieurs études sur les effets de l'I3C, et, plus particulièrement, une thérapie combinée avec un remède utilisé contre le cancer du sein, le tamoxifène. Selon le Dr Firestone, cette synergie médicamenteuse devait bloquer la croissance des cellules cancéreuses. Mais, si l'I3C sous forme de remède donnait de bons résultats, l'I3C sous forme alimentaire allait-il être aussi efficace ?

Une équipe de scientifiques de l'Institut pour la recherche hormonale, à New York, a alors réalisé sur soixante femmes en bonne santé une étude s'étalant sur trois mois. Après avoir séparé les femmes en trois groupes, ils ont donné au premier un régime contenant 400 mg d'I3C par jour ; au second, un régime riche en fibres dosé à 20 g par jour ; et, au troisième, un régime placebo afin d'avoir un point de comparaison. Les femmes ayant bénéficié du régime I3C ont manifesté une nette augmentation du métabolite œstrogène protecteur contre le cancer, le 2-hydroxyestrone (2-OH E1), alors que les régimes des deux autres groupes n'ont apporté aucune différence significative.

Il est clairement démontré par ces multiples expériences que la consommation de légumes crucifères stimule la production de métabolites œstrogènes protecteurs et diminue de façon significative les risques de cancer du sein.

Effets secondaires éventuels des aliments verts

Incidences sur la thyroïde

Les goitrigènes sont des composés naturellement présents dans les aliments, qui inhibent la synthèse des hormones thyroïdiennes. Les glucosinolates font partie de ce groupe. Toutefois, les goitrigènes alimentaires, que nous absorbons en mangeant des légumes crucifères, atteignent rarement dans le sang un niveau susceptible de nous causer des ennuis. Néanmoins, les individus qui présentent des problèmes de thyroïde ou qui souffrent d'une déficience en iode devraient se renseigner auprès de leur médecin afin de savoir quel genre de nourriture éviter.

Les autres aliments contenant des goitrigènes sont le manioc, le sorgho, le maïs et le millet. C'est le manioc qui renferme le taux le plus élevé de goitrigènes, et les populations qui en consomment en grandes quantités ont appris à le tremper, le sécher et le réduire en poudre pour en éliminer les éléments nocifs pour la thyroïde.

Grossesse et allaitement

Je n'oublierai jamais ma surprise lorsque, en changeant mon fils de trois mois, que j'allaitais, je trouvai sa couche souillée fortement empreinte d'une odeur tout à fait semblable à celle du chou trop cuit. J'étais une jeune maman, à l'époque, et, avec mon diplôme de biochimie, je croyais tout savoir. De surcroît, mon bébé se montrant grincheux ce matin-là, je finis par penser que tout cela était sans doute dû à mon repas de la veille : du chou. Je me vis ainsi forcée de reconnaître que les conseils « de bonne femme » des mères plus expérimentées que moi étaient loin d'être injustifiés.

Lors de recherches pratiquées sur les animaux, les scientifiques ont découvert que les glucosinolates issus des crucifères imprégnaient la barrière placentaire et les glandes mammaires, phénomène qui protégeait ainsi les petits de l'attaque de plusieurs cancers. Des recherches à l'université du Minnesota l'ont confirmé : les mères qui allaitent et qui mangent des légumes crucifères peuvent provoquer des coliques à leur bébé.

Cela veut-il dire que l'on ne doit pas absorber ce genre de légumes durant la grossesse ou l'allaitement ? Non, bien entendu. Cela signifie simplement qu'une jeune mère devra suivre de plus près sa charte de couleurs, en apportant à son enfant les glucosinolates que son type corporel transforme le mieux. En ce qui me concerne, je n'aurais jamais dû manger de chou car je suis un type Vata (jaune) et que le chou vert n'est décidément pas ma couleur.

Interactions médicamenteuses

Les aliments fermentés, dont la choucroute, peuvent engendrer quelques problèmes chez les personnes souffrant d'allergies. La fermentation des crucifères produit en effet un taux élevé de tyramine, un neuropeptide qui augmente la tension et provoque des suées, des palpitations et des maux de tête chez les individus sensibles. La tyramine accentue aussi l'effet des inhibiteurs de monoamine-oxydase (MAO), comme la phénelzine, que l'on utilise dans le traitement de la dépression. L'isoniazide renferme aussi quelques inhibiteurs de MAO (IMAO), et les patients qui prennent ces médicaments devraient éviter les aliments contenant de la tyramine.

Acheter, conserver et cuisiner ces aliments

LES LÉGUMES CRUCIFÈRES ont une forte teneur en vitamine C, qui diminue durant le transport et le stockage de ces produits. Lorsque vous les achetez, ne les gardez pas au réfrigérateur plus de trois ou quatre jours. Mieux encore, blanchissez-les à la vapeur le jour même. Le légume devrait garder alors sa couleur vive et paraître craquant si on le perce avec une fourchette.

Le chou chinois est plus délicat et doit être frit plutôt que cuit à la vapeur. Avec d'autres variétés, on peut préparer des salades de chou cru, rouler leurs feuilles que l'on farcira de viande, en faire des soupes, les servir seuls ou avec d'autres légumes. Le chou accompagne parfaitement les légumes riches en caroténoïdes tels que les carottes.

Le chou-rave cru est très bon une fois pelé, tranché et mangé tel quel ou ajouté à une salade. Coupez les feuilles et la queue, et mangez-en juste la base. Il a une saveur fraîche et agréable, et non âcre comme certaines autres variétés. Choisissez-le plutôt petit, car il sera jeune et donc plus tendre.

Le brocoli et le chou-fleur sont très appréciés crus ou légèrement blanchis, accompagnés d'une sauce à base de fromage blanc. Les enfants adorent les croquer crus, et c'est un excellent moyen de leur faire consommer régulièrement ces aliments très bons pour la santé.

Les germes constituent aussi une excellente façon de manger des légumes crucifères. Dans l'ayurvéda, les germes de légumes et de céréales sont considérés comme des aliments supérieurs car ils contiennent des nutriments hautement concentrés, ainsi qu'une grande quantité d'enzymes, qui aident à la digestion et à l'assimilation.

Quels aliments sont vos aliments-couleur ?

VOUS AVEZ COMPRIS pourquoi il est essentiel d'inclure des légumes crucifères dans votre programme de régime quotidien. Mais lesquels sont les plus appropriés pour votre organisme ?

Les types Kapha

Les légumes verts sont l'idéal pour vous. Les meilleurs sont les vert foncé ou les bleu-vert. Tous les crucifères sont aussi excellents : la moutarde, les radis et le radis noir vous aideront à maintenir un bon équilibre biologique. Vous pouvez manger ces légumes crus ou cuits à la vapeur.

Vos couleurs principales

Légumes crucifères : brocoli, chou chinois, chou de Bruxelles, chou (blanc, rouge, vert), chou-fleur, chou frisé, chou-rave et navet.

Moutardes : arugula, graines de moutarde (noires, jaunes), daikon, radis noir, feuilles de moutarde, radis, wasabi (pâte verte très relevée qui accompagne les sushis) et cresson.

Vos couleurs complémentaires

Légumes crucifères : tous ceux des couleurs principales.

Moutardes : idem.

Vos couleurs antagonistes

Légumes crucifères : rutabaga.
Moutardes : aucune.

Les types Pitta

La plupart des crucifères leur conviendront, excepté quelques moutardes trop relevées pour eux ; les douces seront donc mieux tolérées. Ils devront éviter des aliments comme la choucroute, non seulement parce qu'elle contient de la tyramine qui augmente la tension, mais parce qu'elle est vinaigrée et salée.

Vos couleurs principales

Légumes crucifères : brocoli, chou chinois, brocoli chinois, chou-fleur et chou frisé.
Moutardes : arugula, cresson.

Vos couleurs complémentaires

Légumes crucifères : chou-rave et rutabaga.
Moutardes : daikon et feuilles de moutarde.

Vos couleurs antagonistes

Légumes crucifères : navet
Moutardes : graines noires et jaunes, radis noir, radis et wasabi.

Les types Vata

Certains légumes crucifères peuvent leur causer des gaz intestinaux. Les moutardes, pour la plupart, sont bien acceptées. Ils toléreront mieux tous ces aliments s'ils sont blanchis ou cuits à la vapeur.

Vos couleurs principales

Légumes crucifères : chou chinois.

Moutardes : graines noires et jaunes, graines de colza, daikon et cresson.

Vos couleurs complémentaires

Légumes crucifères : brocoli, brocoli chinois et chou frisé.

Moutardes : radis noir, feuilles de moutarde, radis et wasabi.

Vos couleurs antagonistes

Légumes crucifères : choux de Bruxelles, chou (vert, blanc et rouge), chou-fleur, rutabaga et navet.

Moutardes : arugula.

Famille des liliacées : l'oignon et l'ail

LA FAMILLE DES LILIACÉES comprend notamment l'oignon, l'ail, la ciboulette, le poireau et l'échalote, légumes connus pour leur goût très âcre. Il suffit d'y planter la pointe d'un couteau pour déclencher une série de réactions dans le bulbe, qui dégage alors de puissants phytochimiques à l'odeur particulièrement forte.

Les composés sulfureux de l'ail et d'autres variétés de liliacées sont rapidement transformés (en six secondes) lorsque le bulbe est coupé, écrasé ou cuit.

Les gousses, quand elles sont encore couvertes de leur membrane protectrice, ne sentent rien. Cependant, dès qu'on les pèle ou qu'on les coupe, elles dégagent, elles aussi, un gaz puissant que vos yeux et votre nez ont vite fait de détecter. Cela s'explique par le fait que les enzymes allinases de l'ail commencent à agir sur les composés sulfureux, en les transformant en une série de composés aptes à prévenir les maladies.

Tous les membres de la famille de l'oignon et de l'ail contiennent de l'alline et de l'allinase, avec des différences notables d'un légume à l'autre. Plus le bulbe est odorant, plus il contient de composés sulfureux – et plus ses propriétés médicinales seront importantes.

La famille de l'ail

Ail (*Allium sativum*)
Ail « Éléphant » (*Allium ampeloprasum*)
Ail sauvage (*Allium ursinum*)

La famille de l'oignon

Ciboulette (*Allium schoenoprasum*)
Échalote (*Allium ascalonicum*)
Oignon (*Allium cepa*)
Oignon vert (*Allium ophioscorodon*)
Poireau (*Allium porrum*)

Les principaux phytochimiques bio-sulfureux de l'ail et de l'oignon sont les thiosulfonates. D'autres composés sulfureux tout aussi importants sont les gamma-glutamylcystéines, la scordinine, et plusieurs phytochimiques non sulfureux comme les stéroïdes, les triterpénoïdes, les flavonoïdes et les fructanes. L'ail est l'un des aliments médicinaux les plus étudiés pour les bienfaits largement reconnus qu'il apporte à l'organisme. Il contient approximativement quatre fois plus de composés sulfureux que le brocoli, et, depuis cinq mille ans, constitue un des principaux éléments des nourritures européenne, asiatique et africaine. Même s'ils n'ont pas autant de vertus que l'ail, les oignons, eux aussi, agissent considérablement sur les maladies.

L'ail et l'oignon sont utilisés à la fois comme aliment et comme remède, et l'on pense qu'ils sont tous les deux originaires d'Asie. D'anciens textes médicaux du

Proche-Orient, de l'Inde et de la Chine font tous mention de l'utilisation de l'ail et de l'oignon dans le traitement de la mauvaise digestion, de la toux ou des problèmes de peau. On a trouvé des traces d'ail dans la tombe du pharaon Toutankhamon (v. 1354-1346 av. J.-C.). On dit aussi que les Hébreux ont découvert l'ail lors de leur exil en Égypte, et qu'ils en auraient emporté avec eux jusqu'au Sinaï et au-delà.

Peu à peu, l'ail a étendu sa popularité jusqu'au Croissant fertile, une zone de culture extrêmement riche, qui traverse Israël, la Jordanie, le Liban, la Turquie, la Syrie et l'Irak. Les conditions de culture idéales de ces régions produisent de l'ail de qualité supérieure. Sa production s'est ensuite étendue jusqu'à la Grèce et Rome, où, boudé par la haute classe à cause de son odeur forte, il n'a trouvé de consommateurs que chez le bas peuple et les soldats, ces derniers l'emportant avec eux dans tous les pays d'Europe qu'ils partaient conquérir. Pendant ce temps, les Celtes faisaient déjà usage de l'ail : une variété à larges feuilles, l'ail sauvage, appelé *Allium ursinum* (ou ail de l'ours). Cette espèce est très répandue aujourd'hui en Allemagne et dans l'ouest de l'Europe.

Comment agissent ces composés

L'EFFICACITÉ DE L'AIL ET L'OIGNON est reconnue scientifiquement dans le traitement des maladies cardiovasculaires. Ces légumes réduisent en effet le taux des lipides dans le sang, ont une action anticoagulante et préviennent les problèmes vasculaires liés à l'âge. L'ail et l'oignon sont aussi de puissants agents anti-inflammatoires, antibactériens et antiviraux.

Effets sur le cholestérol

En analysant les résultats de nombreuses études, des médecins du Medical College de Valhalla, dans l'État de New York, ont noté une importante réduction du cholestérol total (9 %) chez des patients à qui l'on avait administré 600 à 900 mg par jour de poudre d'ail en pilule, soit l'équivalent d'une à deux gousses, sur une période allant de huit à vingt-quatre semaines.

Effets sur l'hypertension

Des médecins australiens ont analysé les données de huit études, réalisées durant douze semaines sur 415 patients souffrant d'hypertension ou d'hyperlipidémie qui ont absorbé de la poudre d'ail (600 à 900 mg par jour). Les sujets ont vu leur tension systolique baisser de 7,7 points (millimètres de mercure) et leur tension diastolique diminuer de 5 points. D'autre part, aucun effet secondaire n'a été noté au cours de ces traitements.

Effets sur les lipides sanguins

Les huiles de poisson sont des zoochimiques qui jouent un rôle important dans le traitement de certaines maladies. Des chercheurs canadiens les ont utilisés en combinaison avec de l'ail, pour des tests réalisés sur 50 hommes au taux de cholestérol modérément élevé. Pendant douze semaines, un tiers de ces patients a absorbé des suppléments d'ail et d'huiles de poisson, le deuxième tiers n'a reçu que de l'ail, et le troisième uniquement de l'huile de poisson. La thérapie combinée a obtenu les meilleurs résultats, abaissant à la fois le taux de triglycérides et de cholestérol total. Le traitement à l'ail seul a fait diminuer le LDL ainsi que le cholestérol, mais n'a eu aucun impact sur les triglycérides. Quant aux huiles de poisson, elles ont aidé à abaisser le taux de triglycérides, mais ont fait augmenter le taux de LDL, vecteur du « mauvais » cholestérol.

L'ail reste toutefois un excellent agent préventif pour les personnes ayant un taux de cholestérol normal. Des chercheurs britanniques ont administré à 68 volontaires soit 600 mg de poudre d'ail (à 1,3 % d'allicine) soit un placebo, cela sur une période de dix semaines. Les suppléments d'ail ont maintenu le cholestérol au niveau normal et ont légèrement diminué les triglycérides.

Effets anticoagulants

L'ajoène, un composé qui se forme dans une gousse d'ail écrasée, a une action antiadhérente sur les plaquettes, que l'on utilise dans le traitement des thromboses, affections pouvant mener à l'infarctus ou à l'attaque cérébrale. Le Dr Indrajit Das et ses confrères du Charing Cross and Westminster Medical School, à Londres, ont découvert que, en plus de cette activité antiagrégante, l'ail avait une action directe sur la souplesse des parois artérielles.

Effets antimicrobiens

Plusieurs études ont montré l'efficacité de l'ajoène, administré en intraveineuse, pour soigner les infections fongiques, dont la méningite mortelle à *Cryptococcus*.

Effets anticancéreux

Des médecins de la Loma Linda University ont découvert que l'ail bloquait la croissance des tumeurs cancéreuses en désactivant les produits chimiques cancérigènes ainsi que des toxines virales et microbiennes. Des chercheurs chinois ont également constaté que les régions où l'on mangeait de l'ail présentaient beaucoup moins de cas de cancer de l'estomac que les régions où l'on n'en consommait pas. Une autre raison prouvant que l'ail protège du cancer de l'estomac est son action destructrice sur l'*Helicobacter pylori*, un agent cancérigène de premier ordre.

Effets secondaires éventuels des aliments verts

PELER OU COUPER UN OIGNON PEUT PROVOQUER une irritation des membranes muqueuses (des yeux, notamment) car le produit chimique (appelé propanethial-S-oxyde) qui se dégage alors se change en acide sulfurique au contact de l'air et provoque une sensation de brûlure. Il est donc conseillé de peler et couper ce légume sous un filet d'eau courante. Les oignons plus doux comme le Vidalia, le Maui ou l'oignon rouge ne contiennent pas assez de cet oxyde pour causer de problèmes.

Absorbés crus, l'oignon et l'ail peuvent être à l'origine d'irritations gastriques et de flatulences sur certains sujets sensibles. La cuisson élimine ces problèmes. Les éventuels effets secondaires de l'ail cru peuvent se traduire par une haleine agressive, des odeurs corporelles et des irritations de la peau. En outre, il est déconseillé de mélanger l'ail avec des substances anticoagulantes ou destinées à faire baisser la tension, car il peut en renforcer les effets. L'haleine forte est le résultat d'une réaction chimique entre plusieurs phytochimiques (des sulfites d'allyle et des composés de sélénium) dont les effets disparaissent au bout de trois ou quatre heures. Deux terpènes anticancéreux ont aussi été détectés dans l'haleine « aillée », le limonène et le mène, qui, eux, sont sans odeur.

L'oignon, l'échalote, le poireau et la ciboulette ont, quant à eux, des taux de sulfite assez bas, qui les font paraître moins agressifs ; mais ils garderont malgré tout une odeur et un goût particulier pendant un minimum de temps, s'ils sont mangés crus.

Pour pallier le problème de la forte haleine et de l'arrière-goût laissés par l'oignon et l'ail, les herboristes suggèrent de mâcher du persil cru.

Interactions médicamenteuses éventuelles

Comme nous l'avons vu, l'ail a une action antiagrégante sur les plaquettes. Il peut donc accentuer l'effet inhibiteur de certains remèdes sur ces plaquettes, utilisés dans le traitement des crampes à répétition ou comme anticoagulants pour prévenir les attaques cérébrales. Ainsi est-il déconseillé aux personnes traitées avec ce genre de médicaments d'absorber des suppléments de poudre d'ail, ou d'en manger plus d'une gousse par jour.

Acheter, conserver et cuisiner ces aliments

CHOISISSEZ TOUJOURS des bulbes fermes avec une peau extérieure bien sèche. Vous pouvez les conserver environ un mois dans un endroit frais, sec et sombre. L'humidité en hâtera la germination, aussi est-il conseillé de les entreposer dans le réfrigérateur si vous vivez dans une région chaude et humide.

Le fait de cuire l'ail et l'oignon détruit les enzymes allinases, ce qui empêche ainsi les composés sulfureux thérapeutiques de se former. Cependant, hacher ou couper les bulbes activera cette enzyme. Mieux vaut couper ces bulbes juste avant de les cuire car les composés sulfureux qui s'en dégagent ont tendance à se dissiper rapidement à l'air. Seuls 16 % de ces composés demeurent dans l'aliment quand il a été sauté ou frit. Toutefois, cela suffit pour profiter des nombreux bienfaits de l'ail.

Quels aliments sont vos aliments-couleur ?

Types Kapha

Les légumes crucifères, l'asperge, l'ail et l'oignon constituent vos aliments principaux. Vous pouvez les manger crus ou cuits.

Types Pitta

L'ail et l'oignon crus ne sont pas bons pour vous car leur saveur est trop piquante. Vous pouvez tolérer ces légumes cuits, si vous en faites une consommation modérée. Évitez les suppléments de poudre d'ail. Vous pourrez, en revanche, utiliser des capsules d'huile d'ail.

Types Vata

L'ail et l'oignon crus ne sont pas bons pour vous non plus. Cependant, vous les tolérerez très bien s'ils sont cuits, à condition de ne pas en abuser. Vous pouvez aussi prendre des suppléments d'ail en poudre ou consommer les variétés recommandées aux types Pitta.

En plus des aliments évoqués plus haut, un bon nombre de légumes verts à feuilles, dont le chou frisé et le pissenlit, contiennent des composés sulfureux qui constituent d'excellents agents préventifs de certaines maladies. L'asperge renferme aussi ces éléments, responsables de la forte odeur qui se dégage des urines lorsque l'on mange ce légume.

À présent que nous avons examiné en détail ce que la science nous apprend sur les trois principales couleurs d'aliments – le jaune, le rouge et le vert – passons maintenant aux couleurs complémentaires.

CHAPITRE 8

Les aliments fauves

DANS LES TROIS CHAPITRES PRÉCÉDENTS, nous avons parlé des aliments-couleur et appris pourquoi il était important de choisir ceux qui correspondent à votre type corporel. Ceux que nous allons décrire maintenant ont une teinte qui varie du brun au rose, en passant par le rougeâtre, et nous en mentionnerons même certains de couleur blanche ou noire. Le fauve (ou l'ocre) est une couleur que nous associons à la terre et qui décrit le mieux les aliments naturels de ce groupe qui comprend les graines, les céréales, les pâtes, le pain et les légumineuses. Les aliments fauves constituent environ la moitié de ce que nous mangeons chaque jour, et ils fournissent de nombreux phytochimiques aptes à lutter contre les maladies, à condition que l'on prenne soin de choisir des graines complètes.

Beaucoup de gens préfèrent les produits fabriqués avec des farines raffinées, en partie parce qu'ils n'aiment pas la texture rugueuse et la saveur « nature » des grains entiers comme le blé, le seigle et le riz complet. D'autre part, les céréales raffinées ont un goût plus sucré. Mais durant ce processus de raffinage, certains phytochimiques essentiels à notre santé sont perdus.

Nous devons donc considérer que les céréales non raffinées font partie intégrante de notre régime quotidien. Les scientifiques s'accordent à dire qu'elles doivent former la base de notre pyramide alimentaire, car c'est autour de ces nourritures « substantielles » et « naturelles » que nous articulons nos repas. Les aliments fauves représentent votre couleur complémentaire la plus importante, et ils forment, avec votre couleur principale, le support de votre plan de *Régime Arc-en-ciel.*

Voici les phytochimiques fournis par les aliments fauves :

- Fibres alimentaires, lignine, pectine, cellulose, hémicellulose
- Amidons résistants à la décomposition en glucose
- Composés phénoliques
- Acide phytique
- Phytostérols
- Phyto-œstrogènes
- Saponines
- Hydrates de carbone complexes (oligosaccharides)
- Minéraux antioxydants : zinc, cuivre, manganèse, sélénium
- Vitamines B et acide folique

De nombreuses études ont conclu que les fibres des aliments fauves jouaient un rôle prépondérant dans la prévention et la lutte contre les maladies. Cependant, certains chercheurs supposent que la combinaison des phytochimiques de ces aliments nous apporterait davantage de protection.

Les céréales complètes

CE TERME se réfère aux céréales dont les graines ont subi un traitement minimal. Ces graines sont celles du riz, du blé, du maïs, de l'orge, du seigle, de l'avoine, du millet, du sorgho et du sarrasin (blé noir). Elles sont consommées à travers le monde entier, certains pays produisant d'autres variétés comme l'amarante, l'épeautre et le quinoa. Les céréales complètes sont riches en hydrates de carbone et renferment aussi des protéines, des acides gras essentiels et un grand nombre de vitamines et de minéraux. Lorsqu'elles sont raffinées ou traitées, ces graines perdent pratiquement tous leurs phytochimiques.

Une graine se compose en général de trois parties. Le son (l'enveloppe extérieure) est constitué presque entièrement de cellulose, un hydrate de carbone indigeste. La plupart des vitamines B et des minéraux se situent sous cette couche protectrice et, lorsqu'on l'enlève, ces nutriments sont perdus. Si le germe contient de l'amidon, il est surtout composé d'huiles et de vitamines liposolubles, comme la vitamine E et les tocotriénols. La plus grande partie de la graine, l'endosperme, est faite d'amidon, substance à l'origine de son goût sucré. L'endosperme comprend aussi des enzymes digestives (un genre de protéine) qui transforment l'amidon en sucre. La nature veut que l'enveloppe de son protège la graine quand elle tombe au sol et cela, jusqu'à ce que les conditions soient favorables pour la germination. Une fois le germe sorti, l'endosperme se charge de nourrir la nouvelle plante en vitamines et en minéraux. Puis, quand la tige et les feuilles riches en chlorophylle sont formées, ce sont elles qui apportent à la plante les aliments nécessaires à sa croissance et à sa survie.

Les céréales complètes et la prévention des maladies

Maladies cardio-vasculaires

Deux grandes études sont en cours sur le rôle des régimes dans l'incidence des maladies. Les chercheurs, qui analysent l'action protectrice des graines complètes sur les maladies cardio-vasculaires et les attaques, ont ainsi découvert que les hommes qui mangeaient le moins d'aliments complets risquaient davantage l'infarctus. De plus, les crises cardiaques qui se sont révélées fatales ont toutes été liées à une alimentation pauvre en fibres. Les femmes qui consommaient un ou deux aliments complets par jour présentaient moins de risques cardio-vasculaires que celles qui en mangeaient peu ou pas du tout.

Diabète

Manger des céréales complètes aide aussi à réduire les risques de diabète de type 2. Au cours d'une étude de six ans, réalisée sur 35 988 femmes âgées, celles qui avaient absorbé le plus de céréales complètes montraient moins de risque d'avoir ce type de diabète. Ceci permettant de conclure que ces aliments riches en fibres protègent efficacement les femmes âgées contre cette maladie.

Cancer du côlon

Il n'est pas encore clairement démontré que la consommation de graines complètes réduit les risques de cancer du côlon. Les chercheurs sont persuadés que les fibres constituent des agents aptes à le prévenir. En augmentant la masse fécale, les fibres incitent les muscles du côlon à travailler afin de les expulser efficacement, ce qui empêche les produits secondaires toxiques de s'infiltrer dans notre organisme.

Le meilleur conseil que l'on pourra ainsi donner aux personnes soucieuses de leur santé sera de consommer plusieurs fois par jour des céréales complètes ainsi que des fruits et des légumes. D'autres études basées sur ce genre de régimes ont prouvé les effets protecteurs de ces aliments contre le cancer du côlon.

Cancer du sein

À Besançon, des chercheurs qui ont étudié l'impact de certains régimes sur le cancer du sein ont noté une sérieuse diminution de la fréquence de cette maladie chez les femmes qui prenaient des céréales complètes, de l'ail et de l'oignon. Après la ménopause, le fait de suivre un régime pauvre en graisses saturées et d'augmenter leur consommation de graisses insaturées constituait un avantage supplémentaire.

Les nutritionnistes continuent d'insister sur l'importance d'accroître votre consommation de céréales complètes, de fruits et de légumes pour retarder ou même empêcher plusieurs maladies chroniques. Si vous prenez soin de choisir des aliments qui sont vos couleurs, vous pouvez même augmenter les effets bénéfiques des fibres. Remplacez sans hésiter le pain blanc par du pain complet, le sucre raffiné par du sucre roux, et, bien sûr, nourrissez-vous de céréales complètes.

Quoi qu'il en soit, la communauté scientifique continue ses recherches pour déterminer et expliquer quels phytochimiques protègent de telle ou telle maladie.

L'impact des fibres sur l'appétit et le choix des aliments

AU PETIT DÉJEUNER, la plupart des gens prennent au moins un aliment sous forme de graines, complètes ou non. Des chercheurs suédois ont découvert qu'un petit déjeuner riche en fibres constitue un atout diététique et nutritionnel, car il empêche les « creux » d'avant le déjeuner et évite de se jeter sur celui-ci quand arrive l'heure de la pause. La libération d'hydrates de carbone et leur transformation en glucose expliquent pourquoi les céréales complètes réduisent l'appétit de façon efficace. Les céréales complètes ont un index de glycémie bas, ce dernier indiquant la vitesse à laquelle les aliments riches en hydrates de carbone vont augmenter le taux de glucose dans le sang et déclencher ainsi la production d'insuline. Nous parlerons de ce sujet un peu plus loin dans ce chapitre.

Des scientifiques australiens ont réalisé une étude afin de déterminer quel genre de petit déjeuner s'avérait le plus consistant pour tenir une matinée entière. Ils ont donné aux personnes testées un repas soit riche en graisses, soit riche en fibres, soit pauvre en fibres, chacun d'eux contenant le même nombre de calories. Apparemment, les sujets qui avaient absorbé le repas riche en fibres se sont plaints du manque de goût des aliments, alors que ceux à qui l'on avait proposé un repas riche en graisses en ont apprécié la texture crémeuse. Mais ils en ont payé le prix lors du déjeuner. Ayant faim, ils ont choisi des aliments plus riches en graisses que leurs homologues chez qui les fibres du petit déjeuner avaient réduit l'appétit. On a aussi testé chez ces personnes leur état de vigilance durant la matinée. Ceux qui avaient mangé le repas riche en fibres ont montré un niveau d'attention plus élevé et soutenu que les autres participants.

Un régime riche en fibres est-il bénéfique rapidement ?

UNE ÉTUDE A PROUVÉ que le fait de passer à une alimentation riche en phytochimiques s'avérait efficace en moins de quatre semaines, même pour les personnes qui montraient des risques de maladies cardio-vasculaires. Des femmes qui avaient une hyperlipidémie (cholestérol et taux élevé de graisses dans le sang) ont suivi un régime composé de céréales complètes et de fruits et légumes. À la fin des quatre semaines, les sujets ont montré une franche diminution de leur cholestérol total (13 %) et de leur LDL (16 %). De plus, le taux de leurs enzymes antioxydantes s'est trouvé réduit respectivement de 69 et 35 %. Ce qui signifie que les phytochimiques ont si bien stimulé leurs capacités antioxydantes que l'organisme n'avait plus besoin de libérer autant d'enzymes protectrices. Les résultats ont aussi montré une nette amélioration du transit intestinal.

Action protectrice des phénols et des antioxydants

LES CÉRÉALES COMPLÈTES constituent une puissante protection antioxydante. Une équipe de chercheurs polonais a comparé le pouvoir antioxydant du blé, de l'orge, du seigle, de l'avoine et du sarrasin. Le plus puissant est ce dernier, suivi de l'orge, de l'avoine et du blé mélangé à du seigle. Lorsque les céréales ont été traitées afin d'éliminer leur enveloppe, l'ordre s'est légèrement modifié. Le sarrasin est encore sorti en tête, mais l'avoine a pris la place de l'orge. L'activité antioxydante provient des acides phénoliques contenus dans les céréales.

Le raffinage des céréales altère de façon drastique les propriétés fonctionnelles et nutritionnelles des aliments complets, tout en détruisant dans la foulée certains composés phénoliques naturels qui nous apportent des antioxydants, des agents anticarcinogènes, et une protection antimicrobienne.

Acide phytique

Les composés phénoliques, connus pour leur action antioxydante et anticancéreuse, se trouvent dans les fruits et les légumes, et en grande concentration dans les céréales complètes. L'acide phytique, renfermé dans ces graines, est un autre phytochimique doté de puissantes propriétés antitumorales. Plusieurs équipes de recherche les estiment au moins aussi essentiels que les fibres, sinon plus. Ceci souligne l'importance de manger des graines complètes plutôt que de se reposer seulement sur les suppléments de fibres.

Les phytostérols

LES STÉROLS DES PLANTES (PHYTOSTÉROLS) se trouvent dans certaines graines, dans les noix, les noisettes, les amandes, les cacahuètes, les pépins et les grains, le soja, les pois frais ou secs, les pois cassés et les cœurs de palmier. Ils constituent des phytochimiques uniques en leur genre, en ce sens qu'ils ont une structure similaire à celle du cholestérol. Grâce à cette propriété, ils entrent en compétition avec celui-ci au niveau de l'absorption par le côlon, ce qui réduit le cholestérol total du corps sans les effets secondaires des médicaments habituellement utilisés pour cela. Des phytostérols sont, par exemple, ajoutés à la margarine, faisant de ce produit un aliment diététique approuvé par la Food and Drug Administration (FDA). La prise quotidienne de phytostérols est estimée à 180 mg aux États-Unis, alors qu'elle tourne autour de 400 mg au Japon, grâce aux aliments à base de soja.

Le lien entre les phytostérols et la diminution du cholestérol a été établi en 1984, lors d'une étude réalisée à Los Angeles, sur un groupe de fidèles appartenant à une église adventiste. La plupart d'entre eux étaient végétariens (aucune consommation de viande) ou strictement végétaliens (aucune consommation de produit animal, donc aucun cholestérol), ces deux régimes contenant moins de cholestérol et plus de phytostérols que celui de l'Américain moyen. Le rapport du phytostérol sur le cholestérol dans le sang des participants servait à indiquer leur principal facteur de risques de maladie cardio-vasculaire.

Selon les chercheurs, ce n'est pas la quantité du cholestérol total consommé qui représente le plus grand danger, mais son rapport avec les phytostérols. Ainsi, plus ce rapport est élevé, mieux c'est. Sans surprise, les végétaliens ont obtenu le rapport le plus haut, 16/1, suivis par les végétariens avec 3,26/1. Les adventistes non-végétariens ont obtenu une proportion de 0,98/1, les non-adventistes se retrouvant avec le rapport le plus faible, 0,49/1. Depuis, de nombreuses études ont confirmé la relation entre la prise de phytostérols et le métabolisme du cholestérol.

Un récent compte-rendu sur seize études cliniques a montré que les phytostérols diminuaient le cholestérol total d'environ 10 %, et le LDL d'environ 13 %. Et cela sans aucun des effets secondaires causés par la plupart des médicaments anticholestérol classiques.

Vous trouverez ci-dessous un tableau présentant la liste des divers phytostérols contenus dans les céréales.

Graines, fruits secs ou légumineuses	**Avena-stérol**	**Campé-stérol**	**Stigma-stérols**	**Oryzanol**	**Bêta-sitostérol**	**Gamma-sitostérol**
Amande					X	
Aveline	X	X	X		X	
Avoine		X	X			
Blé						
Lin		X	X		X	
Noix de cajou	X			X		
Olive					X	
Orge		X	X			
Petits pois, Pois cassés		X	X			
Pistache		X		X		
Potiron (graine)	X			X		X
Riz		X	X	X	X	X
Sésame					X	
Soja			X		X	
Tournesol		X	X		X	

Source : James Duke, *Handbook of Phytochemicals Constituents*. Boca Raton, Florida. CRC Press 1992

Il apparaît que le riz contient une plus grande variété de phytostérols que les autres aliments fauves. Ceci explique que votre plan de régime doit comporter davantage de riz, particulièrement le riz complet. Cette graine élève moins le taux de glucose sanguin que la pomme de terre, et, si elle est complète, s'avère plus nourrissante que les pâtes. Il existe de nombreuses sortes de riz, qui vous offrent un choix intéressant. Le tableau suivant vous propose différentes variétés de riz, leur goût, et la façon de les consommer.

Les différentes variétés de riz [1]

Grain rond : grains parfumés qui s'agglutinent après cuisson. À utiliser quand on aime le riz collant.

Grain moyen : tendre et légèrement collant après cuisson. Idéal pour les ragoûts et la farce. Fait une excellente farine de pâtisserie.

Grain long : grains fins et légers qui restent séparés après cuisson. Parfaits pour le pilaf et les fritures.

Grain aromatique : longs grains parfumés, excellents pour les plats exotiques. Variétés californiennes similaires au basmati et au thaï. Superfines.

Riz à sushi : flaveur délicate. Humide et transparent après cuisson. Idéal pour les recettes asiatiques.

Riz arborio : grain « al dente » mais crémeux après cuisson. Idéal pour le risotto et la paella. Une variété italienne.

Riz wehani : naturellement parfumé. Grains ronds, qui se séparent bien après cuisson. Un délicieux riz rouge au goût profond.

Riz sauvage : grain exotique long et noir, qui s'allonge durant la cuisson. Goût de noisette, un must pour les gourmets.

Riz brun précuit : long grain de couleur brune. Pratique pour sa cuisson rapide (1/3 du temps normal).

Riz gluant : très doux et glutineux après cuisson. Excellent pour les recettes asiatiques, les crackers, les gâteaux de riz et les sauces.

Le riz brun demande quarante-cinq à cinquante minutes de cuisson, aussi est-il préférable de le faire cuire à l'avance et de le garder au réfrigérateur ; il est possible de le conserver durant trois ou quatre jours.

1. Adapté avec l'autorisation de Lundberg Family Farms, Richvale, Californie.

Le riz est un plat facile à emporter avec vous pour la pause déjeuner, et vous pouvez le manger accompagné de légumes qui correspondent à votre couleur.

Le riz rouge tient sa couleur d'une anthocyanine. Nous avons parlé de ces composés pigmentés dans le chapitre 6. Les anthocyanines, quelle que soit leur provenance, ont plusieurs propriétés protectrices, dont celle d'enrayer la croissance des tumeurs. Un groupe de scientifiques japonais a comparé, chez des souris à qui l'on avait injecté des cellules cancéreuses, les effets protecteurs du riz rouge et du riz blanc. Ils ont découvert que les animaux ayant mangé du riz rouge développaient des tumeurs moins nombreuses et plus petites que ceux à qui l'on avait donné du riz blanc, et que leur durée de vie était nettement plus longue.

Il existe dans le riz plusieurs autres phytochimiques importants, dont deux hydrates de carbone, les oligosaccharides et les lignines.

Les oligosaccharides

CE SONT DES SUCRES COMPLEXES au rôle essentiel car ce sont de petites molécules qui ont des effets différents de la cellulose. Deux d'entre eux, les fructo-oligosaccharides (FOS) et les arabino-galactanes (ABG) ont la propriété de stimuler la croissance de la « bonne » flore intestinale, et de réguler les réactions immunitaires. Nous reparlerons de la flore intestinale au chapitre 9, lorsque nous aborderons le sujet des yaourts et des autres laitages fermentés.

Les FOS et les ABG, substances prébiotiques, ont un profond impact sur le côlon. Les FOS sont présents dans de nombreux aliments, en très petites quantités. Les bananes, la racine de chicorée, l'avoine, le blé, le seigle, les artichauts, les asperges, les poireaux, les oignons, l'ail, les salsifis, le pissenlit et l'artichaut de Jérusalem contiennent tous des FOS. Parmi ces aliments, l'artichaut de Jérusalem et la chicorée en constituent les sources les plus riches. Les FOS sont en premier lieu utilisés comme suppléments diététiques pour accroître la flore intestinale. Puisqu'ils ne contiennent ni raffinose ni stachyose – sucres présents dans les haricots et responsables de gaz intestinaux – vous pouvez profiter de leurs bienfaits sans risquer d'avoir des flatulences.

On trouve les ABG dans les carottes, les radis, les haricots noirs, les poires, le maïs, le blé, le vin rouge, le ray-grass italien, les tomates, le sorgho et la noix de coco. Les ABG constituent une excellente source de fibres alimentaires qui aident au transit intestinal et régénèrent les cellules de la paroi intestinale. Dans des études où l'on a comparé l'efficacité de plusieurs sortes de fibres, les ABG étaient les seules à être totalement transformées par la flore intestinale, suggérant par là qu'elles pouvaient constituer une meilleure source de compléments fibreux que la pectine, le psyllium ou le son.

Un peu plus haut dans ce chapitre, nous avons évoqué l'index de glycémie relatif aux graines complètes. Voyons maintenant comment les céréales variées, le pain, les pâtes et les graines affectent la teneur en sucre dans le sang.

L'index glycémique

CET INDEX APPELÉ IG mesure le temps de transformation des aliments en sucres et leur passage dans le sang.

Ces informations vous seront précieuses si vous cherchez à perdre du poids, ou si vous présentez des problèmes comme l'hypoglycémie ou le diabète. Elles seront tout aussi essentielles si vous essayez d'améliorer votre énergie et votre capacité de concentration.

Le glucose sanguin fournit des molécules énergétiques pour tous les processus métaboliques. S'il est libéré dans le sang plus vite qu'il n'est utilisé, l'insuline se hâte de le mettre en réserve, ce qui a pour effet de baisser le niveau de sucre dans le sang. Un apport régulier en glucose sanguin est indispensable au fonctionnement du cerveau.

Les aliments à index glycémique faible comprennent les légumineuses, l'orge perlé, les graines légèrement raffinées comme le blé entier ou le seigle noir, et les pâtes, surtout lorsqu'elles sont complètes. Les aliments qui ont un IG faible libèrent lentement les sucres dans le sang, ne déclenchant ainsi aucune réaction rapide de l'insuline. Utilisés dans le traitement de base du diabète, ils contribuent aussi à prévenir cette maladie. En retardant le vide gastrique, ils aident aussi à éviter l'impression de faim. D'autre part, ces aliments encouragent la production d'acides gras à chaîne courte, très utiles dans le métabolisme des acides gras et de l'azote.

Les aliments sont classés selon leur rapidité à augmenter le taux de glucose dans le sang. Vous trouverez ci-dessous un tableau citant l'index glycémique de plusieurs produits. Le moyen de comparaison utilisé ici est le pain de mie, qui a un IG de 138. Plus un aliment approche ce chiffre, plus son IG sera élevé, et moins bénéfique il sera pour l'organisme.

Index glycémique d'une sélection d'aliments

Aliments	IG
Céréales de petit déjeuner	
Céréales complètes	60
Corn flakes	119
Muesli	80
Avoine	78
Bouillie d'avoine	87
Riz soufflé	123
Blé soufflé	105
Céréales sucrées	83 à 127
Céréales non sucrées	67 à 77
Pains	
Orge complète	49
Farine d'orge	95
Seigle complet	71
Farine de seigle	92
Pain complet	99
Petit pain, hamburger	100
Pâtes	
Macaroni	64
Macaroni en boîte	92
Spaghetti blancs	59
Spaghetti bruns	53
Linguini	71
Autres	59
Pommes de terre	
Cuite au four	121
Nouvelle	81
Bouillie	80
En purée	100
Frites	107
Patate douce	77
Igname	73
Pâtisseries	
Gâteaux	87
Biscuits	90
Crackers	99
Muffins	88
Galettes de riz	123
Céréales en grains	
Orge perlé	36
Orge concassée	72
Sarrasin (blé noir)	78
Boulgour (blé concassé)	68
Couscous	93
Farine de maïs	98
Maïs doux	78
Millet	101
Riz blanc	81
Riz brun	79
Riz cuisson rapide	128
Riz mi-cuit	68
Seigle en grains	48
Tapioca	115
Blé en grains	59
Légumineuses	
Haricots	69
Haricots blancs	44
Pois chiches	47
Pois chiches en boîte	59
Haricots noirs	54
Lentilles	38
Petits pois	68
Graines de soja	23
Haricots rouges	42
Haricots rouges en boîte	74
Pois cassés	45
Fruits	
Pomme	52
Jus de pomme	58
Abricots secs	44
Abricots au sirop	91
Banane/très mûre	51/82
Kiwi	75
Mangue	80
Orange	62
Jus d'orange	74
Pêches au sirop	67
Poire	54
Cerises, cocktail de fruits, pamplemousse, jus de pamplemousse, raisin, jus de raisin, prune, jus d'ananas	54
Ananas, raisins secs, melon	92

Source : *Carbohydrates in Human Nutrition*, Food and Agricultural Organization Food and Nutrition paper, 1997.

Comme vous pouvez le constater à l'étude de ce tableau, beaucoup des aliments que vous avez sans doute l'habitude de manger ont un index glycémique élevé. Même les pains à la farine complète ont un IG plus élevé que les graines complètes cuites. Si vous souffrez d'un manque d'énergie, si vous avez du mal à réfléchir et à vous concentrer, si vous ne parvenez pas à perdre du poids, ceci est peut-être dû aux hydrates de carbone que vous absorbez. La consommation d'aliments à sucres rapides accélère la production d'insuline qui métabolise les sucres dans les cellules. Si vos cellules ne peuvent pas transformer ce glucose aussi vite qu'il est fabriqué, il sera alors stocké sous forme de graisses.

À présent, penchons-nous sur les bienfaits des céréales.

Propriétés du sarrasin (blé noir)

Le sarrasin n'est pas une vraie céréale mais plutôt un membre de la famille des rhubarbes. En réalité, nous mangeons le pépin du fruit issu de la plante de sarrasin. Au cours de la digestion, c'est lui qui, de toutes les graines cuites, a le plus long transit intestinal, nous procurant donc une plus grande satiété. Le sarrasin a aussi de multiples propriétés bénéfiques. Il se distingue des autres céréales par le fait qu'il ne contient pas de gluten – un plus pour les personnes souffrant de maladie cœliaque ou d'autres troubles intestinaux. D'autre part, le sarrasin est riche en phytochimiques comme la rutine et la quercétine. Les nouilles japonaises (soba) sont fabriquées avec des farines de froment et de blé noir, et ont un IG plus bas que les nouilles blanches. Elles sont excellentes, revenues avec des légumes sautés, et parsemées de graines de sésame.

Des chercheurs brésiliens ont comparé les propriétés nutritives du blé et du sarrasin et en ont conclu que le blé noir contenait plus de fer, de cuivre et de magnésium, et qu'il avait une teneur en lysine plus importante. Les céréales en général sont pauvres en lysine, l'un des neuf acides aminés essentiels. De ce fait, elles sont considérées comme une source incomplète de protéines parce qu'elles ne procurent pas au corps tous les acides aminés qui lui sont nécessaires. Il est donc conseillé de les mélanger avec d'autres aliments ayant une teneur suffisante en lysine, comme les légumineuses, par exemple. Les céréales contiennent de la méthionine, un autre acide aminé capital, que l'on ne trouve pratiquement pas dans les légumineuses. En conséquence, ces deux aliments fauves fournissent des protéines complémentaires : les graines apportent de la méthionine, et les légumineuses, de la lysine.

Le sarrasin ne donnera pas de pains ou de gâteaux blancs et aérés car il manque de gluten, la protéine qui procure au blé et aux autres céréales leur légèreté et leur élasticité. Il vous faudra garder cela à l'esprit, quand vous substituerez dans vos recettes la farine de blé noir à votre farine habituelle.

Les légumineuses

Les légumineuses constituent une vaste famille botanique. Elles comprennent de nombreuses espèces qui produisent des gousses comestibles (haricots, pois), des plantes ornementales (pois de senteur, lupin), des arbres (caroubier), et de multiples arbustes.

Lorsque nous parlons de légumineuses, nous pensons le plus souvent aux haricots secs ou aux lentilles. Pourtant, ce groupe comprend également toutes sortes de pois, dont les petits pois et les pois cassés. Le soja, la caroube et le tamarin font aussi partie des légumineuses, de même que le trèfle rouge et la luzerne.

Les légumineuses apportent davantage de protéines que les graines, soit 7 à 8 g pour 100 g (ou environ 27 % des calories du haricot). En comparaison, 100 g de graines ne contiennent que 3 g de protéines, ce qui équivaut à 15 % de leurs calories. Les légumineuses fournissent tous les acides aminés essentiels à l'organisme, excepté la méthionine. Les végétaliens qui, outre la viande, fuient les œufs et les laitages, doivent consommer des céréales en plus des légumineuses, afin d'absorber une quantité suffisante d'acides aminés nécessaires aux besoins corporels.

Les légumineuses, surtout le soja, ont aussi de multiples propriétés préventives. La plupart des recherches réalisées sur ces plantes se sont axées sur les isoflavones, dont nous avons parlé au chapitre 6. Les plus importantes d'entre elles sont la génistéine, la daidzéine et la glycétine. Il y a cependant d'autres phytochimiques essentiels dans les légumineuses ; parmi eux, les saponines, les phytates et les inhibiteurs de protéase, qui protègent contre le cancer, ainsi que les lignines et les phytostérols, qui préviennent les maladies cardio-vasculaires. Certains de ces effets protecteurs seront étudiés en détail un peu plus loin.

Les effets préventifs du soja et de ses dérivés

L'intérêt pour le soja et son action préventive a commencé lorsque des scientifiques ont observé que les personnes qui se nourrissaient d'aliments traditionnels asiatiques présentaient moins de maladies cardiaques, de cancers, d'ostéoporose et de troubles hormonaux. Cet état de fait donnait à croire qu'une faible consommation de graisses, associée à une alimentation riche en fibres et en légumineuses, protégeait ces personnes contre les maladies dont souffrent habituellement les Occidentaux.

Aujourd'hui, on a réuni assez de preuves, au cours d'études réalisées à travers le monde, pour affirmer que les produits dérivés du soja sont largement responsables du faible taux de maladies chroniques constaté dans les pays d'Asie. Des équipes de recherche issues des plus grandes universités américaines ont tenté de savoir quels constituants du soja protégeaient de façon aussi efficace contre le cancer.

Cancer de la prostate

L'université d'Harvard a étudié le lien éventuel entre la consommation de protéines de soja et le cancer de la prostate. On a ainsi comparé les effets de la protéine de soja, de la caséine (protéine de lait) et des isoflavones de soja concentré (phyto-œstrogènes) sur des cellules de prostate cancéreuses prélevées chez la souris.

Alors que la caséine présentait peu d'effets inhibiteurs, la protéine de soja a réduit les tumeurs de 11 %, et les isoflavones les ont fait diminuer de 30 %. Les bienfaits les plus spectaculaires ont été observés en additionnant protéines de soja et isoflavones concentrés, ce qui a eu pour résultat de réduire la croissance des tumeurs de 40 %.

Cancer de l'utérus

Des chercheurs de la Wake Forest University, en Caroline du Nord, ont observé les effets de la protéine de soja sur la croissance de tumeurs du sein et de l'utérus. Cette protéine, comme il est précisé plus haut, a une faible teneur en méthionine. Les cellules cancéreuses ont besoin de cet acide aminé pour leur croissance, exactement comme des cellules normales. Toutefois, puisque les cellules saines grossissent beaucoup plus lentement, le faible taux de méthionine ne limitera pas leur croissance aussi nettement qu'il le fera pour les tumeurs. Selon l'équipe de Wake Forest, pendant les périodes de faible approvisionnement en méthionine, les tumeurs de l'utérus et du sein ne peuvent pas se développer.

Cancer du sein

Une équipe de recherche, à la Rockefeller University de New York, a étudié comment la génistéine, une des isoflavones du soja, exerçait son action anticancéreuse. Sur des cultures saines de tissu mammaire humain, ils ont injecté des cellules cancéreuses avant de les exposer à un carcinogène connu, la moitié des cellules ayant été prétraitée à la génistéine, l'autre moitié ayant été laissée telle quelle. À la fin du test, la croissance des tumeurs des cellules traitées a montré une diminution de 65 %, par rapport aux cultures témoins.

À UCLA, l'université de Californie, le Dr Dave Heber et son équipe ont étudié les effets d'un régime pauvre en graisses et enrichi de soja, chez un groupe de femmes dont certaines présentaient des risques élevés de cancer du sein. Leurs recherches, en dehors du fait avantageux qu'elles portaient sur des humains, nous aident à mieux appréhender l'action du soja sur les hormones. Associée à une alimentation pauvre en graisses similaire à celle des Asiatiques, cette légumineuse a le pouvoir de baisser le taux d'œstrogène et d'allonger le cycle menstruel. Ce qui implique que, moins les œstrogènes sont présents dans son corps, moins une femme aura de risques de voir débuter ou progresser un cancer hormonodépendant.

Cancer du côlon et d'autres organes

Pendant des années, l'acide phytique a été considéré comme un anti-nutriment car il bloque les minéraux, principalement le calcium et le fer. Toutefois, ce phénomène peut constituer l'une des meilleures façons pour le soja de protéger contre le cancer du côlon et du sein. Les cellules cancéreuses ont besoin de fer ; s'il y en a peu, leur croissance en sera d'autant ralentie. Un excès de fer dans le corps ouvre aussi la porte aux maladies cardio-vasculaires, car il peut agir comme un radical libre en attaquant les tissus vasculaires, en oxydant le cholestérol LDL, et en provoquant généralement des ravages dans le système circulatoire. L'acide phytique se trouve dans toutes les légumineuses – pas seulement dans le soja – et dans toutes les céréales complètes dont le blé, l'orge, le seigle, l'avoine, le riz sauvage et le maïs.

Maladies cardio-vasculaires

Elles surviennent lorsque des changements dans les lipides du sang commencent à endommager les parois intérieures des vaisseaux sanguins du cœur, du cerveau et des extrémités. Une lésion se développe sur la paroi, généralement causée par des attaques d'enzymes et de radicaux libres, mais elle peut aussi provenir d'une infection. Suit alors une cascade d'événements qui finit par empêcher le sang de circuler librement. La lésion formée érode le tissu qui tapisse la paroi, et des débris inflammatoires, des lipides sanguins, du cholestérol, des cellules mortes, des protéines fibreuses, du calcium, du collagène s'agglutinent peu à peu dans la lésion, qui finit alors par former une plaque. Au bout d'un certain temps, celle-ci devient rugueuse et craquelée en surface, des plaquettes sanguines viennent s'y accrocher, fabriquant des caillots qui finissent par gêner la circulation du sang dans le vaisseau.

La prévention et le traitement des maladies cardiovasculaires dépendent en grande partie d'une alimentation saine. La consommation de cholestérol et de graisses saturées devrait être minimale, et l'on devrait ajouter à notre alimentation des céréales complètes, des légumineuses, des fruits et des légumes frais, qui nous apportent une grande variété de phytochimiques.

Le soja et les lipides sanguins

Les produits animaux contiennent du cholestérol et ont, pour la plupart, un taux élevé de graisses saturées, tous deux susceptibles de stimuler les maladies cardiovasculaires. Un régime riche en viande, volaille, laitages et beurre élève le taux des triglycérides et des formes dangereuses du cholestérol : le LDL et VLDL. En augmentant votre consommation de légumineuses, surtout les protéines de soja (25 g ou plus par jour), vous faites baisser vos lipides sanguins, et plus particulièrement le cholestérol total, le LDL, le VLDL, et les triglycérides. Le Dr Clare Hasler, de l'université de l'Illinois, et un spécialiste du soja et des maladies cardiaques ont démontré que la protéine de soja faisait baisser le taux de cholestérol.

Trente-huit séries de tests cliniques ont confirmé que les régimes riches en protéines de soja, par opposition avec les protéines animales, diminuaient de façon très nette les niveaux de cholestérol total, du LDL et des triglycérides, sans pour autant faire baisser le HDL (le bon cholestérol), les gens ayant un taux assez haut de triglycérides voient baisser leur niveau de lipides sanguins quand ils suivent un régime riche en protéines de soja. Les bienfaits sont plus flagrants encore quand l'alimentation est pauvre en cholestérol et en graisses saturées.

Les isoflavones du soja

Les isoflavones se trouvent naturellement dans le soja, et forment l'un des composés qui contribuent, avec les protéines, à la diminution du cholestérol. Ce sont aussi d'excellents chasseurs de radicaux libres. De plus, le soja est riche en fibres solubles qui jouent aussi un rôle important dans la diminution du LDL et des triglycérides.

La protéine de soja semble aider à faire disparaître du corps le cholestérol en excès, d'une part en stimulant son élimination dans le côlon, et d'autre part en augmentant l'efficacité des cellules. Le soja semble aussi favoriser la transformation du cholestérol en acides biliaires, une étape nécessaire à son élimination. De plus, la résorption du cholestérol dans le côlon semble être bloquée par les fibres du soja, son acide phytique et ses saponines. Le soja a aussi de nombreux effets bénéfiques chez les femmes grâce à ses propriétés phytoœstrogènes.

Le soja et la ménopause

Les bouffées de chaleur sont les symptômes les plus connus de la ménopause. Pour certaines femmes, elles sont assez douces ; une chaleur plutôt agréable, venant du centre du corps, les envahit. Pour d'autres, elles se traduisent par une violente sensation de chaleur, causant une transpiration excessive ou allant jusqu'à les réveiller en plein sommeil. Irritabilité, lenteur à réagir, faible résistance immunitaire, règles irrégulières, fatigue, tous ces symptômes sont des signes classiques de ménopause.

Une fois celle-ci installée, les bienfaits protecteurs des œstrogènes disparaissent et les femmes sont davantage sujettes aux maladies cardio-vasculaires et à l'ostéoporose. Les médecins doivent alors leur prescrire, dans la plupart des cas, une thérapie à base d'hormones. Toutefois, ajouter à leur alimentation quotidienne cette merveilleuse légumineuse qu'est le soja contribuera à diminuer leurs bouffées de chaleur et aura un effet préventif contre le cancer, tout en maintenant la bonne santé de leur cœur et de leurs os.

Les phyto-œstrogènes de soja sont des hormones faibles, qui imitent les effets des œstrogènes, mais ont une action plus douce. En conséquence, ils ne causent pas les mêmes troubles que les œstrogènes chimiques.

Il semble que les isoflavones de soja aient en fait une double action : elles se substituent aux œstrogènes lorsque le taux de ceux-ci est trop bas, et repoussent les œstrogènes en surplus, qui sont cause de déséquilibres hormonaux et même de cancers. Ainsi, les isoflavones de soja sont bénéfiques pour les femmes, avant et après la ménopause. Pendant que le taux d'œstrogène diminue, les phyto-œstrogènes compensent en partie ce manque en agissant sur les cellules, contribuant de cette façon à préserver les tissus osseux, le cœur et les vaisseaux sanguin. Les phyto-œstrogènes orchestrent également la résistance cellulaire.

Il n'est pas nécessaire de se gaver de soja pour augmenter le taux de phyto-œstrogène dans le sang. Un verre de lait de soja, 225 g de tofu ou 100 g de graines de soja grillées suffit à provoquer une réaction œstrogène. Une prise quotidienne de 60 g de poudre de protéine de soja, pendant 90 jours, réduira les bouffées de chaleur de façon importante.

Le soja et l'ostéoporose

La dureté extérieure d'un os nous trompe sur l'incessante activité qui règne à l'intérieur. Bien qu'il atteigne sa maturité et sa pleine densité autour de l'âge de trente ans, l'évolution d'un os se prolonge jusqu'à la fin de notre vie. Les tissus osseux se renouvellent en permanence, par un processus au cours duquel ils se débarrassent des vieilles cellules pour en former de nouvelles. Beaucoup de nutriments sont alors nécessaires : du calcium, du magnésium, du potassium, du manganèse, du bore, des vitamines C, D et K, et des acides gras oméga-3.

Les œstrogènes protègent et fortifient les os de la femme tout au long des années où elle est en âge d'avoir des enfants. Après la ménopause, lorsque le taux de ces hormones faiblit, son ossature passe d'un état de consolidation à un état d'affaiblissement, qui va en s'accroissant. Lors des premières années qui suivent la ménopause, l'os perd environ 10 % de sa masse par an. C'est le phénomène de l'ostéoporose, une raréfaction du tissu osseux. Celle-ci diminue au bout de cinq ans, lorsque surviennent d'autres modifications hormonales. Cependant, la perte osseuse n'est pas facile à récupérer, et c'est pour cette raison que les médecins conseillent aux femmes ménopausées la prise de suppléments hormonaux.

De récentes études ont montré que le soja aidait non seulement à ralentir l'ostéoporose mais aussi à rétablir une bonne structure osseuse. Des chercheurs de l'université de l'Illinois ont découvert que les femmes ménopausées qui absorbaient chaque jour, pendant six mois, 60 g de protéines de soja à 2,25 mg d'isoflavones par gramme, étaient protégées contre l'ostéoporose de la colonne vertébrale. De plus, des tests sur les animaux ont montré que les isoflavones n'augmentaient pas l'activité urinaire, et qu'elles constituaient donc une approche plus douce que la thérapie sous forme de suppléments hormonaux.

Le succès des isoflavones de soja les place aujourd'hui au rang des aliments les plus populaires pour leur fonctionnalité. Les spécialistes conseillent donc d'absorber chaque jour 90 mg d'isoflavones, soit l'équivalent de 60 g de protéines de soja en poudre, d'un tiers de verre de graines de soja grillées ou de 225 g de tofu. On peut aussi prendre des suppléments d'ipriflavone. L'ipriflavone est une isoflavone très efficace qui n'a pratiquement aucun effet secondaire. Elle peut aussi s'avérer très utile dans le traitement d'une ostéoporose causée par une trop grande consommation de stéroïdes, une ovariectomie ou des troubles d'ordre thyroïdien. Bien qu'elle ne soit pas naturellement présente dans les aliments, l'ipriflavone peut être absorbée sous forme de compléments.

Le soja et le cycle menstruel

Des chercheurs ont découvert qu'une prise quotidienne de 45 mg d'isoflavones de soja rallongeait le cycle menstruel de plusieurs jours. Ce qui aboutit à moins de cycles dans l'année et à une production plus faible d'œstrogènes. Sur une vie entière, cela réduira donc le taux d'œstrogènes susceptibles de se fixer aux récepteurs cellulaires du tissu mammaire. Ce qui pourrait expliquer pourquoi les femmes asiatiques sont moins sujettes au cancer du sein, et serait donc une autre excellente raison d'inclure le soja dans votre alimentation quotidienne.

Bien que cela ne soit pas considéré comme le principal mécanisme par lequel les isoflavones préviennent le cancer du sein, les effets phyto-œstrogènes du soja entraînent aussi une diminution des syndromes prémenstruels. Cela s'explique par le fait que les isoflavones atténuent le déséquilibre hormonal chez les femmes non encore ménopausées. Il semble que, plus tôt ces femmes et ces jeunes filles seront exposées aux phyto-œstrogènes, plus elles peuvent espérer profiter de leurs effets bénéfiques.

Le soja dès le plus jeune âge

Les scientifiques ont également cherché à savoir si cette légumineuse pouvait avoir quelque impact sur le développement des hormones fœtales. Une femme enceinte qui mange du soja peut transmettre au fœtus de multiples bienfaits, et cela même après la naissance, lorsqu'elle allaitera son bébé.

Chez les adolescents, une alimentation régulière riche en soja peut aider à fortifier les tissus osseux. Puisqu'un os acquiert sa densité maximale à l'âge de trente ans, une consommation précoce du soja et de ses dérivés peut fournir une excellente garantie contre l'affaiblissement des os.

Les isoflavones sous forme de suppléments

Des équipes de recherche ont exprimé leur inquiétude à propos de la génistéine, la principale isoflavone : pouvait-elle stimuler la progression du cancer du sein chez les femmes qui en était déjà atteintes ? Ce phénomène avait en effet été observé sur des animaux. Afin d'en savoir plus, j'ai interrogé quelques spécialistes. Selon le Dr Kurzer et le Dr Bill Helfreich, de l'université du Michigan, tous deux responsables de certaines de ces recherches, il n'y avait pas d'inquiétude à avoir à propos de la consommation de soja. Les bienfaits qu'apporte cette légumineuse dépassent de loin les risques de contracter un cancer du sein. En résumé, si vous souffrez ou si vous avez souffert d'un cancer, le plus sûr sera de s'en tenir simplement aux aliments riches en soja et d'éviter les suppléments de génistéine, sauf si votre médecin vous les recommande.

Quelle quantité de soja doit-on absorber pour se protéger du cancer ? Le Dr Mark Messina, un spécialiste de cette plante, suggère quelques indications : mangez les aliments que vous aimez tout en apprenant à faire des substitutions faciles avec le soja, et n'ajoutez des suppléments que si – et quand – vous ne parvenez pas à inclure du soja dans au moins deux de vos trois repas. Tous les chercheurs interrogés reconnaissent que le soja, incorporé à une alimentation riche en fruits et en légumes, et pauvre en graisses saturées, offre la meilleure protection contre les maladies.

Effets secondaires éventuels des aliments fauves

Céréales, graines, pâtes et pains

Les allergies seront la raison la plus courante d'éviter ces aliments. Le maïs et le blé auront le plus de risques de provoquer une réaction, sans doute parce qu'ils sont présents dans beaucoup de nos aliments. Deux protéines du blé, le gluten et la gliadine, peuvent causer des allergies, aussi est-il préférable d'éviter les aliments qui en contiennent. Le gluten se trouve dans le blé, le seigle, l'épeautre, le triticale et l'avoine. Toutes les autres graines sont sans gluten.

Lentilles

Elles contiennent un acide aminé, la tyrosine, et un peptide, la tyramine. Aucune de ces substances ne peut être métabolisée lorsque la personne qui en absorbe est traitée à l'IMAO (inhibiteur de monoamine-oxydase), un antidépresseur. L'IMAO inhibe en effet l'enzyme requise pour métaboliser la tyrosine et la tyramine. Les autres aliments riches en tyramine qu'il faut éviter lorsque l'on est traitée à l'IMAO sont les fromages affinés, les bananes, les boissons alcoolisées, le chocolat, les laitages fermentés, le foie, les noix, les cornichons et autres légumes conservés dans la saumure, l'ananas, les pruneaux, la sauce de soja, la vanille, la levure et le glutamate de sodium.

Légumineuses

Elles contiennent le même acide aminé que les lentilles et ne doivent pas être consommées si l'on est traité à l'IMAO. Elles sont aussi susceptibles de provoquer des réactions allergiques, particulièrement les cacahuètes, les pois et quelques variétés de haricots. J'ai mentionné le problème des flatulences qui affecte certaines personnes qui mangent des légumineuses, et nous verrons dans le chapitre 12 comment éviter cet effet. Les légumineuses sont une excellente source de protéines et, lorsque vous les digérez, il se forme des purines, des substances dérivées des protéines. Les gens qui souffrent de goutte articulaire doivent éviter les aliments riches en purines, car celles-ci sont dégradées en acide urique, un déchet qui s'accumule dans leurs articulations.

Riz

C'est l'un des aliments qui cause le moins d'allergies. Toutefois, certaines personnes très fragiles peuvent y être sensibles si le riz a été conservé longtemps dans un endroit humide.

Acheter, conserver et cuisiner ces aliments

LES ALIMENTS FAUVES constituent une nourriture de base. Vous pouvez les stocker en assez grande quantité afin d'en avoir tout un choix. Une exception, bien sûr : le pain frais.

Les céréales méritent qu'on leur accorde un soin particulier. Il y a des années de cela, on ôtait systématiquement le son et les germes du grain, pour le conserver plus longtemps. Aujourd'hui, cette pratique ayant été abandonnée, si vous achetez de la farine ou des graines complètes, il vous faudra les utiliser sans trop attendre. La durée de conservation dépendra de l'endroit où vous vivez et où vous stockez vos réserves. Si vous disposez d'une pièce fraîche ou d'un cellier, ces aliments « tiendront » plus longtemps.

N'utilisez pas de céréales ou de farines qui ne vous semblent plus fraîches ou commencent à prendre une légère odeur de noisette. Le moyen le plus sûr de stocker ces aliments sera de les garder au réfrigérateur ou au congélateur.

Les céréales complètes et les pâtes peuvent être bouillies, cuites à la vapeur, mijotées ou ajoutées à des soupes avant la fin du temps de cuisson. Suivez le mode d'emploi écrit sur l'emballage et ne « surcuisez » pas ces aliments. Le couscous n'a pas besoin d'être cuit ; il suffit de l'imbiber d'eau bouillante et de le laisser reposer quelques minutes. Le boulgour, qui n'est autre que du blé complet concassé, peut être cuit à la vapeur ou mangé cru après avoir gonflé plusieurs heures dans de l'eau fraîche. Une fois essoré, il sera dégusté tiède, ou froid en salade ; il fera, par exemple, une excellente base de taboulé.

Les légumineuses sont une autre affaire. Leur temps

de cuisson varie de une à trois heures. Elles sont prêtes à la consommation si elles sont tendres lorsque vous y piquez la pointe d'une fourchette. Les pois cassés et les lentilles cuisent environ en une heure, alors qu'il en faudra trois au pois chiche. Le dhal indien peut se cuire assez rapidement, si vous achetez la variété cassée, et il doit rester ferme sous la dent lorsqu'il est cuit.

Quels sont vos aliments-couleur ?

LES ALIMENTS FAUVES sont complémentaires pour tous les types de couleur, et constituent une part importante de votre plan de régime quotidien. Ils contiennent de multiples phytochimiques protecteurs. Ils sont d'ailleurs si essentiels qu'ils forment la base de la pyramide alimentaire.

Types Pitta

Les aliments fauves sont très bons pour vous. Les seuls à éviter seront l'amarante, le sarrasin, le maïs et sa farine, le millet, le quinoa et le seigle.

Types Kapha

Les légumineuses sont aussi très bonnes pour vous, excepté les graines de soja, les haricots rouges et les lentilles brunes. Vous apprécierez les dérivés du soja, en évitant la graine complète. Le tempeh ne vous est pas indiqué non plus. Les graines, les céréales et le pain sont bons pour vous, à l'exception du blé entier et de l'avoine, qui sont trop lourds, ainsi que les variétés de riz doux. Il est préférable d'alterner le riz blanc et le riz brun, un peu indigeste pour vous.

Types Vata

Le choix d'aliments fauves sera plus restreint pour vous. Vous pouvez manger toutes les graines, sauf le sarrasin, le maïs et sa farine, le millet et le seigle. Il vous faudra aussi éviter les céréales très sèches et croquantes, ainsi que les toasts secs et les croûtons grillés.

Quant aux légumineuses, la plupart d'entre elles vous procureront des flatulences ; vous devrez donc les éviter. Les seules qui ne vous créeront pratiquement pas d'ennuis sont le haricot mungo, le tofu et le haricot dhal.

CHAPITRE 9

Les aliments blancs

LES ALIMENTS DU GROUPE BLANC forment le tiers de votre pyramide alimentaire et fournissent des huiles et des protéines essentielles qui, comme les aliments fauves, vont servir à compléter vos couleurs principales.

Les Américains et les Européens ont l'habitude de préparer chaque jour le plat principal autour d'une viande, d'une volaille ou d'un poisson et, automatiquement, cela procure à ces aliments une priorité nutritionnelle qu'ils ne devraient pas avoir. Pendant que vous mettez en pratique votre plan de *Régime Arc-en-ciel*, rappelez-vous que ces aliments sont « blancs », contrairement à l'importance qu'on leur accorde trop souvent. Sans aller jusqu'à dire qu'ils sont inutiles, j'estime qu'ils ne constituent pas une nourriture essentielle.

Je souligne à nouveau la nécessité d'articuler vos repas autour de vos couleurs principales – rouge, jaune ou vert – et des aliments fauves complémentaires, qui représentent les composants principaux de votre plan de régime ainsi que la base de la pyramide alimentaire.

Graisses et acides gras

CES DIX DERNIÈRES ANNÉES, on a rendu les graisses responsables de tout un tas de problèmes chroniques, dont l'obésité, les maladies cardio-vasculaires et le cancer. Cependant, si le fait de freiner notre consommation de matières grasses reste essentiel à une bonne santé, les éviter *toutes* en bloc peut aussi conduire à de nouveaux troubles. Il faut donc faire une distinction entre les graisses bénéfiques et celles qui seront nocives à notre organisme.

Lors que nous pensons « graisse », nous imaginons celle que nous découvrons sous la peau d'un poulet, autour d'un morceau de viande, ou que nous voyons étalée sur une tartine, que ce soit de la margarine ou du beurre. Nous savons peut-être aussi que beaucoup de nos aliments favoris contiennent toutes sortes de graisses, et nous essayons de les éviter en choisissant des produits « allégés ». Cependant, la dernière enquête nationale réalisée sur l'alimentation a montré que, si l'ingestion de graisses saturées a diminué, la consommation de graisses totales n'a pas changé au cours des dix dernières années.

Quant aux huiles, la même enquête a montré que la consommation d'un groupe particulier d'acides gras, les polyinsaturés à chaîne longue, était pratiquement inexistante. Bien que ce groupe contienne autant de calories que les graisses saturées, il est néanmoins nécessaire à la santé.

Les huiles : des graisses utiles

LES HUILES ET LES GRAISSES appartiennent à la famille des lipides. Ceux-ci son classés selon leur consistance. Les huiles, généralement liquides à température ambiante, sont plus saines que les lipides dits solides. On les qualifie de graisses insaturées, monoinsaturées ou polyinsaturées à cause de leurs caractéristiques moléculaires. Les huiles monoinsaturées sont meilleures, tant pour la cuisson que pour assaisonner des plats froids. Les huiles d'olive, de colza, d'arachide et d'amande sont monoinsaturées. Les huiles de lin, de maïs, de chanvre, de fleur de safran, de sésame et de tournesol, plus susceptibles de rancir, sont polyinsaturées. Toutes contiennent des acides gras, qui sont métabolisés dans l'organisme sous des formes variées.

Les graisses saturées, en revanche, sont solides à température ambiante, et nettement moins saines. Après les avoir dégradées, notre corps les met en réserve pour un usage futur, ou les convertit en énergie. Elles auront tendance à s'accumuler dans les artères et à entraîner toutes sortes de maladies chroniques.

La plupart des huiles alimentaires proviennent des graines mentionnées plus haut, mais aussi de certaines feuilles et d'algues. Ce sont toutes de « bonnes » huiles, qui nous fournissent les acides gras essentiels des familles oméga-3, oméga-6 et oméga-9. Les deux premiers, l'alpha-linolénique (oméga-3) et le cis-linoléique (oméga-6) ne peuvent pas être fabriqués par le corps humain. En conséquence, nous devons les trouver dans notre alimentation. L'oméga-9 peut être synthétisé dans l'organisme et possède, comme nous allons le voir, de multiples propriétés bénéfiques.

L'alimentation occidentale traditionnelle et moderne

À l'origine, l'alimentation humaine était plus riche en oméga-3 et plus faible en oméga-6, car elle comprenait beaucoup de poisson, de gibier et différentes variétés de plantes. Avec le développement de la culture des graines et des légumineuses, la consommation d'oméga-6 a augmenté, au point que le rapport entre les deux familles s'est inversé. Cependant, les laitages, les volailles et leurs œufs représentaient encore une bonne source d'oméga-3. Mais, depuis un siècle, les animaux étant nourris presque exclusivement au grain, ils ne nous fournissent plus cet acide gras. Selon le Dr Artemis Simopoulos, nutritionniste et président du Center for Genetics, à Washington, ce changement a été encore plus manifeste au cours des quarante ou cinquante dernières années. Aujourd'hui, nous consommons trop d'oméga-6, contre une trop petite quantité d'oméga-3, et c'est notre santé qui en paie les conséquences.

Les nutritionnistes nous incitent donc à manger plus d'aliments riches en oméga-3, afin de restaurer l'équilibre entre ces deux familles d'acides gras essentiels. Les huiles les plus riches en oméga-3 sont : le lin (57 %), les graines de potiron (15 %), le colza (10 %), le soja (8 %) et la noix (5 %).

Les oméga-3 que l'on trouve « tout faits » dans la nature (les acides gras polyinsaturés à chaîne longue, ou LCP) proviennent des poissons qui les ont déjà synthétisés à partir d'autres sources alimentaires. C'est pourquoi les spécialistes nous conseillent de manger au moins 400 à 500 g de poisson, par semaine. Si vous n'aimez pas le poisson, vous pouvez obtenir les mêmes bienfaits en utilisant des suppléments d'huile de poisson, qui renferment un taux élevé de cet oméga-3 tellement essentiel à la santé. Les algues constituent également une importante source de LCP, ainsi que les légumes à longues feuilles foncées.

Parmi les huiles, choisissez plutôt celles qui ont un pourcentage élevé de graisses monoinsaturées, en favorisant celles qui contiennent de l'oméga-3, comme l'huile de lin ou de colza.

Les graisses saturées

LA VIANDE, PARTICULIÈREMENT LE BŒUF, le porc et l'agneau, contiennent des graisses saturées, solides à température ambiante, et résistantes. Ne pénétrant pas les membranes cellulaires aussi facilement que les LCP, elles ont plutôt tendance à s'accumuler, ce qui, à la longue, finit par boucher les vaisseaux sanguins et endommager les cellules.

Les graisses « trans »

LES HUILES BÉNÉFIQUES peuvent se retrouver saturées à la suite d'un phénomène qu'on appelle hydrogénation. Cette hydrogénation les rend extrêmement nocives. Les hautes températures et la pression auxquelles elles sont soumises produisent des molécules de graisse totalement étrangères au corps. Tous les scientifiques savent que les graisses dites « trans » présentent encore plus de risques d'induire des maladies chroniques que les graisses saturées. Or nous mangeons bien davantage de graisses saturées et « trans » que d'huiles saines, ce qui pousse les nutritionnistes à recommander de réduire de 30 % notre consommation totale de graisses, et de ne pas absorber plus de 10 % de notre ration calorique journalière (une cuiller à dessert) sous forme de graisses saturées. Pour cela, il nous faut éviter les viandes grasses, le beurre, la margarine, les pâtisseries, les fritures et les glaces.

Il est de plus en plus évident que les acides gras « trans » présents dans la margarine, les fritures, les pommes chips et autres snacks, contribuent de près à la survenue de maladies cardio-vasculaires. En les supprimant de nos menus, nous avons de grandes chances de diminuer ces risques. Et, dans un même temps, augmenter notre consommation de poisson, et remplacer le beurre et la margarine par de l'huile de lin, de colza ou d'olive, peut nous aider à éviter bien des maladies chroniques.

Les poissons et leurs huiles : des agents préventifs contre la maladie

Les maladies cardio-vasculaires

De nombreuses données, réunies entre 1959 et 1996, ont fait apparaître le lien étroit qui existait entre une alimentation riche en huiles marines et le faible taux des maladies de cœur parmi les Indiens d'Amérique. Des recherches, sur l'alimentation des Inuits en particulier, se sont révélées d'un grand intérêt car ces populations présentaient des taux extrêmement faibles de diabète, malgré une grande consommation de graisses. On a constaté en effet que la consommation quotidienne de poissons gras, surtout ceux qui proviennent des eaux froides, comme le saumon, le hareng, le thon, l'anchois, le maquereau et la truite, avait le pouvoir d'augmenter le taux de HDL (agent du « bon » cholestérol), de baisser celui du cholestérol total, et d'augmenter la viscosité du sang.

Une autre étude intéressante a été réalisée sur des populations de sept régions du monde, s'étalant cette fois sur vingt-cinq ans. On a cherché à identifier quels facteurs diététiques, à part le fait de manger du poisson, pouvaient prévenir les maladies cardio-vasculaires. Les scientifiques ont découvert que les Néerlandais et les Finlandais étaient ceux qui consommaient le plus de produits laitiers, et affichaient le taux le plus élevé de décès dus à des maladies cardio-vasculaires, soit 268 pour 1 000. D'autre part, ceux qui présentaient le taux le plus bas de décès dus aux mêmes causes étaient les Crétois : 24 pour 1 000. Ces gens, comme ceux d'Italie, avaient une alimentation riche en poisson, légumes, légumineuses et huile d'olive, avec une faible consommation de vin. C'est ainsi que cette étude et celles qui ont suivi ont donné naissance au concept de la fameuse « alimentation méditerranéenne », dont nous vous présentons la pyramide.

Des taux très bas de maladies cardio-vasculaires ont été notés au Japon, également, que l'on a associés à une importante consommation de soja, de céréales et de poisson. En comparaison, le taux élevé de ces maladies chez les Américains a été directement lié à leur trop grand amour pour la viande, les produits laitiers et les aliments traités.

La pyramide de l'alimentation traditionnelle méditerranéenne

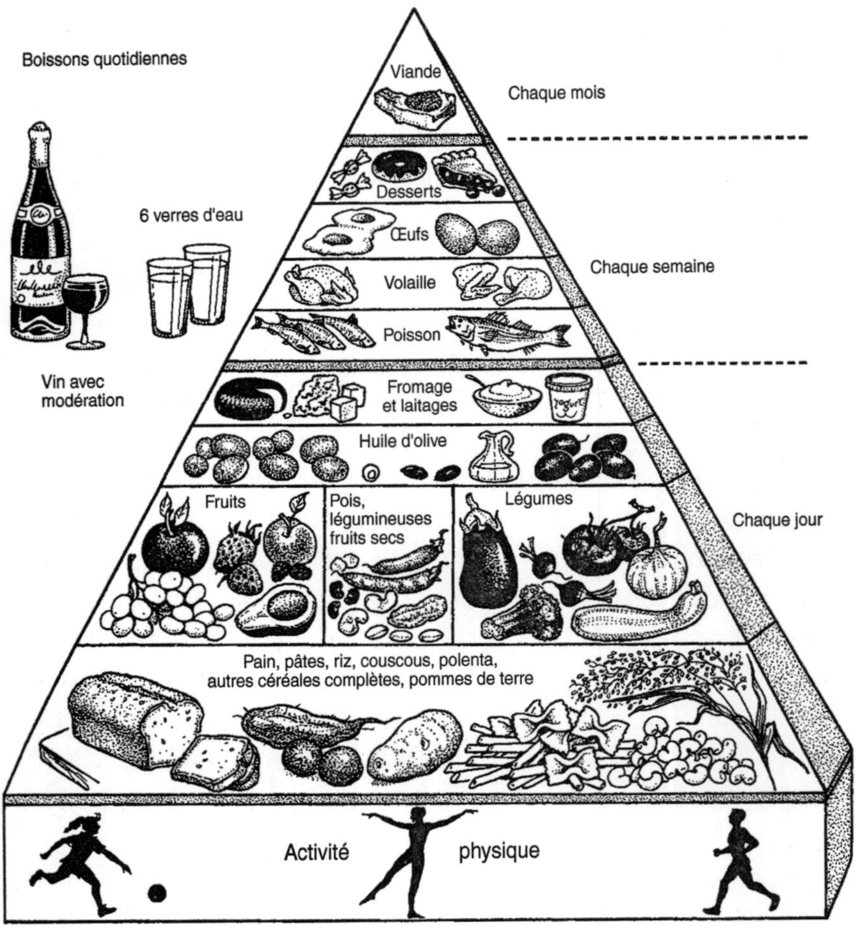

Le cancer

Une alimentation riche en viande, avec peu ou pas de poisson, peut représenter un réel risque. Des chercheurs ont découvert qu'il existait une incidence nettement plus forte de cancer du sein chez les femmes qui mangeaient au moins une fois par semaine des viandes traitées telles que de la charcuterie, des hot dogs et du bacon. Les chercheurs en ont conclu que c'était le genre de graisse qui avait un impact sur la prévention du cancer, et non la quantité. Des études réalisées dans vingt-quatre pays européens confirment que le fait de manger du poisson ou de prendre des suppléments d'huiles de poisson pouvait prévenir les cancers du sein et du côlon.

Réactions immunitaires et inflammations

Plusieurs recherches pratiquées sur les animaux ont établi que l'oméga-3 présent dans les huiles de poisson pouvait augmenter les réactions immunitaires. D'autre part, des tests cliniques sur l'homme ont prouvé les effets thérapeutiques des huiles oméga-3 dans le traitement d'une inflammation aiguë ou chronique, et dans celui de troubles auto-immunitaires comme l'arthrite rhumatoïde résultant d'une réaction immunitaire inappropriée. L'oméga-3 s'avère également très efficace pour éviter le rejet de greffes.

Arthrite rhumatoïde

Selon une récente étude comparative, l'absorption d'huiles de poisson par des personnes souffrant d'arthrite rhumatoïde a révélé chez celles-ci une amélioration bien plus nette que chez les patients ayant absorbé des capsules d'huile de maïs. Les chercheurs avaient utilisé comme indicateur la raideur matinale du corps et les douleurs des articulations. Juste avant le début de ces tests, ces personnes avaient arrêté la prise d'anti-inflammatoires, que l'on avait remplacés par des acides gras essentiels.

La sclérose en plaques

C'est une maladie chronique lente qui se manifeste par la désagrégation des couches de myéline protégeant le cerveau et les nerfs. Cette affection met en jeu le système immunitaire et, bien qu'on ne sache pas si cela est dû à un réel dysfonctionnement de ce système, le fait de tempérer les réactions immunitaires avec de l'oméga-3 a montré des résultats positifs.

Lors d'une étude de six mois, on a administré à des patients atteints de sclérose en plaques des suppléments d'oméga-3 en capsules (3 g par jour). Les chercheurs ont alors découvert une diminution de l'activité pro-inflammatoire, accompagnée d'un effet de soulagement qui s'est prolongé tout au long du test.

Ajouter de l'huile de lin et de colza à votre alimentation, et manger du poisson deux ou trois fois par semaine tout en réduisant les graisses animales saturées, constitue un moyen simple de vous maintenir en bonne santé. En revanche, si vous absorbez des suppléments pour traiter un problème spécifique, demandez l'avis de votre médecin.

Les autres huiles bénéfiques

L'HUILE DE SON DE RIZ n'a pas attiré l'attention des scientifiques autant que les huiles de poisson. Cependant, des chercheurs asiatiques et indiens ont prouvé que l'huile de son de riz avait le pouvoir d'abaisser le taux de cholestérol de manière bien plus efficace que les autres huiles végétales. Cette huile constitue également une source unique de gamma-oryzanols, de tocophérols (vitamine E) et de tocotriénols, des phytochimiques très bénéfiques.

Les tocophérols diminuent les troubles liés à l'oxydation, tandis que les tocotriénols semblent agir directement sur le foie, en réduisant la synthèse du cholestérol. L'huile de riz est l'une des cinq huiles végétales à contenir de l'acide alpha-linolénique (2,2 %), le fameux oméga-3, les quatre autres étant les huiles de lin, de noix, de colza et de graine de potiron.

Les résultats de deux études réalisées aux États-Unis ont confirmé ceux des expériences asiatiques. Les auteurs de cette recherche ont émis l'idée que d'autres phytochimiques présents dans l'huile de riz pouvaient être la cause des bienfaits observés.

Les tocophérols et les tocotriénols

Les huiles de son de riz, d'orge, de palme, de maïs, d'olive et de graine de soja contiennent le complexe naturel de vitamine E, qui inclut quatre tocophérols et quatre tocotriénols. En 2000, deux nouveaux tocotriénols importants ont été découverts par le Dr Asaf Qureshi et ses confrères de l'Advance Medical Research, à Madison.

Les huiles de maïs, de graine de soja et d'olive contiennent principalement des tocophérols, alors que les huiles de riz, de palme et d'orge constituent les sources les plus riches de tocotriénols. Les composés de vitamine E sont les principaux antioxydants des membranes cellulaires. (Nous avons parlé, au chapitre 5, de leur rôle et de leur interaction avec les caroténoïdes).

La protection cardio-vasculaire est l'un des bienfaits majeurs de ces phytochimiques. Le Dr Lester Packer et ses confrères de l'université de Californie, à Berkeley, ont montré que les tocotriénols aidaient à prévenir l'oxydation due au LDL, le « mauvais » cholestérol. Plusieurs autres facteurs responsables de l'évolution des maladies cardio-vasculaires ont aussi été réduits grâce aux tocotriénols.

Les tocotriénols font partie d'une famille d'antioxydants protecteurs aux propriétés anticarcinogènes. Ils se positionnent à l'intérieur des membranes et aident à combattre les effets mutagènes ainsi que la prolifération des cellules tumorales. Les tocotriénols, les tocophérols et les caroténoïdes améliorent les communications intercellulaires, ce qui constitue un élément essentiel dans la lutte contre le cancer. Ces phytochimiques préviennent en effet l'oxydation de l'ADN, qui aurait pour effet de casser les chromosomes – un premier pas vers le vieillissement cellulaire et un éventuel début de cancer.

L'huile d'olive semble avoir un effet protecteur sur les membranes du côlon. Alors que la consommation de viande a pour effet d'inhiber une enzyme censée aider les cellules de la muqueuse du côlon à proliférer – cela laissant tout loisir aux tumeurs de se développer – l'huile d'olive, elle, augmente l'activité de cette enzyme. Les cellules de la muqueuse du côlon, comme celles du système digestif, se détruisent et doivent être remplacées chaque jour. En préservant le mécanisme de croissance des cellules du côlon, l'huile d'olive aide à maintenir l'intégrité de la muqueuse et à empêcher le développement des tumeurs. Cette huile contient plusieurs caroténoïdes et des xanthophylles.

L'avocat fournit également une huile monoinsaturée dont les bienfaits sont largement reconnus. Plusieurs études ont montré que l'huile d'avocat diminuait le cholestérol LDL et les triglycérides. Ces résultats sont corroborés par deux autres tests, l'un basé sur le fruit de l'avocat, et l'autre utilisant de l'huile d'avocat accompagnée d'un régime végétarien.

L'acide linoléique conjugué

Manger du bœuf est déconseillé car cette viande est principalement constituée de graisses saturées. Nous verrons dans les chapitres suivants que les plans de régime limitent sa consommation à une fois par mois. Cependant, le bœuf et le lait de vache contiennent un autre type de graisse, qui a des effets anticancéreux et peut aider à perdre du poids. Appelé acide linoléique conjugué (ALC), il regroupe des acides gras isomères (même structure chimique mais propriétés différentes).

La présence des ALC chez les bovins est connue depuis qu'on en a trouvé par hasard, en 1987, dans un hamburger cru. Par la suite, on a découvert que cet ALC était mieux utilisé par le corps lorsque la viande était cuite. L'acide linoléique conjugué a de remarquables propriétés préventives contre le cancer, le diabète, les inflammations, le cholestérol et les triglycérides. Il peut agir de façon efficace sur la perte de poids, en transformant les graisses en masse musculaire.

Les compléments constituent le meilleur moyen d'absorber cet acide gras car les aliments qui le contiennent ne sont pas sains.

Les bienfaits des œufs et des laitages

LE JAUNE D'ŒUF est une excellente source du caroténoïde jaune, la lutéine, qui lui donne sa couleur. Sans surprise, c'est un aliment parfait pour les types Vata.

Des études ont toutefois montré qu'une consommation quotidienne de jaune d'œuf augmentait sensiblement le taux de LDL. Des suppléments de lutéine (6 mg par jour) constitueraient une excellente façon de protéger la macula de vos yeux (voir chapitre 5).

D'autre part, l'absorption par l'organisme de vitamines liposolubles s'améliorera si on y associe des graisses, mais il vaut mieux éviter d'ajouter celles-ci à votre alimentation si vous prenez des suppléments vitaminiques. Il suffit de les avaler avec un repas contenant un peu de matières grasses.

Le DHA, ou acide docosahexaénoïque, est l'acide gras à chaîne longue le plus important pour le cerveau, les yeux et le cœur. Dans le cerveau, le DHA est lié aux lipides membranaires et participe étroitement à la communication entre les neurones. Dans les yeux, le DHA s'associe aux bâtonnets rétiniens et affecte certaines fonctions visuelles dont l'adaptation à l'obscurité. Dans le cœur, le DHA est situé dans les centres nerveux qui contrôlent les battements de ce muscle. Toutes ces propriétés font du DHA l'un des plus importants acides gras essentiels à la santé. Nous n'en absorbons pas beaucoup dans notre alimentation, mais il est possible d'en augmenter la dose en mangeant des œufs de poules nourries avec des algues riches en DHA. Un œuf contient 150 mg d'acide gras – et 20 % de nos besoins journaliers en vitamine E –, ce qui équivaut à la quantité minimale de DHA que nous devrions ingérer chaque jour. On peut aussi trouver cet acide gras dans le poisson, les huiles de poisson et dans les algues marines.

Les laitages fermentés comme le yaourt, le fromage blanc, le kéfir et le babeurre fournissent diverses variétés de lactobacilles et de bifidobactéries, bénéfiques pour la santé. En plus de leur haute valeur nutritive, les laitages fermentés sont dotés de puissantes propriétés thérapeutiques. Aujourd'hui, nous profitons des bienfaits de ces laitages, mais il est toutefois conseillé de n'acheter que les produits contenant des cultures vivantes, ce qui doit être indiqué sur l'emballage. Selon les bactéries utilisées, les yaourts auront des saveurs différentes. Il est conseillé de choisir des laitages avec peu ou pas de matière grasse, et, de préférence, ceux qui ont des parfums et des colorants naturels. Tous les types peuvent consommer ces produits laitiers, les types Kapha devant néanmoins veiller à ne pas en abuser.

À présent, nous allons expliquer comment fonctionnent ces « bonnes » bactéries, et pourquoi il est bénéfique de manger des aliments fermentés.

Les probiotiques sont des cultures de bactéries variées qui ont un impact positif sur le métabolisme cellulaire du côlon. Parmi celles-ci, on trouve plusieurs espèces de lactobacilles : *Acidophilus, Casei, Bulgaricus, Thermophilus* et les sporogènes. Les cultures de lactobacilles ont le pouvoir de réduire les diarrhées dues à la « turista » des voyageurs, de parer aux intolérances au lactose, de réduire les mycoses, et d'éviter les effets secondaires des antibiotiques.

La fonction de ces derniers étant de tuer toutes les bactéries, qu'elles soient bonnes ou mauvaises, la flore intestinale est donc détruite en même temps que les bactéries pathogènes, et l'environnement du côlon s'en trouve sévèrement altéré. Les laitages fermentés sont donc un complément indispensable à tout traitement antibiotique, et permettent d'en renforcer les effets.

Effets secondaires éventuels des aliments blancs

Les huiles

Les huiles d'amande, de noix et d'arachide peuvent causer des réactions allergiques. On ne peut pas cuisiner avec de l'huile de lin car elle se décompose à la chaleur. D'autre part, les huiles, à poids égal, sont deux fois plus caloriques que les hydrates de carbone et les protéines.

Les poissons

Certaines personnes sont allergiques au poisson, particulièrement aux fruits de mer, et doivent donc les éviter. Il faut aussi se méfier de l'origine de certains poissons car les eaux d'où ils proviennent peuvent être polluées. Les femmes enceintes ou qui allaitent doivent faire tout spécialement attention car ces produits toxiques peuvent pénétrer le placenta et le lait maternel.

Les laitages et les œufs

Les produits laitiers que l'on trouve dans le commerce peuvent contenir une hormone bovine de croissance, la BGH, qui se trouve naturellement chez la vache en période de lactation. Néanmoins, beaucoup de fermiers ajoutent cette hormone à la nourriture de leurs vaches afin d'augmenter leur production de lait. Tous les laits biologiques sont sans BGH ajoutée. Comme je l'ai expliqué, les laitages fermentés sont beaucoup plus sains. Les œufs, outre leur lutéine, sont aussi une très bonne source de DHA et de vitamine E, s'ils proviennent de poules convenablement nourries.

Les volailles

De nombreux magasins proposent aujourd'hui des poulets élevés en liberté, qui sont un peu moins gras. Si vous surveillez votre poids, ôtez la peau.

Les viandes

Le bœuf a un taux élevé de graisses saturées et, bien qu'il apporte de l'acide linoléique conjugué, il est préférable de limiter sa consommation à deux ou trois fois par mois. La consommation du porc aussi ne devrait être qu'occasionnelle, car c'est la viande la moins profitable pour la santé. D'autre part, elle peut causer des allergies chez les personnes sensibles. L'agneau n'est pas à bannir totalement, mais il contient aussi beaucoup de graisses. Le gibier, le bison et l'autruche sont de bonnes viandes que vous pouvez manger plusieurs fois par mois, si le plan de régime de votre couleur vous le permet.

La couche noire qui apparaît sur les viandes très grillées contient des amines hétérocycliques (AHC) susceptibles d'augmenter les risques de cancer du côlon. Il existe plusieurs façons de réduire la formation de ces substances ou de diminuer leur toxicité. En retournant la viande toutes les minutes, elle cuit plus vite et les AHC n'ont pas le temps de se former.

Lorsque la viande est marinée dans des composés phénoliques comme le vin rouge, les cerises ou des herbes comme le romarin, le thym et le poivre, on échappe aux AHC. Le curcuma est aussi connu pour protéger contre le cancer du côlon. Ainsi, vous pouvez manger des viandes grillées et éviter la formation dangereuse d'AHC en prenant des précautions simples.

Acheter, conserver et cuisiner ces aliments

LES HUILES ont tendance à rancir rapidement, surtout les plus insaturées comme l'huile de lin, de chanvre, de graine de potiron et de germe de blé. Il est préférable de les stocker au froid et à l'abri de la lumière. Vous pouvez conserver les huiles monoinsaturées comme l'huile de colza et d'olive en petites quantités dans un placard frais, pour un usage rapide, et garder le reste dans le réfrigérateur. L'huile d'olive est riche en caroténoïdes, et les meilleurs marques la commercialisent dans une bouteille de verre sombre.

Viandes, poissons et volailles devraient être achetés le jour de leur découpe. Assurez-vous de l'origine du poisson et de la volaille que vous choisissez, car ils s'abîment plus vite que la viande rouge. Les poissons ne doivent pas sentir fort ; les volailles doivent avoir une peau blanche et claire – excepté les poulets nourris au carotène, qui auront alors un aspect jaune – et leur graisse doit être d'une couleur pâle et crémeuse. Réfrigérez ces aliments dès que possible et mangez-les au cours des deux jours qui suivent leur achat. Si vous avez des restes, emballez-les soigneusement et gardez-les au froid. Prévoyez de consommer la viande surgelée dans le mois qui suit sa date de congélation, sauf si vous achetez des produits déjà surgelés. Conservez alors ceux-ci à une température constante tournant autour de – 18°.

Les laitages et les œufs comportent une date sur l'emballage. Consultez-la lorsque vous en achetez. Encore une fois, placez ces produits au réfrigérateur le plus tôt possible après l'achat.

Quels sont vos aliments-couleur ?

LES ALIMENTS BLANCS sont complémentaires pour tous les types de couleur. Ils devraient tous être considérés comme des éléments ajoutés à votre plan de régime.

Types Vata

Vous pouvez manger à peu près tous les aliments de ce groupe, bien que certains soient meilleurs que d'autres pour vous.

Huiles

De colza, d'amande, d'abricot, de noix de coco, d'onagre, de poisson, de lin, d'olive, d'arachide, de fleur de safran, de sésame, de tournesol, de noix et de germe de blé, de moutarde ou de poivre.

À éviter : Huile de maïs et de soja, margarine.

Laitages

Beurre, babeurre, crème, lait, fromage, yaourt, fromage blanc, ricotta, crème fraîche, beurre clarifié, kéfir, yaourt liquide.

À éviter : Crème glacée.

Poissons

Tous les poissons de mer et d'eau douce, thon.

À éviter : Fruits de mer.

Viandes

Bœuf, bison, autruche et gibier.
À éviter : Agneau, porc.

Volailles et œufs

Poulet et dinde, canard, œufs et jaune d'œuf.
À éviter : la peau des volailles.

Types Pitta

Vous aurez moins de choix parmi les aliments blancs. La viande est trop lourde et trop riche pour vous, et les poissons et les fruits de mer risquent de vous causer des allergies. Certaines huiles seront bonnes pour vous, ainsi que la plupart des laitages. Vous êtes le seul type à pouvoir tolérer un peu de glace de temps en temps.

Huiles

De poisson, de chanvre, d'avocat, de cassis, de noix de coco, d'onagre, d'olive, de soja, de tournesol, de noix, de germe de blé, et la margarine.

À éviter : huile d'amande, d'abricot, de colza, de maïs, d'arachide, de safran, de sésame, de moutarde ou de poivre.

Laitages

Beurre, ricotta, fromage blanc, lait clarifié, crème, lait, yaourt, crème glacée.
À éviter : babeurre, fromage, kéfir et crème fraîche.

Poissons

Tous les poissons d'eau douce.
À éviter : les poissons de mer, les fruits de mer et les rollmops.

Viandes

Éviter toutes les viandes rouges.

Œufs et volailles

Poulet et dinde, surtout le blanc, blancs d'œufs.
À éviter : les jaunes d'œufs, le canard.

Types Kapha

Votre type est le plus limité en aliments blancs. La plupart des huiles et des laitages ne vous conviennent pas. Les poissons d'eau douce, les fruits de mer et les volailles restent le meilleur choix parmi les chairs animales. Beaucoup de types Kapha font des allergies au poisson et aux fruits de mer. Une fois que votre organisme aura trouvé son équilibre, vous pourrez sans doute mieux tolérer ces aliments. Vous pouvez néanmoins consommer de la volaille ou du poisson en petite quantité, deux ou trois fois par semaine. Le jaune d'œuf contient trop de cholestérol pour vous, mais le blanc sera une excellente source de protéines.

Huiles

De cassis, de bourrache, de colza, de maïs, d'onagre, de poisson, de lin, de moutarde ou de poivre.
À éviter : huile d'amande, d'avocat, de noix de coco, de chanvre, d'olive, d'arachide, de fleur de safran, de sésame, de noix, de germe de blé, et la margarine.

Laitages

Produits fermentés, occasionnellement.
À éviter : tous les produits laitiers, tous les fromages.

Poissons

Fruits de mer et poissons d'eau douce.
À éviter : poisson de mer, hareng.

Viandes

Agneau.
À éviter : le bœuf, le porc, le gibier.

Volailles et œufs

Blancs d'œufs, poulet, dinde, oie et gibier à plumes.
À éviter : le jaune d'œuf, le canard.

CHAPITRE 10

Herbes, épices, condiments et boissons

AUJOURD'HUI, ON UTILISE DES ÉPICES et des herbes comme exhausteur de goût. Toutefois, pendant des siècles, les épices ont servi à retarder la détérioration des aliments et à tuer les organismes susceptibles de provoquer des intoxications. Pour ma part, cela fait des années que j'apprécie les herbes et les épices, et encore plus depuis que j'ai appris à connaître leur importance dans la prévention et la lutte contre toutes sortes de maladies.

Les herbes et les épices peuvent :

- renforcer le goût des aliments et réduire le besoin de sel
- limiter l'appétit, augmenter l'absorption de la nourriture par l'organisme et améliorer les fonctions intestinales
- aider à perdre du poids
- modérer l'assimilation du cholestérol par le côlon
- fournir des antioxydants, des phyto-œstrogènes et des phyto-progestines
- prévenir les nausées

- retarder la détérioration des aliments et détruire les micro-organismes porteurs de maladie

Il est passionnant de constater que les herbes et les épices ont non seulement le pouvoir de retarder la détérioration des aliments, mais sont aussi capables de prévenir l'attaque des radicaux libres dans notre corps. Passons en revue certaines des études qui ont révélé ces propriétés bénéfiques.

Une équipe de recherche a testé un mélange d'herbes aromatiques : romarin, thym, estragon, basilic, sarriette, fenouil, lavande et marjolaine. Les scientifiques ont alors découvert que ces herbes réduisaient de 50 % les dommages causés par les radicaux libres. Des chercheurs indiens ont donné à dix personnes saines et dix patients souffrant de coronarite deux tasses de lait contenant une pincée de safran (50 mg), chaque jour pendant six semaines. À la fin du test, les cellules sanguines des deux groupes ont manifesté une réduction sensible des méfaits ravageurs des radicaux libres. Cependant, les patients atteints de coronarite en ont tiré le maximum de bienfaits.

Le basilic est l'une des plantes les plus révérées en médecine indienne, après avoir servi à soigner des types Vata et Kapha souffrant de troubles du système nerveux, ou d'ennuis digestifs et respiratoires. Une équipe de l'université du Michigan a déclaré que le basilic était aussi efficace que l'ibuprofène et l'aspirine pour réduire les inflammations et calmer la douleur. Des chercheurs indiens ont aussi découvert que le basilic diminuait sensiblement le taux de glucose du sang et qu'il pouvait constituer une thérapie complémentaire au traitement du diabète.

Le clou de girofle est un excellent agent antimicrobien, et une étude récente a montré qu'il combattait à merveille les infections dues aux staphylocoques et à la salmonelle.

D'autres herbes ont une action cruciale sur la santé. Ainsi, le safran et le romarin ont le pouvoir de ralentir la croissance de cellules cancéreuses en modifiant la synthèse de l'ADN. Et ajouter du poivre de Cayenne dans un plat accroît le métabolisme et aide à perdre du poids. L'origan renforce le goût tout autant que l'appétit, un phénomène que les cuisiniers indiens ont découvert il y a longtemps. C'est aussi un très bon agent antioxydant, antibactérien et antiviral, qui agit efficacement contre les rhumes et les angines.

L'amélioration de la digestion et du transit intestinal est un des buts de tout programme de santé. Les Indiens ont ainsi utilisé le poivre noir durant des siècles pour faciliter la digestion. Les recherches modernes ont montré que le principal phytochimique du poivre, appelé pipérine, stimulait l'assimilation des aliments et des suppléments diététiques. Épice d'une importance capitale, le poivre noir consolide les parois intestinales et augmente leur pouvoir d'absorption, limitant ainsi les fuites dans le sang de particules de nourriture mal digérées, susceptibles de créer des allergies alimentaires chroniques.

Beaucoup des épices les plus importantes, dont le Cayenne, le gingembre et le poivre sont naturellement agressives, et classées par l'ayurvéda comme éléments échauffants. Elles sont recommandées pour les types Vata et Kapha. Toutefois, ces épices relevées doivent être consommées avec précaution par les types Pitta.

Le curcumin, caroténoïde issu du curcuma (ou safran des Indes), est renommé pour ses effets contre les inflammations et les thromboses. Ses propriétés anticoagulantes lui permettent de bloquer de façon sélective les enzymes responsables de la coagulation du sang. L'aspirine, remède anticoagulant par excellence, bloque aussi les enzymes protectrices de l'estomac, provoquant des douleurs chez beaucoup de gens. Des études ont montré que le curcumin était plus efficace que l'aspirine, sans en avoir les effets secondaires désagréables. Ce composé du curry est aussi l'un des agents protecteurs les plus puissants du système cardio-vasculaire.

Une équipe de recherche de l'Aeron Biotechnology, en Californie, a testé 150 herbes et épices. Les plus riches en phyto-œstrogènes sont le soja, la réglisse, le trèfle rouge, le thym, le curcuma, le houblon et la verveine. Les plus riches en phyto-progestine sont l'origan, la verveine, le curcuma, le thym et le trèfle.

Les épices peuvent avoir un impact puissant sur votre santé, grâce aux phytochimiques qu'elles renferment. Vous trouverez dans le tableau ci-contre la liste de quelques-uns des phytochimiques les plus importants. Leurs noms pourront vous paraître étranges car chacun d'eux est spécifique à l'herbe qui les contient. Ce sont cependant les mêmes familles phytochimiques dont nous avons parlé dans ce livre : les phénols, les caroténoïdes, les terpènes, les flavonoïdes, les saponines et les composés sulfureux. Toutes les épices sont des antioxydants, bien que je n'aie précisé cette fonction que pour les plus importantes.

Plus tard, lorsque vous aurez un programme de régime complet adapté à votre couleur, vous tomberez sur des aliments qui ne sont pas votre type, et vous vous demanderez comment faire pour les équilibrer. Vous pourrez atténuer les effets des aliments « hors couleur » en y ajoutant des épices et des condiments.

Vous pouvez aussi stimuler l'action de vos aliments en les additionnant d'épices contenant des phytochimiques similaires ou complémentaires. Par exemple, vous augmenterez le pouvoir antioxydant d'un composé phénolique en y ajoutant du romarin, du thym, de l'origan et du basilic. L'adjonction du persil à ces herbes vous fournira un puissant phytochimique, appelé apigénine, qui a une action antihistaminique, bactéricide et anti-inflammatoire.

Vous remarquerez plusieurs choses, en étudiant ce

tableau. Beaucoup de ces plantes stimulent la fonction respiratoire, car elles contiennent des huiles volatiles et des agents aromatiques. Vous noterez aussi qu'elles aident à digérer et réduisent les flatulences. En fait, elles améliorent les fonctions de digestion et d'absorption de tout le système gastro-intestinal.

Les Pitta se passent fort bien de la stimulation de ces plantes échauffantes et aromatiques, car ils ont une bonne digestion. Puisque les racines et les tubercules concentrent les produits actifs, elle sont trop « chaudes » pour les types Pitta. En règle générale, les épices feuillues, plus fraîches, leur conviennent mieux, et elles constituent un excellent support pour le système cardio-vasculaire, le métabolisme du cholestérol et de la bile.

Les herbes et les épices, leurs composés actifs et leurs actions

Épices	Phytochimiques	Action
Aneth (Tous types)	Anéthol, apiol, carvéol, carvacrol, carvone, esculine	Feuilles : expectorant Graines : anticoliques, stimulent la lactation
Asa fœtida (Vata, Kapha)	Asaresinotanol, allyle, sulfure de propyle, farnesferol, fétidine	Crampes, gaz, distension abdominale, mycoses, menstruations difficiles ou tardives, palpitations, nervosité
Baies de genièvre (Pitta, Kapha)	Terpinène-4-ol, lignines, amentoflavone, désoxy-podophyllotoxine	Indigestions, flatulences Stimule l'appétit
Basilic (Vata, Kapha)	Esculine, monoterpènes, anéthol, bornéol, tryptophane, cadénine, estragole, phytostérols	Congestions, fièvre, stress
Basilic (Sacré) (Vata, Kapha)	Cirsilinéol, isothymusine, isothymonine, eugénol	Maux de tête, diabète, antidouleur, antioxydant

Camomille (Tous types)	Apigénine, chamazulène, farnésène, farnesol, pinène	Dyspepsie, nervosité, insomnies
Cannelle (Vata, Kapha – Pitta, n'en abusez pas)	Cinnamaldéhyde, eugénol, acide trans-cinnamique, tanins, monoterpènes	Anorexie, gonflements, nausées, flatulences, coliques
Cardamome (Vata, Kapha – Pitta, n'en abusez pas)	Phytostérols, phosphatides (choline, inositol, éthanol amine), monoterpènes	Stimulant, expectorant
Carvi (cumin des prés) (Vata, Kapha)	Carène, carvéol, carvone, phytostérols, monoterpènes	Flatulences Stimulant digestif
Cayenne et **paprika** (Vata, Kapha)	Capasaïcinoïdes, caroténoïdes	Flatulences, dyspepsie, mauvaise digestion
Clous de girofle (Kapha, Vata)	Eugénine, ellagitannines, casuarictine	Flatulences, laryngites, maux de tête, maux de dents, aphrodisiaque, expectorant, décongestionnant
Coriandre (persil arabe) (Tous types)	Linalool, pinène, limonène, phytostérols	Distension stomacale, crampes stomacales
Cresson (Tous types)	Glucosinolates, gluconasturtine, traces de minéraux	Congestions respiratoires, contrôle du cholestérol, prévention du cancer de la bouche, de la gorge et du poumon
Cumin (Tous types)	Apigénine, monoterpènes, cumène, acide cuminique	Restaure l'homéostasie, antistress, stimulant doux
Curcuma (safran des Indes) (Tous types)	Huiles volatiles, curcuminoïdes	Gonflements abdominaux, perte d'appétit Améliore le flux biliaire et les sucs pancréatiques
Estragon (Vata, Kapha)	Isocoumarine, estragol	Flatulences, gonflements Diurétique, régule les menstruations
Fenouil (Vata, Pitta – Kapha, n'en abusez pas)	Anéthol, fenchone, estragol, pinène, limonène, flavonoïdes	Soins de l'estomac et de la vessie

Fenugrec (Kapha – Vata, n'en abusez pas)	Galactomanines (fibre mucilagineuse), lysine, tryptophane, alcaloïdes (trigonelle)	Douleurs gastro-intestinales Contrôle du cholestérol
Gingembre (Vata, Kapha – Pitta, n'en abusez pas)	Oléorésines, gingérols, shogaols, gingibérène	Mal des transports, maux d'estomac, nausées, vomissements, flatulences Améliore la sécrétion gastrique
Graines de moutarde (Vata, Kapha)	Isothiocyanates d'allyle, acide sinapique	Stimulant de la digestion, réduit les excès de mucosité
Laurier (Vata, Kapha)	Costanolide, sesquiterpènes	Flatulences, Stimulant digestif et respiratoire
Lin (Vata, Kapha – Pitta, n'en abusez pas)	Acides gras linolénique, linoléique, oléique, stéarique, palmitique, myristique, lignine, stérols	Émollient, laxatif, réducteur de graisse, anticoagulant
Marjolaine (Vata, Kapha)	Carvone, hydroquinone, saponines	Expectorant, régulateur de la digestion et des menstruations
Menthe poivrée (Pitta, Kapha – Vata, n'en abusez pas)	Anéthol, bétaïne, carvacrol, monoterpènes, menthacubanone, menthol	Flatulences Décongestionnant, soulage les maux d'estomac
Muscade et **macis** (Vata, Kapha)	p-cymène, malabaricone, phytostérols, sabianine	Douleurs abdominales, insomnies
Origan (Vata, Kapha)	Acides caryophyllène et phénolique, vitexine	Stimulant des voies respiratoires supérieures et de l'index glycémique, antiviral, analgésique
Persil (Pitta, Kapha)	Apigénine, apiol, bergaptène, carvéol	Diurétique, régule les menstruations, calme les nerfs
Pissenlit (Pitta, Kapha)	Eudesmanolides, lutéine, triterpènes, phytostérols	Troubles du foie et de la vésicule, troubles de la digestion, diabète
Poivre noir (Vata, Kapha – Pitta, n'en abusez pas)	Pipérine, carvacrol, carvone, chrome	Antioxydant, stimulant digestif, expectorant

Radis noir (Kapha – Vata, n'en abusez pas)	Glucosinolates, allyle, isothiocyanates, coumarine, phénols, enzymes peroxydases	Infections respiratoires et urinaires Améliore la sécrétion gastrique
Romarin (Vata, Kapha)	Carnosol, acides carnosique, rosmarinique, chlorotique et caféique, rosmanol, rosmaridiphénol	Flatulences Antioxydant, lourdeurs d'estomac
Sauge (Vata, Kapha)	Thujone, salviatanine, monoterpènes	Réduit la transpiration et les suées nocturnes
Thym (Vata, Kapha)	Bornéol, carvacrol, flavones, lutéoline	Antitussif, antispasmodique, antiparasitique, antiseptique

Sources : David Frawley and Vasant Lad, *Yoga of Herbs* ; Swami Sada Tirtha, *The Ayurveda Encyclopedia* ; James Duke, *Handbook of Biologically Active Phytochemicals* and *Handbook of Phytochemicals Constituents of GRAS Herbs.*

Cette liste n'a pas la prétention d'être exhaustive. Il faudrait des années pour recenser tous les phytochimiques des herbes et épices. Cela ne vous empêche pas de profiter des bienfaits médicinaux qu'elles vous procurent en apportant un nouvel équilibre à votre organisme.

Sauces et condiments

AJOUTÉES AUX SAUCES que vous pourrez préparer vous-même, les épices du tableau ci-dessus vous aideront à mieux tolérer les aliments « hors couleur » que vous risquez de rencontrer. Par exemple, les Vata ont du mal à digérer le chou vert ; le fait d'ajouter de la sauce de prune, du vinaigre ou du ketchup à du chou cuit à la vapeur vous évitera d'avoir des gaz. Les Vata peuvent aussi améliorer leur digestion de légumes et légumineuses en y ajoutant, pendant la cuisson, des graines de carvi ou de fenouil. Le chou à l'aigre-douce est nettement meilleur pour les types Vata, et les Pitta le toléreront tout aussi bien, surtout s'ils choisissent du chou rouge au lieu du vert. Les Kapha, quant à eux, peuvent en apprécier n'importe quelle sorte. Toutefois, les plats à l'aigre-douce ne leur conviendront pas car ils ne tolèrent ni le vinaigre ni le sucre.

Le tableau suivant dresse une liste des sauces et condiments les plus connus, en précisant lesquels sont utilisables par chacun des types.

Condiments pour votre type

Condiments	Types Vata	Types Pitta	Types Kapha
Chutney	non – trop âcre	non – trop piquant	oui – augmente le métabolisme
Ketchup	oui – acide	non – trop piquant	non – trop acide
Mayonnaise	oui – sucrée	oui – sucrée	non – trop grasse
Moutarde	non – trop âcre	non – trop piquante	oui – augmente le métabolisme
Sauce à la menthe	non – trop âcre	non – trop acide	oui – âcre
Sauce à la prune	oui – acide	non – trop acide	oui – pas trop acide
Sauce pour steak	oui – acide, salée	non – trop salée	non – trop salée
Sauce tartare	oui – sucrée	oui – sucrée	non – trop sucrée
Vinaigres : cidre, riz, malt, vin, balsamique	oui – acide	oui – sans abuser du v. de riz et du v. balsamique	non – trop acide
Worcestershire	oui – acide, salé	non – trop acide et salé	non – trop acide et salé

D'un point de vue nutritionnel, les condiments offrent peu de bienfaits et sont à utiliser à l'occasion. Il est nettement préférable d'utiliser des épices et des herbes pour donner de la saveur aux aliments plutôt que d'y ajouter des condiments. La plupart de ceux qui sont cités plus haut contiennent des additifs, des sucres et d'autres ingrédients qui les rendent inappropriés à un usage quotidien. Quant au ketchup, autant choisir des marques sans sucre et avec un minimum de sel. En achetant de la mayonnaise, évitez celles qui sont fabriquées avec de l'huile de colza. Il en existe aussi sans œufs, et peu salées. On peut trouver tous ces condiments faits à partir d'ingrédients biologiques.

Les boissons

LE LAIT, LE THÉ, les jus de fruits et légumes, et les bienfaits qu'ils procurent ont été présentés dans les chapitres précédents. Le café et le thé sont les boissons les plus consommées à travers le monde. Elles ont été analysées de long en large, tant pour leurs effets bénéfiques que nocifs.

Le café

Les boissons à la caféine comme le café, le thé et les colas, sont appréciées principalement parce qu'elles stimulent le système nerveux, qui contrôle les actions du cerveau, des glandes et des organes. Les effets de ces boissons portent sur la tension artérielle, le rythme cardiaque, la motilité et la sécrétion gastro-intestinales, la transpiration, la température du corps et le rythme respiratoire, des phénomènes que tout buveur de ce genre de boissons a déjà expérimentés. Toutefois, l'effet le plus puissant de la caféine concerne le cerveau. Elle augmente la vigilance et rehausse l'humeur – autrement dit, elle donne du pep ! Elle procure de l'énergie et aide à la concentration – du moins, si l'on n'en abuse pas. Car, dans ce cas, la caféine peut rendre une personne nerveuse, agitée et insomniaque. Les effets de la caféine provenant du thé et du café sont sensiblement les mêmes, le thé provoquant cependant moins d'insomnies, selon une étude récemment réalisée par des chercheurs britanniques.

La caféine resserre les vaisseaux sanguins et réduit la circulation du sang vers le cerveau, ce qui peut provoquer des maux de tête et diminuer la mémoire à court terme. Paradoxalement, le café peut aussi soulager la migraine et accroître jusqu'à 40 % l'action des remèdes antidouleur. Ces effets sont plus prononcés chez les gens âgés. Et, bien que la caféine soit une substance créant une dépendance et des changements d'humeur, elle ne laisse aucune trace dans l'organisme dès qu'on cesse d'en absorber.

Le café peut aussi avoir des effets nuisibles sur la tension et les lipides sanguins, tous deux étant des facteurs de risque de maladies cardio-vasculaires. Une équipe de recherche néerlandaise a rapporté que la consommation d'un litre de café par jour chez 64 personnes saines, âgées de quarante ans, avait élevé de 10 % leur taux d'homocystéine dans le sang. L'homocystéine est considérée comme un indicateur de risque de maladies cardio-vasculaires. On avait utilisé pour cette étude du café sous pression, non filtré. La façon dont le grain est moulu fait-elle une différence ? Oui, selon un groupe de chercheurs espagnols. Il semblerait que les constituants qui causent ces effets nuisibles soient plus concentrés dans le café non filtré que dans celui qui s'écoule à travers un filtre.

D'autres scientifiques ont découvert que boire plus de deux tasses de café par jour est sans danger, mais risque de causer des troubles chez ceux dont les enzymes du foie sont affaiblies, ou dont la tension est élevée.

Pour les hommes, le fait de boire du café peut être associé au développement du cancer de la prostate. Au cours d'une enquête s'étalant sur deux ans et impliquant 3 400 hommes, des chercheurs canadiens ont estimé que le risque de contracter ce cancer augmentait de 40 % avec une prise quotidienne de café.

L'arthrite rhumatoïde est également liée à la consommation de café. À l'issue d'une étude réalisée sur 18 981 hommes et femmes, des scientifiques finlandais ont déclaré que quatre tasses de café (ou plus) par jour augmentaient également les risques d'arthrite rhumatoïde.

Un autre effet néfaste de la caféine est d'affaiblir le sphincter, le muscle qui ferme le canal urinaire. Deux études ont montré que, plus une femme boit de café, plus elle risque de souffrir d'incontinence. Bien que ce symptôme ait tendance à s'accroître avec l'âge, il a été remarqué chez des jeunes femmes qui buvaient au moins entre 100 et 400 mg de caféine par jour. Quant à celles qui en absorbaient davantage, le problème s'avérait bien sûr nettement plus important.

Le café a aussi un grand nombre d'avantages. Le Dr Edward Giovannucci et ses confrères de la Harvard Medical School, à Boston, ont découvert que cette boisson semblait réduire la formation de calculs biliaires. Après avoir analysé des données portant sur dix ans de recherches réalisées auprès de 46 008 hommes, ils ont conclu que ceux qui buvaient deux ou trois tasses de café par jour avaient un risque de calculs biliaires diminué de 40 %, par rapport à ceux qui n'en prenaient pas régulièrement. Et, ceux qui en buvaient quatre tasses ou plus voyaient ce même risque baisser de 45 %. Un des phytochimiques présents dans le café, le cafestol, peut affecter la concentration du cholestérol biliaire et diminuer la synthèse des sels biliaires, prévenant ainsi la formation de calculs.

Le café stimule le transit intestinal, et peut contribuer à prévenir le cancer du côlon. D'autres recherches ont montré que la consommation de café (au moins 1 litre de café par jour) pouvait diminuer de façon sensible l'occurrence de la maladie de Parkinson.

D'autres bienfaits sont liés au café : diminution de l'acide urique, un des facteurs responsables de la goutte ; réduction de l'absorption du fer, un facteur de risque de maladies cardio-vasculaires chez certaines personnes. Toutefois, les femmes qui ont besoin de fer doivent tenir compte du fait que boire du café au milieu des repas peut diminuer l'assimilation du fer et du calcium.

Toutes ces données peuvent vous paraître un peu confuses, mais sachez que je vous rapporte ici les « dernières nouvelles » sur le café. Voici quelques conseils qui vous aideront à équilibrer vos couleurs :

- Le café normal (non décaféiné) est à éviter si vous êtes du type Vata ou Pitta.
- Buvez-en de façon modérée ; une à deux tasses par jour ne feront pas de tort aux Kapha, surtout s'il est filtré.
- Le café décaféiné a moins d'impact sur le système nerveux, et peut être plus souhaitable pour les Vata.
- Si vous avez de la tension, de l'arythmie cardiaque, du diabète ou si vous souffrez des reins, éliminez totalement le café.
- Évitez d'y ajouter du sucre ou de la crème, si vous êtes du type Kapha.

Les tisanes

Leurs bienfaits sont depuis longtemps indiscutables. Plusieurs, parmi les plus connues, sont citées dans le tableau des herbes et des épices. Les recherches réalisées sur la menthe, le carvi et la camomille ne manquent pas d'intérêt. La menthe poivrée est traditionnellement recommandée aux personnes souffrant de dyspepsie, de crampes et de maux d'intestins. L'huile de menthe, en particulier, a donné des résultats très positifs dans le cas d'irritations intestinales. Des chercheurs allemands ont testé 118 patients souffrant d'infections gastriques. On a administré à la moitié d'entre eux un médicament pour les intestins, tandis que l'autre moitié était soignée avec une préparation d'huile de carvi et de menthe. Les deux groupes ont bien réagi à leur traitement, et les huiles à base d'herbes se sont avérées aussi efficaces que le médicament. L'huile de menthe poivrée a aussi la capacité de soulager les nausées postopératoires.

Les sucres et les édulcorants

Les sucres naturels comme le fructose, le sirop d'érable et la mélasse, ont un index glycémique très élevé (voir le chapitre 9) et doivent être utilisés avec modération. Les édulcorants artificiels, dont l'aspartam, ont tous des effets secondaires et doivent donc être évités.

Effets secondaires éventuels de ces aliments

Herbes et épices

Certaines personnes peuvent être sensibles à des épices bien précises. Voici une liste des familles d'épices connues pour provoquer des réactions allergiques :

Apiacées : angélique, anis, carvi, carotte, céleri, céleri-rave, cerfeuil, coriandre, cumin, aneth, fenouil, persil, panais.

Pipéracées : poivre noir, blanc, rouge et vert, poivre long.

Solanacées : poivre de Cayenne, piment vert et rouge, paprika.

Composées : camomille, chicorée, pissenlit, tournesol, estragon.

Quelques cas de dermatite ont été remarqués chez des personnes ayant cueilli du romarin à mains nues, à cause des ses huiles extrêmement volatiles. Cependant, une utilisation culinaire et cosmétique de cette herbe ne devrait poser aucun problème.

Condiments

Évitez ceux qui ne sont pas votre couleur et, surtout, rappelez-vous que les épices et les herbes sont beaucoup plus indiquées pour donner de la saveur à vos aliments. Si vous avez l'habitude d'ajouter de la mayonnaise à vos légumes, essayez un jus de citron frais, à la place. C'est de cette manière que j'ai réussi à faire manger des légumes à mes enfants !

Boissons

Nous avons parlé plus haut des différents problèmes que pouvait causer le café. Les boissons gazeuses en posent d'autres, même si elles ne contiennent pas de caféine. Beaucoup d'entre elles renferment des phosphates qui interfèrent avec l'absorption du calcium et son utilisation par l'organisme. D'autre part, elles sont souvent trop sucrées.

Acheter, conserver et cuisiner ces aliments

LA PLUS GROSSE ERREUR que nous faisons tous avec les herbes et les épices est de vouloir les conserver longtemps. Les épices entières garderont leur parfum plus longtemps que celles qui sont coupées ou pulvérisées. Donc, essayez de les moudre vous-même, si cela est possible. Si vous achetez des herbes fraîches, traitez-les comme un bouquet de fleurs : coupez-leur le bout de la tige et placez-les au frais. Les plantes à feuilles comme le persil devront être soigneusement nettoyées. Coupez-en la tige et séchez les feuilles avant de les ranger dans un sac de plastique alimentaire, dans le bas du réfrigérateur.

Les herbes sèches en flacon ne se gardant pas plus de six mois, achetez-les par petites quantités si vous ne les utilisez pas souvent.

Vous pouvez garder les infusions – tisanes et thés – dans une boîte en verre ou en métal, dont le couvercle sera bien étanche. Ne les conservez pas plus de six mois. Et, si vous aimez le café, achetez-le en grains et moulez-le juste avant de l'utiliser.

Quels sont vos aliments-couleur ?

Épices et herbes

Types Vata

Vous pouvez manger toutes les herbes et les épices, excepté l'ail.

Types Pitta

Évitez le basilic, le laurier, la marjolaine, l'origan, le romarin, la sauge et le thym, ainsi que les épices trop relevées telles que le poivre de Cayenne, le paprika et la moutarde.

Types Kapha

Évitez les mélanges d'épices qui contiennent du sel ou du sucre.

Condiments et sucres

Types Vata

Vous pouvez manger tous les condiments que vous voulez, mais évitez ceux qui sont artificiels.

Types Pitta

Évitez les condiments qui contiennent du sel, du vinaigre et du piment. Tous les sucres sont bons pour vous sauf ceux qui sont artificiels.

Types Kapha

Vous pouvez manger de tous les condiments, excepté ceux qui sont acides, salés ou fermentés comme la sauce de soja. Évitez les sucres autant que possible.

Boissons

Types Vata et Kapha

Les meilleures infusions pour vous seront le gingembre, la cannelle, le clou de girofle, la cardamome, le zeste d'orange, la menthe, la camomille, le ginseng et l'hibiscus.

Types Pitta

Les infusions qui vous sont le plus bénéfiques seront la luzerne, la mûre, la bourrache, le chrysanthème, le pissenlit, le thé vert, la réglisse, la guimauve, l'ortie, la framboise, le trèfle rouge, la rose, le safran, la salsepareille et la fraise.

Types Kapha

Les meilleures infusions, en plus de celles mentionnées pour les Vata et les Kapha, seront la bardane, l'eucalyptus, le fenugrec et la graine de genièvre. Le café peut être consommé de façon modérée.

TROISIÈME PARTIE

Votre programme de *Régime Arc-en-ciel*

*

CHAPITRE 11

Programmes de *Régime Arc-en-ciel*

NOUS AVONS VU comme il était important de choisir des aliments qui correspondent à votre type corporel. À présent, nous allons développer ensemble une stratégie d'alimentation afin d'établir le programme de régime qui peut vous changer la vie.

Comment tirer profit des informations nutritionnelles

NOUS DISPOSONS AUJOURD'HUI d'un étiquetage nutritionnel assez complet, qui permet de comparer facilement les marchandises présentées. On trouve inscrits sur l'emballage le poids du produit, le nombre de parts s'il y a lieu et, surtout, sa composition clairement détaillée. Celle-ci doit définir la teneur de l'aliment en protéines, en hydrates de carbone et en graisses, avec parfois d'autres détails telle la teneur en fibres.

Bien que ce ne soit pas obligatoire, certaines marques précisent aussi la répartition des matières grasses totales en graisses polyinsaturées, monoinsaturées et saturées. En attendant que les marques indiquent la teneur exacte en graisses « trans », responsables de plusieurs maladies, vous pouvez déjà vous en faire une petite idée en cherchant sur l'étiquetage du produit sa teneur en graisses monoinsaturées et polyinsaturées. Il suffit alors d'additionner le poids de celles-ci, et d'y ajouter celui des graisses saturées. Si la somme des trois est inférieure au poids total des graisses, la différence vous indiquera le contenu des graisses trans.

Il est aussi précisé le pourcentage des calories totales journalières fournies par chaque classe de nutriments. Et, pour les amoureux du calcul, certains étiquetages plus complets vous donneront le nombre de calories (ou de kilojoules) apportées par les protéines, les hydrates de carbone et les graisses. Le pourcentage des valeurs journalières est basé sur une prise quotidienne de 2 000 calories, correspondant au montant approximatif conseillé par jour pour un individu normal : une femme entre 11 et 30 ans, ni enceinte ni en train d'allaiter, et un homme entre 30 et 50 ans, pesant autour de 75 kg, et sans activité particulière. Dans les prochains chapitres, j'indiquerai la proportion nécessaire à chaque type corporel.

D'autres informations importantes sont précisées sur l'emballage, qu'il ne faut pas négliger : le taux de cholestérol et de sodium, la teneur en vitamines et en minéraux.

D'autre part, si vous osez jeter un coup d'œil sur la composition de toutes les friandises salées ou sucrées que l'on trouve dans le commerce (pommes chips, biscuits, barres de chocolat, etc.), vous serez surpris de constater la quantité de sucre, de matières grasses et de sel qu'elles contiennent. Vous comprendrez alors que ne pouvez pas vous permettre de gâcher votre santé et de dépenser votre argent avec des produits hypercaloriques qui n'ont aucune valeur nutritive.

Beaucoup de gens, malheureusement, ignorent encore les conseils nutritionnels dispensés par les spécialistes, car cela a souvent peu d'importance à leurs yeux et que la plupart d'entre eux attendent d'être vraiment malades pour commencer à se soigner.

Par ailleurs, bien se nourrir exige plus que ce que nous pouvons lire sur les emballages des aliments ou dans les manuels de régimes. Le but de ce livre est de vous apprendre à écouter votre corps afin de lui fournir un programme approprié. Les chapitres précédents vous ont aidé à comprendre que la nourriture peut être une médecine, et que tout ce que vous mettez dans votre bouche a un impact sur votre santé. Maintenant, je vais vous montrer comment mettre en pratique ce que vous avez appris, par des moyens simples et faciles à suivre. Je vais vous donner d'autres détails sur les aliments que vous pouvez utiliser dans votre programme de régime personnel, et je vous dirai pourquoi ils sont bons pour vous.

Nous allons commencer par le goût des aliments, et expliquer lesquels sont les plus adaptés à votre couleur, lesquels vous devez éviter, et pourquoi.

Manger selon son goût en veillant à la qualité des aliments

DANS LES CHAPITRES PRÉCÉDENTS, j'ai expliqué que le système ayurvédique classait les aliments selon leurs propriétés : la sensation provoquée sur les papilles (le goût), la consistance du produit (chaud/froid, mou/ferme, huileux/sec, etc.), et sa composition après la digestion.

Selon le modèle ayurvédique, les enzymes digestives, en transformant la nourriture absorbée, modifient certaines de ses propriétés. Par exemple, des aliments salés deviendront sucrés, alors que les aliments astringents et amers deviendront piquants. Comme ces changements de goût semblent avoir un impact direct sur l'organisme, nous en avons tenu compte avant d'établir une sélection de nourriture pour chaque type. La saveur que nous percevons en mâchant un aliment est un critère essentiel. Plus tard dans ce chapitre, vous apprendrez quelle importance a ce goût dans la sécrétion des sucs digestifs.

La qualité de l'aliment n'est pas non plus à négliger. Dans l'esprit des médecins ayurvédiques, la qualité commence avec la graine. Seules des graines de haute qualité peuvent produire des phytochimiques efficaces. Moins un aliment est traité, meilleur il sera pour notre organisme. Les OGM constituent donc un véritable problème pour nombre de scientifiques et de consommateurs soucieux de leur santé.

La qualité d'un aliment dépend aussi à sa préparation culinaire. Les cuisiniers ayurvédiques savent à merveille combiner les aliments pour accroître leur valeur nutritionnelle. L'utilisation abondante d'herbes et d'épices améliore la digestion et facilite l'absorption par les tissus organiques. La composition nutritionnelle d'un aliment – les minéraux, hydrates de carbone, graisses ou protéines qu'il contient – est toujours prise en compte, si bien que les programmes de régime ayurvédiques sont toujours parfaitement équilibrés.

L'importance des programmes de régime

LES PROGRAMMES DE RÉGIME AYURVÉDIQUES sont basés sur une variété de fruits et légumes frais, riches en minéraux et en phytochimiques, et servent de modèle à cet ouvrage. Les aliments complexes qui contiennent des hydrates de carbone, des protéines et des vitamines sont d'une aussi grande importance, ainsi que les huiles, surtout utilisées dans la préparation de la nourriture. Les produits animaux tels que les laitages, les œufs, la viande et le poisson, jouent un rôle mineur dans l'ensemble des programmes de régime. Une alimentation végétarienne sera fortement recommandée, surtout pour les types Pitta et Kapha. Le système ayurvédique bannit totalement les aliments traités ainsi que tous ceux qui n'apportent aucun élément nutritif bénéfique.

La nutrition ayurvédique est enracinée dans une culture vieille de centaines de siècles. Toutefois, je me permettrai de vous en épargner les détails, ceci afin de vous en faire une présentation « occidentalisée » pour votre *Régime Arc-en-ciel.* Mes commentaires toucheront donc au goût et à la qualité des aliments appropriés à votre type corporel. Si vous êtes atteint d'une maladie, consultez un bon guérisseur ayurvédique qui vous prescrira un régime spécifique à votre état corpporel.

> ***La tradition veut que l'on ait longtemps considéré la nourriture comme un « carburant » pour le corps, un point sur lequel il était inutile de s'attarder afin de retourner vite à des choses plus importantes... L'idée qu'il faille consommer davantage ou éviter certains aliments selon les exigences de notre constitution est relativement récente chez les nutritionnistes occidentaux.***
>
> **– Dr Shantha Godagama, 1997**

Le plus souvent, nous ne pensons pas à ce que nous mangeons. Cependant, ceux qui aiment cuisiner savent apprécier la saveur d'un aliment et utiliser ce don pour accommoder ce qu'ils préparent. Partout dans le monde, les cuisiniers cherchent à optimiser les sensations du goût – ce sens qui nous sert à choisir les aliments que nous préférons. L'ayurvéda va plus loin en utilisant le goût pour déterminer quels sont vos aliment-couleur.

Voyons maintenant les six sortes de saveurs que nous trouvons dans la nature, et comment elles sont perçues par nos papilles.

Les six saveurs

Le sucré

Les aliments sucrés sont considérés comme les plus nourrissants. Cela ne veut pas dire que manger des produits sucrés est une bonne chose, car ceux-ci sont énergiquement « froids » et créent des carences nutritionnelles. Ils ôtent du corps les vitamines et les minéraux essentiels dont nous avons précisément besoin pour assimiler les sucres. Par aliments sucrés, dans l'ayurvéda, nous entendons des hydrates de carbone complexes tels que les céréales complètes, le pain, les pâtes et le riz, qui contiennent ou sont enrichis des vitamines et minéraux essentiels à notre organisme. Ces aliments forment la base de la pyramide nutritionnelle de l'ayurvéda, exactement comme dans l'alimentation occidentale. La plupart des fruits sont sucrés, ainsi qu'un certain nombre de légumes. Les produits laitiers, les graines, les fruits secs, les poissons d'eau douce, la volaille et le bœuf sont aussi considérés comme des aliments sucrés.

Le sucre est la saveur que nous apprécions généralement le plus. Ce n'est pas un hasard si la plupart des snacks et des goûters en contiennent des quantités considérables. Manger un produit sucré satisfait notre faim immédiate, augmente notre énergie (du moins temporairement) et accroît le taux de substances chimiques calmantes dans le cerveau. Le *Régime Arc-en-ciel* reconnaît le besoin d'en-cas, spécialement pour certaines couleurs, et il nous fournit un grand choix d'aliments sucrés destinés à les remplacer. Les types Vata et Pitta tirent des bienfaits du sucre alors qu'un excès de ce produit déséquilibre les Kapha et conduit à des troubles graves, tels que l'obésité et le diabète.

L'acide

Le citron et le pamplemousse sont acides. Quoique plus sucrées, les oranges le sont aussi.

Les laitages fermentés, dont le babeurre, le yaourt et le fromage blanc, sont des aliments au goût acide – ou aigre. Ces produits aigres sont bons pour les types Vata, et une petite quantité de fruits acides iront bien aux Kapha, qui seront malgré tout très limités quant aux laitages. Les Pitta, eux, devront éviter tout ce qui a un goût acide.

Les aliments de ce groupe stimulent l'appétit en favorisant la sécrétion de salive et de sucs gastriques. Vous vous êtes d'ailleurs certainement senti saliver lorsque quelque chose d'acide vous est venu sur la langue.

Le salé

Voici une autre saveur qui nous est très familière. Les aliments naturellement salés tels que les algues sont utilisés traditionnellement pour purifier le corps et tonifier les glandes surrénales, les reins, la prostate et la thyroïde. Les algues marines contiennent aussi du potassium, de l'iode et d'autres minéraux qui aident à équilibrer la teneur en sodium. Les aliments naturellement salés n'ont rien à voir avec le sel tel que nous le connaissons et le consommons, une substance totalement purifiée et dénuée de ses éléments naturels et équilibrants. Les types Kapha, qui doivent normalement bannir le sel, peuvent néanmoins, et en toute tranquillité, manger du varech et d'autres algues marines.

Les aliments salés stimulent la digestion, et on les retrouve traditionnellement ajoutés à de nombreux plats asiatiques. Les Japonais font bon usage des propriétés digestives des algues en les combinant avec du riz, des légumes et du poisson pour la préparation des sushi. Ils utilisent aussi l'umeboshi, une petite prune noire et salée, comme condiment digestif ajouté aux mets plus lourds. Les cuisiniers asiatiques font aussi grand emploi de la sauce de soja, fabriquée à partir de la graine fermentée, pour parfumer les aliments et les rendre plus digestes. Le sel naturel est également utilisé comme condiment. N'étant pas raffiné, il garde tous ses précieux minéraux.

Le sodium et le potassium actionnent des « pompes » capables de contrôler le flot des impulsions nerveuses et des mouvements moléculaires à travers les membranes. Pour un bon métabolisme, ils doivent tous deux être en parfait équilibre. Ainsi, lorsque nous mangeons des plats trop salés, nous stoppons la communication intercellulaire, ce qui a pour effet, entre autres, d'empêcher la circulation des fluides. Les reins ne pouvant plus accomplir leur travail de nettoyage, les fluides retournent dans les tissus, créant une tension sur les vaisseaux sanguins et tous les organes. Ainsi, ne parvenant plus à se débarrasser de ses toxines, le corps ralentit ses fonctions, et nous tombons malade.

D'un point de vue à la fois oriental et occidental, manger trop salé est mauvais pour l'organisme. Toutefois, ajouter des aliments naturellement salés aux programmes de régime des types Vata stimulera leur digestion souvent lente. Pour les Kapha qui sont sujets à la rétention d'eau, les saveurs salées ne doivent pas trop intervenir dans leurs menus. Les Pitta, quant à eux, devraient carrément éviter les aliments et les condiments salés car ils sont trop échauffants pour leur élément (le feu).

L'âcreté

La plupart des gens ont une aversion pour cette saveur. C'est l'impression que vous ressentez lorsque vous croquez dans une feuille d'artichaut cru, dans une asperge crue ou dans du chou-fleur, du chou de Bruxelles ou du radis noir. Vous éprouvez aussi cette sensation piquante avec du gingembre, de la moutarde, du curry et du piment en poudre, du fenugrec, du basilic ou du romarin. Les aliments piquants ayant un pouvoir extrêmement curatif, on en adoucira le goût relevé en les cuisant. Beaucoup des épices que nous aimons sont âcres, et vous apprendrez à vous en servir pour rétablir votre couleur lorsqu'elle sera en déséquilibre.

Les aliments âcres renferment les puissants phytochimiques dont nous avons parlé dans les chapitres précédents. Ils contiennent des composés organo-sulfureux (aliments verts) et des caroténoïdes (aliments jaunes). Comme vous l'aurez deviné, ils sont excellents pour les types Kapha et, à un moindre degré, pour les Vata, et ce sont leurs phytochimiques qui leur procurent leur goût. En revanche, les épices âcres sont trop fortes pour les Pitta, et certains aliments, dont la betterave, l'ail et l'aubergine, ne leur conviennent pas.

Les aliments âcres ont des effets exactement opposés à ceux des aliments salés : ils régulent la circulation des fluides dans les tissus. En conséquence, ils sont parfaitement indiqués pour les types Kapha. D'autre part, ils ont un pouvoir décongestionnant au niveau de la tête et des voies respiratoires supérieures. L'impression « cotonneuse » qui accompagne souvent les rhumes ou les crises d'allergie peut être soulagée par des aliments piquants. Les Vata doivent cependant en user avec parcimonie car elles peuvent les rendre nerveux au point de les empêcher de dormir.

Les aliments verts les plus âcres – les choux de Bruxelles, le chou-fleur et le chou – ont un effet similaire sur les Vata. Beaucoup de gens qui sont de ce type ont une aversion naturelle pour ces légumes.

L'amertume

Cette saveur est conseillée aux types Pitta, ainsi qu'aux Kapha à qui elle convient très bien. Les aliments amers tendent à fatiguer les Vata, qui deviennent agités et craintifs s'ils en consomment en trop grandes quantités. L'amertume est la sensation que vous obtenez lorsque vous mangez des légumes à longues feuilles tels que l'arugula, le chou frisé, l'endive ou l'épinard, surtout s'ils sont crus. Les épices amères comprennent le cumin, la coriandre, les graines de fenouil et l'estragon. Le chocolat non sucré, le café, le thé vert et le thé noir ont aussi un goût amer. Nous sommes naturellement attirés par ces aliments après un repas trop lourd. Toutefois, seuls les Kapha peuvent boire du café – sans en abuser, néanmoins. Le thé est bien toléré par les types Pitta et Kapha, tandis que le thé épicé sera meilleur pour les Vata.

Les boissons amères devraient être consommées après les repas car elles aident à digérer. De même, les herbes amères sont traditionnellement utilisées pour leurs propriétés digestives. Les toniques connus pour leur amertume contiennent, comme ingrédient principal, des herbes telles que la gentiane, le fenugrec et la menthe poivrée. Les types Pitta apprécieront tout spécialement ces boissons amères après les repas.

L'astringence

Lorsque nous goûtons un aliment acide, nous salivons et nous sécrétons des sucs gastriques. Avec l'astringence, il se passe exactement le contraire : cette saveur a pour effet – saisissant – de diminuer la production de sucs et de salive. Les germes de luzerne, le brocoli et le trèfle rouge sont astringents. Nous aimons l'impression de croquant qu'ils produisent quand nous en parsemons les salades ou les sandwichs. Le céleri, le concombre, l'aubergine, la laitue, les champignons et le soja sont des aliments astringents. Beaucoup de fruits le sont également, dont la pomme, l'avocat, les baies, la canneberge, le raisin, la poire, la pêche, le kaki et la grenade. Les herbes et les épices astringentes comprennent l'aneth, la marjolaine et l'origan. Plusieurs substances médicinales importantes sont astringentes, dont les extraits de pépins de raisin et d'écorce de pin, le resveratrol et l'aloès. Ces substances ont, entre autres qualités, une propriété anti-inflammatoire.

Ces aliments sont bons pour les types Pitta car l'astringence est traditionnellement utilisée pour purifier les fluides corporels – le sang, la lymphe et la sueur. Ils ont aussi le pouvoir de prévenir les fuites capillaires et de cicatriser la peau et les muqueuses. Les phytochimiques présents dans les épices et les aliments astringents sont des antioxydants polyphénoliques, qui protègent le système cardio-vasculaire, améliorent la circulation, stimulent les réactions immunitaires et préviennent certains types de cancer.

Les aliments astringents sont aussi bénéfiques aux types Kapha car ils réduisent l'humidité et augmentent la mobilité physique. Ce sont d'excellents expectorants, des antihistaminiques et des diurétiques. Sans surprise, ils peuvent causer des ennuis aux Vata s'ils en consomment en excès.

Les effets échauffants et rafraîchissants des aliments

LES ALIMENTS tiennent leurs qualités spécifiques des molécules qu'ils renferment, et c'est cela qui détermine leurs effets sur le corps humain. Leurs propriétés échauffantes ou rafraîchissantes sont étroitement liées aux phytochimiques qu'ils contiennent. Par exemple, le pouvoir échauffant du poivre de Cayenne est dû aux caroténoïdes rouges. Par ailleurs, le curcuma (safran des Indes), qui comprend des caroténoïdes jaunes, est rafraîchissant.

Notre sagesse innée nous pousse à choisir les épices et les aliments qui sont les meilleurs pour notre type, une fois que nous avons appris à nous mettre à l'écoute de notre corps. Vous devrez néanmoins savoir ce qui convient à vos besoins. Dans les listes que j'ai établies un peu plus loin, vous trouverez la classification des aliments ayant des propriétés échauffantes ou rafraîchissantes.

Mangez avec les yeux

LORSQUE VOUS PRÉPAREREZ VOS REPAS, vous vous efforcerez d'y inclure autant de couleurs que possible. Imaginez que votre assiette soit divisée en trois parties inégales. Un grand tiers contiendra, suivant votre type, des fruits ou des légumes qui sont votre couleur principale. Un autre grand tiers recevra les aliments fauves. Et la troisième partie, plus petite, comprendra les aliments blancs. Vous trouverez des propositions pour chaque type aux chapitres 12, 13 et 14.

Maintenant que vous connaissez vos forces et vos

faiblesses constitutionnelles, vous pouvez vous nourrir en choisissant les aliments les mieux appropriés à votre organisme. Vos aliments-couleur vous aideront à surmonter votre tendance à vous jeter sur ce qui est le plus pratique.

À mesure que vous étudierez les programmes de régime des types Vata, Pitta et Kapha (jaune, rouge et vert) dans les trois prochains chapitres, vous constaterez que vous vous mettrez à acheter des aliments et à préparer des repas avec vos yeux, plutôt que de prendre le premier produit venu, susceptible de satisfaire votre faim immédiate.

Et, rappelez-vous un détail très important : ne faites jamais votre marché en ayant faim ! C'est durant ces moments-là que vous êtes tenté d'acheter des aliments tout prêts qui n'ont qu'une faible valeur nutritionnelle.

Quant aux programmes de régime, vous étudierez naturellement celui qui correspond à votre type. Gardez cependant à l'esprit que vous formez, malgré tout, un peu un mélange des trois couleurs. Il vous faudra donc vous familiariser avec les trois programmes du *Régime Arc-en-ciel* afin de savoir quel aliment choisir lorsque vous serez en déséquilibre.

CHAPITRE 12

Programmes de régime pour les types Vata

LE TYPE CORPOREL VATA est associé de très près au *mouvement*, l'action de l'air, qui est votre élément. Selon l'ayurvéda, tout mouvement corporel est gouverné par le Vata (la constitution jaune). Il comprend :

- La respiration : entrée et sortie de l'air par les organes respiratoires
- Les battements du cœur : rythme cardiaque
- La parole : communication verbale
- Le transit des aliments dans le système digestif
- La sécrétion des enzymes digestives
- Le transit intestinal et l'élimination des déchets
- La menstruation
- L'accouchement : travail et délivrance
- La circulation du sang
- La locomotion : mouvement des muscles, des tendons, des articulations, des os
- Le système nerveux : activité du cerveau, des nerfs, des yeux, des oreilles, sensations tactiles
- L'activité mentale : acquisition et intégration de nouvelles données.

Lorsque vous êtes en équilibre et en bonne santé, toutes ces fonctions se déroulent naturellement. Selon l'ayurvéda, l'élément Vata est chargé de maintenir l'homéostasie (équilibre des constantes physiologiques) ainsi que les réactions corporelles d'adaptation. L'élément air du Vata – présent également chez les Pitta et les Kapha – maintient l'équilibre entre le corps et l'environnement extérieur.

Les Vata qui sont en déséquilibre présentent des symptômes relatifs à au moins une des catégories citées plus haut. Dans ce chapitre, nous aborderons les questions de la digestion et de la nutrition des Vata, car elles constituent à elles deux les fondements essentiels d'une bonne santé.

Digestion et élimination

POUR LES VATA, la digestion est un véritable challenge. Si vous appartenez à ce type, vous possédez un esprit créatif et êtes très réactif aux stimulations sensorielles – bruits, odeurs, lumière vive et sensations tactiles. Vous êtes aussi versatile, et vous vous investissez parfois tellement dans ce que vous faites que vous en oubliez de prendre soin de vous-même. Une bonne digestion repose fortement sur la stimulation sensorielle, qui est une de vos forces... une fois que vous en avez pris conscience. Vous avez besoin de ralentir votre rythme de vie, de faire des pauses et de profiter pleinement de vos repas, auxquels vous réagirez mieux s'ils sont courts et plus fréquents. Quand vous laissez passer trop de temps sans manger, vous vous dispersez et votre productivité mentale s'en ressent. En conséquence, les médecins ayurvédiques vous recommandent de manger toutes les trois ou quatre heures. Votre processus de digestion est rapide, et votre transit intestinal se fait plutôt en un jour qu'en deux. Toutefois, la constipation reste toujours un problème, et elle peut ralentir l'élimination d'un repas.

Planification de vos repas

LES TYPES VATA se contentent de repas simples, préparés avec de bonnes épices. Par simple, j'entends des aliments servis sans sauce lourde. L'huile et le vinaigre avec un peu de poivre noir constituent le meilleur des assaisonnements pour les salades, et cela évite de garder toute une variété de sauces dans votre réfrigérateur.

Je vous recommanderai cependant de combiner les légumes de façon à avoir toutes vos couleurs dans votre assiette. Faites la même chose avec les fruits. Mélangez les jaunes, les orange, les rouges, les bleu-violet et les verts. C'est la meilleure manière de réussir à préparer des repas pour des personnes ayant des types différents. Les meilleurs repas pour les Vata seront les soupes et les plats mijotés, là où les ingrédients auront cuit ensemble, les propriétés de chaque composé se trouvant mélangées.

Vous devez éviter de trop manger et vous efforcer de choisir des fruits et des légumes de couleur vive, qui satisferont à la fois vos yeux et votre palais. Heureusement, vous disposez d'un grand choix. Ayant le goût de l'aventure, vous aurez envie d'essayer des choses différentes, et vous vous adapterez facilement à une autre manière de manger. Comme vous êtes d'un caractère créatif, vous trouverez d'autres façons de combiner les saveurs des aliments qui seront bons pour vous et plus faciles à digérer. Votre appétit étant susceptible de varier d'un jour à l'autre, vous éviterez de sauter des repas ou de manger avec un lance-pierre. Prévoyez en conséquence de vous alimenter chaque jour à heures régulières, et dressez votre liste d'achats d'après les aliments prévus pour les types Vata, qui sont énumérés dans un tableau à la fin de ce chapitre.

En tant que Vata, vous êtes sans doute perturbé par de fréquentes flatulences, et vous vous demandez quels aliments peuvent en être responsables. Puisque vos problèmes digestifs surviennent souvent plusieurs heures après avoir mangé, il est difficile de connaître la cause exacte de vos problèmes. Vous vous êtes peut-être demandé si cela venait des noix, des produits dérivés du maïs et du blé, des sucreries, des laitages ou du pain de seigle. Vos instincts ne vous auront pas trompé car certains de ces aliments sont difficiles à digérer pour les types Vata. D'autres vous iront bien à un certain moment, puis ne vous conviendront plus quelque temps après.

Les saveurs des aliments

LES TYPES VATA supportent bien les aliments sucrés, salés et acides.

Le sucré

Les mets sucrés sont considérés comme les plus nourrissants. Les Vata peuvent manger pratiquement toutes les nourritures sucrées, en mettant l'accent sur les deux niveaux inférieurs de la pyramide, qui incluent tous les fruits et les légumes orange et jaunes, et la plupart des verts et des rouges, plus les graines complètes, les céréales et le pain.

Le salé

Les Vata sont le seul type à tolérer les aliments salés, et cela comprend les poissons de mer, les algues, le sel de table et la plupart des condiments. Bien que vous réagissiez mieux au sel que les Pitta ou les Kapha, vous ne devriez pas en consommer plus de deux ou trois fois par semaine.

L'acide

Cela comprend les laitages fermentés (fromage blanc, yaourt, kéfir) de votre programme de régime journalier. Le vinaigre, les agrumes, les aliments fermentés, les petits légumes en saumure sont d'autres aliments acides que vous pouvez manger fréquemment et sans contrainte, car ils augmentent vos capacités digestives.

Vous trouverez à la fin de ce chapitre un choix d'aliments à utiliser dans votre programme de régime quotidien.

Les saveurs à éviter

L'amertume et l'astringence

Évitez les aliments amers ou astringents, et choisissez soigneusement ceux qui font partie des saveurs âcres. Une consommation excessive de ces aliments risque d'augmenter les flatulences, de troubler votre sommeil, de vous causer stress, nervosité et anxiété, et parfois des maux de tête.

Les aliments amers ou astringents comprennent l'arugula, le chou frisé, le pissenlit, l'aubergine, l'endive, les épinards, les germes, l'orge et la plupart des légumineuses. Certains d'entre eux se trouvent dans la liste des aliments à éviter, d'autres feront partie des aliments à consommer sans abus, c'est-à-dire que vous pourrez en manger à l'occasion ou pour vous rééquilibrer lorsque vous êtes malade.

Vous verrez que presque tous les fruits sont bons pour les Vata parce qu'aucun d'eux n'est amer ou astringent. Une trop grande consommation d'aliments astringents augmente le dessèchement, crée des distensions abdominales et favorise la constipation. Les aliments amers augmentent les gaz intestinaux, et causent des maux de tête et des raideurs articulaires.

L'âcreté

Les aliments âcres ont un goût puissant que vous pouvez ne pas aimer. En font partie les choux de Bruxelles, le chou, le chou-fleur, les petits pois, le chou frisé, l'ail cru et l'oignon. Vous pouvez en manger occasionnellement, surtout s'ils sont bien cuits. D'un autre côté, les légumes crucifères et sulfureux moins âcres, comme l'artichaut, l'asperge, le chou chinois, le brocoli, le radis noir et le cresson sont bons pour votre type.

Les épices et les herbes âcres peuvent aider à équilibrer les types Vata, bien qu'il soit préférable d'en manger en petites quantités. Par exemple, ajouter du curcuma aux aliments stimulera la digestion même si cette épice est un peu relevée et amère.

La texture des aliments

LES TYPES VATA ont une constitution à tendance sèche – peau sèche, cheveux secs, yeux secs et ongles secs. Les aliments secs ou croquants ne feront qu'aggraver cette situation. Les crackers, les chips, le pop-corn, le pain et les toasts, les fruits secs et les arachides, amandes ou noix grillées ne sont pas bons pour les Jaunes. Même les graines telles que le sarrasin, le maïs, le millet et le seigle peuvent créer des problèmes. Les graines de psyllium, l'avoine et le son peuvent causer des nausées, des vomissements et même de la constipation. Il est d'ailleurs conseillé de consommer le psyllium sous forme de boisson chaude. Ces agents peuvent être utiles à condition de ne pas en abuser, et il est préférable de les manger cuits. Assurez-vous aussi de boire beaucoup d'eau (non glacée) lorsque vous consommez ces produits.

Les aliments liquides ou huileux sont bons pour vous car ils préservent l'humidité. Les types Vata peuvent absorber plus d'huile que les autres – sans toutefois en abuser – mais doivent éviter les graisses saturées. Les graines plus substantielles telles que les céréales complètes, le riz brun, le boulgour, les pâtes complètes et le pain complet sont meilleures pour vous que les graines à cuisson rapide, le pain blanc et le riz blanc. Lorsque vous achetez des aliments fauves, choisissez toujours les moins traités, les plus naturels et les plus nourrissants.

La température des aliments

LES TYPES VATA sont frileux par nature et ont besoin de maintenir en eux une température chaude. Le fait de manger moins et plus souvent est une façon d'augmenter la température du corps, puisque cela constitue un apport fréquent d'énergie et de calories. Il faudra évidemment éviter les aliments froids et glacés, sauf si le temps est très chaud. Vous avez déjà dû vous rendre compte que vous avez une nette préférence pour les aliments chauds et, bien sûr, pour les boissons chaudes. Une autre façon d'augmenter votre température corporelle sera de manger épicé en utilisant le curry, le gingembre et le piment. Le poivre noir aussi vous fera du bien, et vous pouvez en manger à volonté. Au lieu de saler votre nourriture, ajoutez-y donc des épices et du poivre. Vous pouvez additionner les céréales du petit déjeuner de cannelle, clou de girofle et noix de muscade. Si vous vous préparez une salade de fruits, n'hésitez pas à y ajouter du gingembre.

Votre programme quotidien

CERTAINES HEURES DE LA JOURNÉE sont difficiles à passer pour chacun des types. Ces périodes arrivent deux fois par jour et font partie de notre cycle de biorythmes. C'est durant ces moments-là que nous sommes le plus vulnérables. Pour les Vata, cette période se situe entre 2 et 6 heures de l'après-midi, puis entre 2 et 6 heures du matin. Vous avez peut-être remarqué que votre sommeil était plus facilement interrompu très tôt le matin, et vous aimez peut-être vous levez tôt, même si cette tendance s'accentue pour tout le monde avec l'âge. Vous pouvez aussi avoir sommeil entre 2 et 6 heures de l'après-midi : si vous pouvez faire une petite sieste durant ces quelques heures, vous vous sentez revigoré.

Le milieu de l'après-midi est une période stressante pour les types Vata, et il vaut mieux, dans la mesure du possible, éviter de prendre des rendez-vous importants durant ces heures-là car votre concentration n'est pas à son meilleur niveau. Si vous travaillez chez vous ou si vous pouvez organiser vos activités comme vous le souhaitez, essayez d'intégrer un somme dans votre emploi du temps.

Vous devriez être au lit vers 10 heures du soir. Écouter de la musique douce ou avoir des lectures apaisantes est une excellente chose avant d'aller se coucher. Si vous avez du mal à calmer votre esprit toujours occupé, un peu de lait chaud aux épices agrémenté d'un cookie (sans pépites de chocolat) vous aidera à trouver un bon sommeil. Ne mangez jamais de dessert froid tel que de la glace avant de dormir.

Prévoyez de vous lever tôt et de prendre votre petit déjeuner vers 7 heures. Votre journée se passera de façon beaucoup plus douce si vous consacrez quinze à vingt minutes à votre premier repas. Vous vous sentirez encore mieux si vous mangez des protéines. Pour cela, vous pouvez utiliser les restes du dîner de la veille, ou prendre une préparation à base de protéines en poudre de bonne qualité que vous aurez mixées avec un jus de fruits frais, du yaourt, du lait de soja, du kéfir, ou du lait. Diluez vos protéines en poudre dans un liquide à température ambiante, et non pas dans de l'eau ou du lait froid.

Emportez avec vous un en-cas composé de fruits secs de toutes sortes, de pain sans levain, de fruits ou de yaourt, qui peut vous servir lorsque vous ressentez un petit creux. Une tasse de thé aux épices en milieu d'après-midi vous aidera à surmonter la fatigue et à maintenir un bon état de vigilance. Pour le déjeuner, préférez une salade de crudités accompagnés de germes de lentille, d'un œuf dur, d'un peu de thon, de poulet ou de dinde, suivant votre faim. Vous achèverez le repas avec une salade de fruits frais.

Dans la mesure du possible, prenez votre dîner avant 8 heures du soir ; un repas qui, dans l'absolu, devrait être plus léger que les deux premiers. Cependant, les programmes chargés de la plupart d'entre nous ne le permettent pas. Prévoyez tout de même un dîner aussi léger que possible, qui inclura toutes vos couleurs de légumes, une salade verte et des graines complémentaires.

Vous pouvez ajouter à ce repas un peu de volaille ou de poisson, et de la viande rouge deux ou trois fois par semaine. Les œufs et le fromage vous fourniront des protéines si vous préparez un dîner sans viande. Si vous ne mangez pas de nourriture animale, ajoutez un peu de lentilles ou de haricots mungo (soja), pour les protéines. Vous pouvez prendre aussi des fruits, du yaourt, ou un lait tiède aux épices avant de vous coucher. Évitez néanmoins les desserts lourds après les repas ou au cours de la soirée car leur digestion risque d'interrompre votre sommeil. Le milieu de l'après-midi reste encore le meilleur moment pour apprécier un dessert de temps à autre.

Votre programme saisonnier

LES SAISONS ont des effets différents sur chaque type. Pour les Vata, les mois allant de mi-août à mi-novembre sont les plus éprouvants de l'année. À l'automne, lorsque les feuilles tombent et que les jours raccourcissent, les Vata deviennent sujets au stress et à l'anxiété. C'est durant cette période que vous êtes vulnérables aux rhumes, aux allergies, aux troubles de la digestion et aux maux de tête. Prenez particulièrement soin de vous les jours de vent. Restez à l'intérieur autant que vous le pouvez et n'hésitez pas à bien vous couvrir si vous devez sortir. Si vous avez froid, buvez beaucoup de thé au gingembre.

Durant cette saison de transition, il sera essentiel

d'adhérer strictement à votre programme de régime et de vous assurer un minimum de repos. Ce n'est pas la meilleure époque pour prendre de grandes décisions ou planifier des événements importants. C'est, en revanche, la période idéale pour partir quelques jours en vacances. C'est aussi le moment de prendre le temps de vous occuper de vous, de vous offrir des massages à l'huile de sésame, de faire un peu d'exercice et de ralentir votre rythme de vie.

Composition nutritionnelle de votre programme de régime

IMAGINEZ QUE TOUTE VOTRE NOURRITURE de la journée soit arrangée en une grande assiette. À quoi ressemblerait-elle ? Un tiers serait occupé par vos couleurs principales : des fruits et des légumes jaunes, orange, rouges et verts. Les deux autres tiers seraient remplis par vos couleurs complémentaires, un tiers par les produits fauves, l'autre tiers par les produits blancs.

Vous pouvez, bien sûr, choisir de consommer tel ou tel aliment à n'importe quelle heure de la matinée ou de l'après-midi. Gardez juste en tête ce que vous avez mangé en début et en milieu de journée, par exemple, afin d'équilibrer, à l'heure du dîner, la consommation de vos couleurs. Au début, vous allez sans doute trouver que vous n'avez plus beaucoup de choix pour le soir mais, avec la pratique, vous vous adapterez et vous saurez choisir le moment idéal pour manger tous les aliments prévus dans votre programme.

Programme de régime journalier
Types Vata

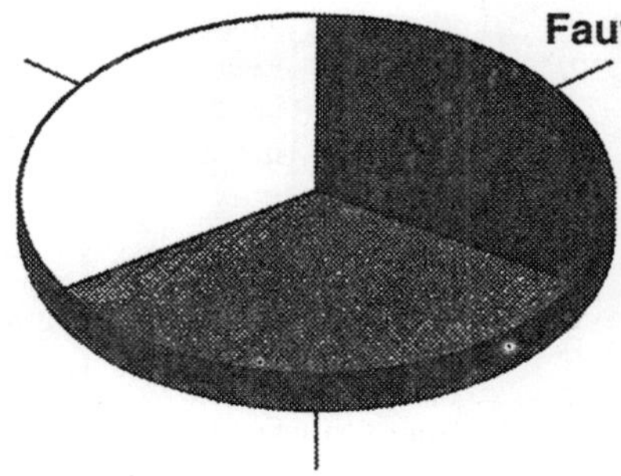

À présent, il faut établir votre programme de régime quotidien, répartir vos couleurs principales et complémentaires parmi les six groupes d'aliments : graines, légumes, fruits, laitages, viandes et huiles. il faut aussi maintenir une proportion correcte entre les pourcentages d'hydrates de carbone, les protéines et les matières grasses.

Ces proportions diffèrent, bien sûr, suivant chaque type corporel. Pour les Vata, les pourcentages seront les suivants : hydrates de carbone, 50 % ; protéines, 20 % ; matières grasses, 30 %.

La répartition des aliments dans un programme de régime est récapitulée page suivante. Une tasse contient environ 250 ml.

Plan de repas quotidien pour les types Vata

Groupes d'aliments					
Céréales, pain, légumes féculents	Fruits, jus de fruits	Légumes non féculents	Yaourt, kéfir, lait de soja, lait de grains	Poisson, volaille, viande, œufs fromage maigre, légumineuses, graines	Huiles et graisses, parmesan
Quantité par portion					
1/2 tasse	1/2 tasse de fruits coupés, ou 1 petite tasse ou 3/4 de tasse de jus	1/2 tasse de légumes cuits, ou 1 tasse de lég. crus, ou 3/4 de tasse de jus de légumes	1 tasse, ou 1/2 tasse de fromage blanc ou de ricotta	30 g de poisson, de volaille, de viande ou de fromage maigre, ou 1 œuf, ou 1/2 tasse de légumineuses	1 cuiller à café d'huile ou de matières grasses, ou 2 cuillers de parmesan

Calories journalières	Nombre de portions					
2 000	9	3 3/4	5	2 1/2	6	3 1/2
1 200	5 1/2	2 1/3	3	1 1/2	3 3/4	2
1 500	6 3/4	3	4	2	4 2/3	2 3/4
1 800	8 1/4	3 1/2	4 3/4	2 1/3	5 1/2	3 1/4
2 200	10	4 1/3	5 3/4	2 3/4	6 3/4	4
2 400	11	4 3/4	6 1/4	3	7 1/3	4 1/3

Note : Pour calculer ce que vous mettrez dans votre assiette, multipliez le nombre de portions par la quantité par portion. Par exemple, pour un régime à 1 500 calories : 3 portions × 1/2 tasse = 1 tasse 1/2.

Le nombre de calories que vous devriez absorber dépend de ces facteurs :

- Votre silhouette – fine, moyenne ou large
- Votre poids et votre taille
- Vos activités physiques

- Votre âge
- Votre index de masse corporelle

Si vous savez combien de calories vous devez absorber, vous pouvez vous référer directement au tableau ci-dessus. Sinon, vous pourrez obtenir cette information en vous rendant sur mon site Internet : www.thenutritionsolution.com.

Les Jaunes typiques ont un index de masse corporelle plutôt bas, et une ossature fine.

Âge et activité physique

AVEC L'ÂGE, le niveau d'activité physique ralentit naturellement, et nous avons donc besoin de moins de calories. Certains nutritionnistes calculent cette diminution du besoin journalier de calories par tranches d'une dizaine d'années. Cependant, si nous maintenons notre niveau d'activité, nous n'avons pas besoin de tenir compte du vieillissement. Vous trouverez sur mon site comment déterminer le nombre idéal de calories à absorber quotidiennement suivant votre niveau d'activité.

Pour comptabiliser les calories dans votre programme de régime, sachez que tous les légumes féculents ont la même composition nutritionnelle que les grains et sont répertoriés dans le même groupe. Si vous décidez de déplacer un choix de légume dans la colonne « grains » parce que c'est un féculent, celui-ci remplacera donc une portion de grains, et il faudra ajouter un autre légume vert à votre ration du jour.

Maintenant que nous avons établi combien de portions d'aliments vous seront nécessaires, voyons comment planifier vos menus quotidiens.

Menus quotidiens pour les types Vata

LES PROGRAMMES DE MENUS pour les types Vata sont étudiés de façon à vous procurer un petit déjeuner assez conséquent pour vous permettre de travailler efficacement tout au long de la matinée. Vous avez sans doute remarqué que le fait de sauter ce repas ne vous convient pas. D'autres peuvent se contenter d'un toast et d'un café mais, si vous faites cela, vous aurez du mal à vous concentrer sur votre travail. Avant la fin de la matinée, vous vous sentirez faible et nerveux, et vous vous jetterez sur le premier en-cas venu. Les types Vata métabolisent vite les aliments et ont besoin de protéines pour les soutenir. Les restes de la veille feront un excellent petit déjeuner en vous fournissant les protéines nécessaires, et vous mangerez moins le soir avant d'aller vous coucher. Le déjeuner est aussi important pour les Vata et, idéalement, ce devrait être le repas principal de la journée.

Les types Vata ont un système nerveux assez sensible qui réagira s'ils prennent trop de sucre ou, au contraire, s'ils sautent un repas. Si le petit déjeuner et le déjeuner sont conséquents, vous pouvez vous contenter d'avoir un dîner léger composé de légumes et de grains, ou d'une soupe épaisse. Comme vous avez pu le remarquer, les Vata tendent à être las entre 2 et 6 heures de l'après-midi puisque c'est la période de la journée ou leur biorythme est au plus bas. Prévoyez donc un déjeuner solide pour surmonter ce coup de fatigue, et réservez-vous un travail moins astreignant pour cette partie de l'après-midi.

Un café à ce moment de la journée ne vous sera pas d'un grand secours, car il est amer et atténue l'efficacité de la digestion. De plus, c'est un puissant stimulant du système nerveux, qui rendra encore plus difficiles vos tentatives de concentration. Il est vrai que, sur le moment, la caféine donne un coup de fouet mental et physique aux types Vata mais, assez vite, ils doivent lutter soit contre la nervosité soit contre l'avachissement, ce qui n'a rien de bon pour leur productivité.

Dans l'exemple de menu qui vous est proposé pour deux jours, les portions équivalentes sont précisées entre parenthèses.

Premier jour

- ***Petit déjeuner***

1 tasse de flocons d'avoine cuits accompagnés d'un 1/2 yaourt (2 grains, 1/2 laitage)
1 cuiller à soupe de miel, 1/2 cuiller à café de cannelle, 1/2 tasse de baies (1 fruit)
170 g de jus de carotte frais (1 légume)

- ***En-cas et déjeuner***

Sandwich au thon : 1/4 de tasse de miettes de thon sur deux tranches de pain complet, avec de la mayonnaise et des feuilles de salade verte (4 viande, 2 grains, 1 graisse, 1/2 légume)
1/2 tasse de concombre mariné dans une sauce au yaourt et à l'aneth, sur un lit de salade verte (1 légume 1/2 , 1/2 laitage)
1/2 tasse de raisin (1 fruit)
1/4 tasse de noix (1 graisse, des protéines, beaucoup de fibres)
1 boisson au malt et au soja (2 laitage)

- ***Dîner***

1 tasse 1/2 de bœuf maigre, avec carotte, navet, pomme de terre, oignons – sans sauce (4 viande, 2 grains, 2 graisse)
2 biscuits nature avec un peu de miel (2 grains, 1 graisse)
Salade : 1 tasse de romaine, 1/2 tasse de champignons de Paris et 1/2 tasse de pamplemousse, le tout assaisonné d'une c. à soupe de sauce Ranch diluée avec un peu de jus d'orange (2 légume, 1 fruit, 1 graisse)
Eau ou boisson au choix, après le dîner

Deuxième jour

- ***Petit déjeuner***

Pour ceux qui sont pressés le matin, voici un « milk-shake » rapide et léger, bourré de phytonutriments :
1 tasse de papaye, de fruits de la Passion ou de jus de mangue (2 fruit)
1/2 banane ou 1/2 tasse de baies ou 1/2 tasse d'ananas frais (1 fruit)
1/2 tasse de yaourt maigre (1/2 laitage)
1 mesure de protéine de soja en poudre avec isoflavones (1 viande)

Si possible, le jus de fruit ne doit pas être glacé. Puisque c'est en premier lieu une boisson aux fruits (hydrates de carbone et fibres) avec un ajout de protéines pour l'équilibre, on mettra l'accent, le reste de la journée, sur les légumes et les grains, augmentés de protéines et d'un peu de matières grasses.

- ***Déjeuner***

  Salade : 2 tasses d'un mélange de légumes, un œuf dur coupé en tranches, 1/2 tasse de germes de haricots mungo, 1/2 tasse de radis, et 2 c. à soupe d'assaisonnement (2 légume, 1 viande, 2 légume, 2 graisse)
  4 à 6 crackers complets (3 grains)
  1 boisson au soja et au malt (2 laitage)

Ce déjeuner peut être préparé la veille au soir et gardé au réfrigérateur.

- ***Dîner***

  – *Première sélection :*
  2 tasses de pâtes au choix, agrémentées d'une tasse de viande, légumes et sauce tomate (4 grains, 2 légume, 2 viande, 1 graisse)
  Salade mélangée, agrémentée d'une tasse de légumes racines à la vapeur, et d'une sauce au vinaigre balsamique et à l'huile d'olive (1 légume, 1 féculent – compté comme 1 grains, 1 graisse)
  1 tranche de pain à l'ail, avec 1 c. à soupe de parmesan (1 grains, 1 graisse)

  – *Deuxième sélection :*
  170 g de bar cuit, accompagné d'une sauce de yaourt au sésame (6 poisson, 1 graisse 1/2)
  1 tasse de couscous, avec un peu d'oignon (1 grains)
  1 tasse de légumes racines à la vapeur (1 grains)

Équilibrer des couleurs étrangères à votre type

UNE AUTRE FAÇON DE MANGER vos couleurs sera de les mélanger pour en faire une soupe, dans laquelle vous pouvez ajouter des ingrédients qui ne sont pas vos couleurs. En se mêlant les uns aux autres, ils formeront un plat nourrissant, facile à digérer, et qui vous conviendra parfaitement.

Une sélection d'aliments Vata

MAINTENANT, il vous faut une liste personnalisée pour l'achat de vos aliments, boissons, épices et condiments. Ce tableau les répertorie par couleur, en ajoutant quelques commentaires de cuisson.

Les légumes

Votre sélection d'aliments comprend des légumes de toutes les couleurs – jaunes, rouges, orange et verts. La colonne *Suggestions* est un guide pour vous aider à cuisiner ces légumes. En général, les aliments cuits ou chauds iront mieux aux types Vata, car la cuisson « casse » la cellulose et d'autres composés végétaux qui, s'ils sont crus, interfèrent avec l'absorption des nutriments. Prenez soin d'ajouter sur votre liste de commissions les épices et les condiments de votre couleur, afin de stimuler la digestion et l'absorption de ces légumes.

Couleur	Légumes	Suggestions
Jaune	Poivron jaune	cru ou cuit
	Piment jaune	cuit
	Maïs frais	cuit
	Daikon	cru
	Champignons de Paris	cuits
	Oignon jaune	cuit
	Panais	cuit
	Pomme de terre	cuite
	Rutabaga	cuit
	Courge jaune	cuite
Rouge, bleu, violet	Betterave	cuite
	Poivron rouge	cuit, cru sans en abuser
	Radis	crus
	Tomate	uniquement cuite
Orange	Poivron orange	cuit ou cru
	Carotte	cuite
	Piment orange	cuit
	Potiron	cuit
	Patate douce	cuite
	Courge	cuite
	Igname	cuite
Vert	Artichaut	bien cuit, avec des herbes
	Artichaut de Jérusalem	cuit
	Arugula	crue ou cuite
	Asperge	cuite
	Mesclun	cuit ou cru
	Chou chinois	cuit
	Germes de brocoli	crus ou cuits
	Brocoli	cuit
	Piment vert	cuit
	Ciboulette	cuite
	Coriandre	cru ou cuit
	Chou frisé	cuit
	Pissenlit	cuit
	Ail	cuit
	Feuilles de vigne	cuites
	Haricots verts	cuits
	Radis noir	préparé
	Laitue iceberg	crue
	Salade verte, rouge	crue
	Poireau	cuit
	Feuilles de moutarde	crues ou cuites
	Olives noires, vertes	préparées
	Persil	cru ou cuit
	Panais	cuit
	Échalote	cuite
	Épinards	cuits
	Feuilles de navet	cuites
	Cresson	cru ou cuit
	Courgette	crue ou cuite

Les fruits

Les types Vata peuvent manger presque tous les fruits frais. Cependant, certains devront être pelés, et d'autres cuits avant d'être consommés. Si vous aimez les fruits secs, trempez-les afin de les adoucir, ce qui en améliorera la digestion. Vous pouvez aussi ajouter des tranches de pomme crue dans un pot de fruits secs pour les ramollir. Les raisins secs, la canneberge sèche ou les cerises sèches agrémentent parfaitement les céréales cuites telles que les flocons d'avoine, crème de blé, ou riz. Si vous avez des problèmes de digestion, mangez les fruits en dehors des repas.

Couleur	Légumes	Suggestions
Jaune	Pomme jaune	pelée, crue ou cuite
	Compote de pommes	cuite
	Avocat	cru
	Banane	pelée
	Airelles	cuites au sirop
	Cerises Rainier	crues
	Noix de coco	fraîche, en lamelles
	Dattes	sèches
	Figues	fraîches ou cuites
	Groseilles à maquereau	cuites
	Pamplemousse	cru ou en jus
	Raisin blanc	cru
	Goyave	crue ou en jus
	Jus de fruits tropicaux	frais ou en bouteille
	Citron	cru ou cuit
	Poire jaune	très mûre et pelée
	Ananas	cru ou en boîte
	Banane plantain	mûre, crue ou cuite
Rouge, bleu, violet	Banane rouge	mûre, crue ou cuite
	Myrtilles	crues ou cuites
	Mûres	crues ou cuites
	Cerises	crues ou cuites
	Griottes	cuites
	Cerises sauvages	cuites
	Canneberge	crue ou cuite
	Groseilles rouges	crues
	Pamplemousse rose	cru ou en jus
	Raisin noir, rouge	cru ou en jus
	Jus de tomate	frais ou en bouteille
	Orange sanguine	crue
	Poire rouge	pelée, cuite
	Prune rouge, violette	très sucrée, crue
	Grenade	crue ou en jus
	Raisins secs	oui
	Framboises rouges, noires	crues ou cuites
	Rhubarbe	cuite
	Fraises	crues ou cuites
Orange	Abricot	cru ou cuit
	Mangue	crue ou cuite
	Melon	cru
	Mandarine	crue
	Orange	crue ou en jus
	Papaye	crue ou en jus
	Fruit de la Passion	cru ou en jus
	Pêche	crue, cuite ou en jus
	Tangerine	crue
Vert	Raisin vert	cru
	Kiwi	cru
	Citron	cru ou cuit
	Melon d'eau	cru
	Poire verte	pelée et cuite
	Prune verte	très sucrée, crue

Les aliments fauves : céréales, grains, pain et légumineuses

Vous pouvez déguster une grande variété de grains et de céréales, les seules à éviter étant le sarrasin et le seigle ; les autres seront bonnes pour vous à condition qu'elles ne soient pas trop croquantes. Si vous voulez vraiment manger des céréales sèches, ajoutez-y un peu de lait tiède et de cannelle pour les ramollir. La cannelle et le gingembre ont un pouvoir assouplissant sur les aliments fauves, ce qui en améliore la digestion.

Certains des grains cités seront mangés sous forme de céréales, ou cuits à la vapeur et servis avec des légumes et des aliments protéinés tels que le poisson. D'autres, comme le blé, peuvent être mangés sous forme de grains et aussi sous forme de farine dans la pâtisserie. Les types Vata sont sévèrement limités dans le choix des légumineuses, car elles favorisent les flatulences. Si vous en prévoyez pour un repas, assurez-vous de bien les cuire et ajoutez-y des herbes telles que l'asa fœtida, le carvi ou l'estragon, qui, lors de la cuisson, « cassent » les sucres responsables de gaz.

Pain	Muffin anglais	non grillé
	Pain sans levain	modérément
	Pain complet sans levain	réchauffé
	Pain aux céréales	réchauffé
	Pain blanc aigre	non grillé
	Pain de mie	réchauffé, non grillé
	Pain complet	réchauffé, non grillé
	Cookies	réchauffés
	Tortilla blanche	ramollie
	Tortilla	réchauffée
	Gaufres	chaudes
	Gaufre et pancake, complets	chauds
Céréale, grains	Riz basmati,	chaud
	Riz brun, court ou long	chaud
	Boulgour	cuit, chaud
	Maïs	chaud
	Bouillie de semoule	cuite
	Son d'avoine	chaudes
	Avoine	chaudes
	Pâtes au basilic	chaudes
	Pâtes au poivron rouge	chaudes
	Pâtes aux épinards	chaudes
	Pâtes à la tomate	chaudes
	Pâtes natures	chaudes
	Pâtes complètes	chaudes
	Quinoa	cuit, chaud
	Riz blanc	chaud
	Épeautre	chaud, au four
	Triticale	chaud, au four
	Nouilles chinoises	chaudes
	Son de blé	cuit, au four
Légumineuses	Haricots à la tomate	cuits
	Haricots mungo	cuits
	Dhal	cuit

Les aliments blancs : laitages, huile, poisson, œufs, viande, graines

Les types Vata peuvent manger plus d'aliments blancs que les Kapha ou les Pitta. Les huiles aident à lubrifier les peaux sèches et maintiennent l'intégrité des cellules et des tissus corporels. Elles sont anti-inflammatoires et contribuent à atténuer les effets de l'âge. Veillez à n'acheter que des huiles de qualité, qui n'ont subi qu'un traitement minimal. Stockez-en plusieurs variétés. Vous trouverez également une liste des huiles à choisir dans le tableau ci-dessous, que vous pourrez utiliser selon les suggestions indiquées.

Les poissons renferment des huiles excellentes pour la santé et devraient faire partie intégrante de votre régime. L'American Heart Association recommande aujourd'hui de manger au moins deux fois par semaine du poisson – saumon, thon, cabillaud, truite ou hareng. Vous pouvez les cuire à la vapeur, au four, au gril, ou au court-bouillon. Évitez de les faire frire car cela désagrège les bonnes huiles et ajoute trop de mauvaises graisses à votre nourriture.

Choisissez de la volaille si possible maigre, et venant d'animaux élevés en liberté. Ils sont moins susceptibles d'avoir ingéré des antibiotiques, et ont peut-être reçu une nourriture plus variée. Le même critère s'applique aux œufs. Ils peuvent provenir de poules essentiellement nourries de produits organiques, élevées en liberté ou qui auront reçu des aliments riches en acides gras oméga-3. Quant aux produits laitiers, la plupart des magasins proposent maintenant des laitages biologiques. Ils sont issus de vaches ayant absorbé de la nourriture sans pesticides, hormones ni antibiotiques. Certains magasins proposent aussi de la viande provenant d'animaux nourris avec des aliments bio.

Vous pouvez manger la plupart des fruits secs (noisettes, amandes, noix), sans en abuser. Les amandes sont les meilleures pour vous, et vous pouvez en ôter la peau en les blanchissant dans de l'eau très chaude au préalable. Les cacahuètes étant des légumineuses, elles ne sont pas indiquées pour vous. Les noix crues sont préférables mais vous pouvez les manger – en petite quantité – grillées et légèrement salées. Mangez-en peu à la fois (pas plus d'un quart de tasse) et mâchez-les bien. Si vous éprouvez des problèmes pour les digérer, évitez-les pendant quelques jours, et essayez de nouveau plus tard. Les noix et les graines sont une excellente source d'huiles saines, de fibres et de quelques protéines. Vous pouvez parsemer vos salades de graines de tournesol crues, au lieu des croûtons qui sont trop secs pour vous.

Laitage	Babeurre	réchauffé ou glacé
	Parmesan	ajouté aux aliments
	Fromage tendre	seul ou ajouté
	Fromage blanc	froid
	Lait de vache	tiédi de préférence
	Crème légère	froide
	Œufs	non frits
	Kéfir	froid
	Crème fraîche	ajoutée aux aliments
	Yaourt	froid
Viande, volaille, poisson	Anchois	froid en condiment
	Loup, bar	cuit au four
	Cabillaud	cuit au four
	Poisson-chat	cuit au four
	Haddock	grillé, cuit au four
	Flétan	grillé, cuit au four
	Hareng	grillé, ou froid et fumé
	Maquereau	bouilli, grillé
	Moules	cuites à la casserole
	Anguille	grillée, au four
	Huîtres	au four
	Perche	grillée, sautée
	Brochet	bouilli, grillé
	Lieu jaune	grillé, sauté
	Rascasse	grillée, sautée
	Saumon	bouilli, au four
	Sardine	froide et fumée
	Limande	grillée
	Morue	au four, sautée
	Sole	au four
	Calmar	mijoté, au four
	Truite	grillée, sautée
	Bœuf	grillé, mijoté
	Poulet	parties sombres seulement
	Autruche	grillée, au four
	Canard	cuit au four

Noix	Amandes	sans la peau
	Noix du Brésil	crues de préf., grillées
	Noix de cajou	crues de préf., grillées
	Noix de coco	fraîche, grattée, en lamelles
	Noisettes	crues, grillées
	Noix de pécan	crues, grillées
	Pignons	crus
	Pistaches	crues
	Noix	crues
	Châtaignes	cuites
Huile	Amande	cuisson à haute temp.
	Amande d'abricot	cuisson à haute temp.
	Avocat	cuisson à haute temp.
	Cassis	ne pas chauffer
	Bourrache	ne pas chauffer
	Colza, qualité sup.	cuisson à haute temp.
	Colza, qualité moyenne	cuisson à temp. moyenne
	Noix de coco	cuisson à haute temp.
	Onagre	ne pas chauffer
	Lin	ne pas chauffer
	Poissons	ne pas chauffer
	Pépin de raisin	cuisson à temp. moyenne
	Moutarde	cuisson à temp. moyenne
	Olive	cuisson à temp. moyenne
	Arachide	cuisson à haute temp.
	Graine de citrouille	ne pas chauffer
	Son de riz	cuisson à haute temp.
	Fleur de safran	cuisson à temp. moyenne
	Sésame	cuisson à temp. moyenne
	Tournesol	cuisson à haute temp.
	Noix	cuisson à temp. moyenne
	Germe de blé	ne pas chauffer
Graine	Lin	pâtisserie, en condiment
	Coquelicot	pâtisserie, en condiment
	Psyllium	supplément diététique
	Citrouille, potiron	crues, en petites quantités
	Sésame, crème de sésame	en pâtisserie, en snack
	Tournesol	en condiment, en snack

Les aliments or : boissons, condiments et épices

Je donne le nom d'*or* à ces aliments car ils ont une grande valeur nutritionnelle mais doivent être utilisés avec modération. Les types Jaune peuvent consommer toutes les boissons un peu inhabituelles telles que le lait de riz, de noix ou de grains, d'aloès, ainsi que tous les jus de fruits. Évitez les eaux gazeuses qui sont cause de flatulences. L'eau de source est excellente pour vous, ainsi que les thés et infusions cités ci-dessous. Les boissons contenant de la caféine vous rendent trop nerveux et distrait. Le café, même décaféiné, est trop amer pour vous. Si vous en consommez dès le matin, vous vous préparez des problèmes de digestion pour le reste de la journée. En revanche, si vous buvez un café de temps à autre, cela ne vous fera aucun mal ; mais n'en faites pas une habitude. Essayez plutôt pour votre petit déjeuner un thé au lait, du chocolat chaud ou une boisson au caroube.

Vous ne trouverez dans le tableau ci-dessous aucune boisson alcoolisée car elles ont un impact trop puissant sur le système nerveux. Elles peuvent être source de tachycardie, d'insomnie et de tension musculaire. Elles interfèrent également avec votre aptitude à vous concentrer en diminuant vos capacités mentales.

Les types Vata peuvent utiliser toutes les sortes d'épices qui stimulent la digestion. Vous les prendrez pour parfumer vos aliments ou pour équilibrer vos couleurs. Les poudres de piment et de curry sont des épices très populaires, dont on fait usage depuis des siècles pour améliorer la digestion et l'absorption des nutriments. Les épices très relevées agissent comme un coup de fouet dans l'organisme et favorisent la circulation sanguine vers les extrémités. Le gingembre a un pouvoir clarifiant sur les voies respiratoires, et c'est un tonique excellent.

Boisson	Lait d'amande	tiède ou frais
	Aloès	frais
	Jus d'abricot	temp. ambiante, ou frais
	Jus de baies	temp. ambiante, ou frais
	Jus de caroube	tiède ou frais
	Jus de carotte	frais
	Jus de cerise	temp. ambiante, ou frais
	Chocolat	chaud ou froid
	Lait de coco	à ajouter dans un plat
	Jus de canneberge	temp. ambiante, ou frais
	Jus de raisin	temp. ambiante, ou frais
	Jus de pamplemousse	temp. ambiante, ou frais
	Jus de mangue	temp. ambiante, ou frais
	Jus de légumes	temp. ambiante, ou frais
	Jus d'orange	temp. ambiante, ou frais
	Jus d'ananas ou de papaye	temp. ambiante, ou frais
	Nectar de pêche	temp. ambiante, ou frais
	Jus de grenade	en très petites quantités
	Eau minérale	temp. ambiante, ou fraîche
	Eau de source	temp. ambiante, ou fraîche
	Lait de soja	chaud, tiède ou frais
	Bouillon	chaud
Condiment	Câpres	chaudes ou fraîches
	Caroube	temp. ambiante, ou fraîche
	Confiture, gelée	temp. ambiante, ou fraîches
	Ketchup	temp. ambiante, ou frais
	Jus de citron	frais
	Mayonnaise	temp. ambiante, ou fraîche
	Moutarde	temp. ambiante, ou fraîche
	Olives	temp. ambiante, ou fraîches
	Cornichons marinés	temp. ambiante, ou frais
	Cornichons doux	température ambiante
	Sauce de soja	en sauce
	Pâte de tamarin	chaude
	Sauce tomate	temp. ambiante, ou fraîche
	Prunes umeboshi	température ambiante
	Vinaigre	temp. ambiante, ou frais
	Wasabi	chaude
Infusion	Luzerne	chaude
	Camomille	chaude, hors grossesse
	Consoude	chaude
	Fleur de sureau	chaude
	Fenouil	chaude
	Gingembre, sec ou frais	chaude, hors grossesse
	Ginseng	chaude
	Houblon	chaude
	Jasmin	chaude
	Citronnelle (mélisse)	chaude
	Lemon-grass	chaude
	Réglisse	chaude

	Guimauve	chaude
	Ortie	chaude
	Fleur de la Passion	chaude ou fraîche
	Menthe poivrée	chaude
	Feuille de framboisier	chaude
	Cynorhodon	chaude, hors grossesse
	Salsepareille	chaude, hors grossesse
	Sassafras	chaude
	Menthe verte	chaude
Assaisonnement	Quatre-épices	cuisson au four
	Extrait d'amande*	cuisson au four
	Anis*	à ajouter aux légumineuses
	Asa fœtida*	cru ou à cuisiner
	Basilic*	à cuisiner
	Laurier*	à cuisiner
	Poivre noir*	à cuisiner ou au four
	Carvi*	à cuisiner ou au four
	Cardamome*	à cuisiner
	Poivre de Cayenne	à cuisiner
	Piment en poudre*	au four ou à table
	Cannelle*	au four
	Clous de girofle*	au four, à cuisiner
	Coriandre*	à cuisiner
	Cumin*	à cuisiner
	Curry en poudre*	à cuisiner, au four, à table
	Aneth : branche, graine*	à cuisiner, au four, à table
	Fenouil*	à cuisiner, infusion
	Fenugrec	à cuisiner
	Ail	à cuisiner
	Gingembre	à cuisiner, à table
	Menthe	à cuisiner
	Graines de moutarde*	à cuisiner, à table
	Noix de muscade*	à cuisiner
	Origan*	à cuisiner, à table
	Paprika*	cru, à cuisiner
	Persil	cru, à cuisiner
	Menthe poivrée*	à cuisiner
	Romarin*	à cuisiner, au four
	Safran*	à cuisiner, au four
	Sauge*	à cuisiner
	Sarriette*	à cuisiner
	Menthe verte*	à cuisiner
	Tamarin*	cru, à cuisiner
	Estragon*	cru, à cuisiner
	Thym*	à cuisiner
	Curcuma*	à cuisiner, au four
Édulcorant	Extrait de vanille	pâtisserie, à cuisiner
	Orge, en sirop ou cristaux	pâtisserie, à table
	Sirop de riz brun	pâtisserie, à table
	Sucre roux	pâtisserie, à table

	Sucre de canne	pâtisserie, à table
	Sucre de datte	pâtisserie, à table
	Fructose	pâtisserie, à table
	Jus de fruits	à table
	Miel, non raffiné	pâtisserie, à table
	Sirop d'érable	pâtisserie
	Mélasse	pâtisserie, à table
	Sucre non raffiné	

* Ces assaisonnements sont les plus recommandés pour les types Vata.

À présent que vous avez votre répertoire personnel d'aliments, vous pouvez dresser la liste de votre marché. Vous trouverez, ci-dessous, un exemple de ce à quoi elle devrait ressembler.

Votre liste type

Groupe d'aliments	Couleur	Aliments
Légumes	Jaune Rouge Orange Vert	courge, maïs frais betterave, poivron rouge carotte brocoli
Fruits	Jaune Rouge, bleu ou violet Orange Vert	avocat, banane, papaye myrtilles, raisin mangue, orange kiwi
Grains	Fauve	riz brun, couscous
Pain	Fauve	pain au blé complet
Céréales	Fauve	flocons d'avoine
Laitages, œufs	Blanc Blanc Blanc	yaourt lait œufs
Graisses	Blanc	huile d'olive, beurre
Poisson	Blanc	truite, saumon
Volaille	Blanc	poulet (ailes et cuisses)
Viande	Blanc	bœuf pour pot-au-feu
Fruits secs, graines	Blanc	amandes, graines de tournesol
Boissons	Or	tisanes, eau de source
Assaisonnements	Or	gingembre, cannelle, ail, poivre

CHAPITRE 13

Programmes de régime pour les types Pitta

LE TYPE CORPOREL PITTA est associé au feu et, à un degré moindre, à l'eau. Dans notre corps, l'élément feu représente les conversions enzymatiques qui transforment les aliments en molécules assimilables, en composés fonctionnels et structurels de l'organisme. L'attribut corporel le plus typique de cet élément, et donc des Pitta (les types rouge), est la *fonction*. Voici énumérées les propriétés de la constitution Pitta – qui ne sont autres que les fonctions majeures du corps.

- Digestion des aliments et fonction des organes digestifs : l'estomac, le duodénum, les intestins, le pancréas, le foie et la vésicule biliaire
- Absorption des macro et des micronutriments, une fonction des intestins
- Assimilation de ces nutriments par les tissus et les cellules
- Tous les processus métaboliques dans les cellules, les tissus et les organes
- Maintien de la température corporelle
- Toutes les fonctions intellectuelles et émotionnelles, ainsi que la mémoire

- Fonction de la rate, du système immunitaire, formation des globules, du thymus
- Vision, odorat et ouïe
- Fonctions reproductrice et respiratoire
- Fonctions de la peau, principalement : élimination des toxines, transpiration et thermorégulation

Toutes ces fonctions s'accomplissent en douceur quand les types Pitta sont en bon équilibre. Dans l'ayurvéda, un problème survenant à l'une de ces fonctions est considéré comme une « condition Pitta ». Ce type est en effet très facilement sujet au dysfonctionnement d'un de ces organes ou tissus, qui se traduit souvent par des ennuis gastriques, de l'anémie, de la cataracte, de l'acné ou des dermatites.

Le moindre déséquilibre se manifestera, chez les trois types, par une mauvaise digestion. Chez les Pitta, ces ennuis proviendront de la région pylorique de l'estomac, à l'endroit où les aliments pénètrent dans le duodénum. Celui-ci forme la première section de l'intestin grêle, là où les sucs digestifs, sécrétés par les parois intestinales et les organes voisins, désagrègent les aliments.

Digestion et élimination

LES PROBLÈMES DIGESTIFS des types Pitta résultent souvent de conflits lors des repas, moments au cours desquels ils ont tendance à se lancer dans des discussions passionnées, qui finissent souvent par les échauffer. D'où leurs ennuis gastriques.

Si vous êtes un type Pitta, essayez de vous en tenir à des aliments à peu près neutres, qui passeront facilement votre système digestif. Il est conseillé aussi de vous détacher du stress de la matinée ou de la journée avant de passer à table. Prenez le temps d'apprécier les aliments qui se trouvent dans votre assiette, et savourez leurs arômes afin de stimuler votre sécrétion de sucs digestifs. Écoutez de la musique douce ou entourez-vous de calme pendant que vous prenez votre déjeuner ou votre dîner ; une suggestion qui, si elle est judicieuse pour les types Vata et Kapha, est particulièrement importante pour les Pitta. Le fait de boire des boissons alcoolisées avant les repas vous causera à coup sûr des problèmes. Évitez donc entièrement l'alcool, ou limitez-en votre consommation aux occasions spéciales.

Planification de vos repas

LES PITTA mettent de la passion dans tout ce qu'ils font, et cela inclut les repas. Ils aiment la bonne nourriture et auront tendance à trop manger ou boire. Pendant vos repas, prenez donc le temps de mastiquer chaque bouchée, et essayez de remplacer le vin ou l'alcool par de l'eau ou des infusions.

Les types Pitta prennent facilement du poids mais peuvent le perdre sans trop de problème... à condition d'employer pour cela la bonne stratégie. C'est-à-dire changer d'habitudes alimentaires. Il vous faut d'abord prévoir des repas à heures régulières car, si vous avez faim, vous vous jetterez sur la première friandise venue. D'autre part, l'estomac creux rend irritable et vous risquez de passer votre agressivité sur votre entourage. Efforcez-vous donc de calmer votre feu intérieur en vous nourrissant à heures régulières.

Ne succombez pas non plus à la tentation de travailler tard le soir pour achever un projet en cours, à moins de dîner entre-temps. Vous vous sentirez mieux si vous prenez, dans la mesure du possible, votre repas principal autour de midi. Un petit déjeuner léger, à base de céréales et de fruits, ou de pain avec un peu de confiture, est nettement conseillé. Et veillez aussi à ne pas trop manger le soir. Prévoyez un fruit et un thé autour de 4 heures, si vous avez besoin de faire une pause.

Des suggestions pour ces repas vous seront données plus loin dans ce chapitre, ainsi qu'une liste personnelle pour vous aider à faire le marché de vos couleurs principales et complémentaires.

Les types Pitta ont une digestion puissante et croient pouvoir avaler n'importe quoi. Le premier signe qui vous indiquera que vous avez mangé trop d'aliments non adaptés à votre constitution peut se traduire par des selles molles et assez fréquentes, qui pourront aussi être très irritantes si vous avez consommé des épices trop relevées. La nourriture crue ou froide vous sera plus indiquée, et les meilleures herbes à y ajouter seront celles issues de parties aériennes de la plante, le fruit, les feuilles et la tige. Ces herbes vous procureront une digestion plus régulière. Évitez celles qui, comme le gingembre, se présentent sous forme de racine ou de tubercule, car elles sont en général trop échauffantes. Vous trouverez d'autres détails sur les herbes de votre programme de régime un peu plus loin dans ce chapitre.

Vous avez sans doute éprouvé des ennuis gastriques, dont les symptômes surviennent d'habitude deux heures après un repas et se traduisent par une pression au niveau du plexus solaire et par des gonflements abdominaux. Ces troubles sont assez typiques chez les Pitta lorsqu'ils ont ingéré des aliments qui ne leur conviennent pas ou lorsqu'ils ont l'estomac noué par contrariété. Nausées et vomissements ne sont pas rares dans ces moments-là.

Vous avez peut-être remarqué que les tomates et leurs produits dérivés ne vous réussissaient pas très bien. Si vous en mangez en excès, cela vous provoque en général des brûlures d'estomac, car la tomate est très acide. Vous avez certainement aussi noté que l'ail et les oignons, surtout s'ils sont crus, vous causent des problèmes. Ces légumes seront répertoriés dans votre liste des aliments à éviter. Les fritures vous sont également contre-indiquées. Comme je l'ai expliqué au chapitre 9, les fonctions cellulaires sont liées aux acides gras. Et les aliments frits interfèrent avec le métabolisme de ces acides gras dans votre corps.

Par ailleurs, les Pitta se sentent mieux avec un régime végétarien, car les protéines concentrées dans la viande rouge augmentent de façon brutale la sécrétion d'acide chlorhydrique dans leur estomac.

Les saveurs des aliments

L'amertume

Les aliments amers sont très toniques pour les Pitta car ils réduisent l'excès d'acidité et contribuent à l'élimination de l'eau lorsque l'on veut perdre du poids. Les Pitta mangent volontiers de la salade d'endive, et apprécient le jus de pamplemousse. D'autres légumes sont amers, comme l'aubergine, le chou frisé, le mesclun et les épinards. Parmi les grains et les céréales, l'orge possède ce même goût prononcé.

L'astringence

Les aliments aux saveurs astringentes calment les capillarites, des altérations qui se produisent sur les petits vaisseaux cutanés, et ils sont excellents pour le système cardio-vasculaire. Ainsi, les légumineuses sont de première importance pour les types Pitta. Des recherches poussées ont été réalisées sur les propriétés cardio-protectrices des légumineuses, et tout particulièrement le soja, dont nous avons parlé aux chapitres 6 et 8. Le raisin, les pommes et toutes les sortes de baies sont bons pour les Pitta à cause de leur saveur astringente, ainsi que la plupart des légumes crucifères comme le brocoli, le chou et le chou-fleur.

Le sucré

Les saveurs sucrées conviennent bien aux types Pitta, qui en sont friands, mais à condition qu'elles proviennent d'aliments complets. Le sucre raffiné en trop grande quantité peut causer des problèmes de digestion, de surpoids, et une humeur impatiente et agressive.

Les saveurs à éviter

L'acidité et le salé

Les saveurs aigres et salées sont les pires pour les types Pitta et, bien que ce soit le premier aliment « rouge » auquel on pense, les tomates sont très acides et ne leur conviennent pas du tout. Sous toutes leurs formes, qu'elles soient fraîches, en ketchup, en jus ou en coulis, elles sont source d'irritation. D'autres aliments comme les petits légumes marinés, les olives ou le vinaigre ne vont pas aux Pitta. Vous pouvez, cependant, utiliser du citron ou son jus, à condition de ne pas en abuser. Malgré l'acidité qu'il apporte, ce fruit n'est pas un aliment échauffant ; il remplacera le vinaigre dans les sauces que vous préparerez.

L'absorption d'aliments acides vous causera non seulement une sensation de brûlure dans l'estomac et le duodénum, mais pourra aussi vous provoquer des éruptions cutanées, de l'urticaire et, éventuellement, des ulcères dans la bouche et le tube digestif. L'excès d'acidité dans votre organisme se manifestera également par les traces noires que votre peau laissera sur vos bagues et autres bijoux lorsque vous les portez plusieurs heures.

Trop de sel concourra à augmenter les inflammations, les capillarites et les problèmes dermiques, et à accélérer la formation des rides et la chute des cheveux chez les types Pitta.

L'âcreté

Les saveurs les plus relevées se trouvent dans la famille des poivres, et dans certaines racines et tubercules. Elles peuvent aussi créer des sensations de brûlures, une forte soif et même de la fièvre. Les aliments piquants ou âcres sont principalement les choux de Bruxelles, les petits pois et le chou frisé. Le chou-fleur et le chou ont deux saveurs : ils sont aussi âcres qu'astringents. Vous devrez donc juger par vous-même comment ils agissent sur votre organisme. Si vous sentez qu'ils ne vous conviennent pas, évitez-les.

La texture des aliments

LES NOURRITURES HUILEUSES ou graisseuses sont les pires ennemies des types Pitta. Les graisses frites dont les molécules ont été décomposées par la chaleur de la cuisson sont devenues trop énergétiques pour votre corps.

Les aliments humides avec une texture douce sont très bons pour les Pitta, ainsi d'ailleurs que les légumes crus et croquants. Tous ceux qui sont cuits devraient rester fermes sous la dent de façon à garder un peu de leur consistance. Vous pouvez manger des biscuits, des chips ou du pain, frais ou dur, mais vous devez éviter ceux qui sont salés.

La température des aliments

LES TYPES PITTA ayant une constitution chaude, ils ont tendance à transpirer facilement pour se rafraîchir. En conséquence, il sera préférable de consommer les aliments froids ou tièdes. Vous avez peut-être remarqué que le seul fait de manger vous donnait chaud. Et, si vous absorbez de la nourriture épicée, votre corps s'échauffera encore davantage. Puisque votre digestion est bonne, en général, et que vous n'avez aucunement besoin de la stimuler, évitez les épices relevées telles que le poivre de Cayenne, le gingembre ou l'ail. Choisir les bons aliments, les manger frais et ne pas en abuser sera le seul moyen de réduire la chaleur que votre corps génère pendant la digestion. En revanche, manger des aliments tels que la viande rouge augmente les brûlures d'estomac et peut vous causer des reflux gastriques, des excès d'acidité et des douleurs d'estomac.

Votre programme quotidien

TOUS LES TYPES CORPORELS ont des biorythmes quotidiens. Ce sont les moments où les différents processus métaboliques sont à leur maximum. La production d'hormones, la résistance immunitaire et même la synthèse de l'ADN suivent un schéma de synchronisation. Pour les Pitta, la période où le rythme circadien est le plus bas et le stress le plus élevé se situe entre 10 heures du matin et 2 heures de l'après-midi. Vous vous rendrez compte que, bien que cela se passe en plein jour et lorsque vous êtes tout à fait réveillé, vous vous sentez énervé et irrité ou, au contraire, comme vidé de votre énergie. Il est donc conseillé, si possible, de prévoir pendant ce temps des activités plus tranquilles. Prendre le temps d'avaler un repas substantiel au milieu de la journée est donc primordial. Beaucoup de types Pitta trouveront que c'est le moment idéal pour faire un peu de sport. Toutefois, si c'est votre cas, buvez beaucoup d'eau, d'infusions ou de jus de fruits, et veillez à manger quelque chose avant de reprendre le travail.

L'autre période éprouvante de la journée se situera entre 10 heures du soir et 2 heures du matin. Certains types Pitta ont souvent l'impression de se sentir redémarrer après 10 heures et sont alors prêts à veiller jusqu'à minuit et plus tard. Si c'est votre cas, résistez à cette habitude car cela risque d'avoir un impact négatif sur votre santé.

Commencez votre soirée, après dîner, en écoutant de la musique douce, en lisant ou en regardant des émissions non violentes à la télévision. Si vous vous sentez une petite faim avant d'aller au lit, vous pouvez vous offrir un fruit et, à quelques rares occasions, une part de sorbet ou de glace de bonne qualité. Les types Pitta dorment généralement bien quand ils sont en équilibre, et se sentent en forme le lendemain matin après six à sept heures de sommeil. Levez-vous tôt et accordez-vous le temps d'un petit déjeuner léger avant de sortir. Le meilleur moment pour faire un peu d'exercice sera la fin d'après-midi (avant 7 heures du soir) ou en milieu de journée. Faire du sport en soirée risque d'augmenter votre taux d'adrénaline, ce qui, à coup sûr, vous empêchera de dormir.

Les types Pitta fonctionnent mieux en suivant un programme précis. Même si vous avez une excellente mémoire, n'essayez pas de garder en tête tout ce que vous avez prévu d'accomplir dans la journée : dressez-en la liste, cela vous évitera du stress et vous permettra de vous concentrer sur votre travail. Prenez aussi le temps de faire une pause, sans être obligé d'accomplir au dernier moment ce que vous n'avez pas pu faire dans la journée. Mieux vous serez organisé, plus cela vous facilitera la vie. Apprenez à déléguer, aussi ; votre emploi du temps n'en sera que plus allégé.

Votre programme saisonnier

L'ÉTÉ ET LE DÉBUT DE L'AUTOMNE, soit entre la mi-juin et la mi-octobre, constituent l'époque de l'année la plus éprouvante pour les types Pitta. Ce sont les mois les plus chauds, et donc le meilleur moment pour prendre des vacances. Si vous prévoyez de voyager pendant cette période, choisissez de visiter des pays au climat frais.

Si vous devez déménager durant l'été – comme cela se fait fréquemment – donnez-vous le temps de vous installer tranquillement. N'essayez pas de vous précipiter de nouveau au travail sans vous être auparavant accoutumé à votre nouvel environnement. Ce sera aussi le moment de vous débarrasser de tous les aliments en réserve qui ne vous conviennent pas et de les remplacer avec de la nourriture appropriée à votre couleur. Profitez de votre nouvelle installation pour changer votre façon de vous alimenter.

Composition nutritionnelle de votre programme de régime

SI VOUS DEVIEZ DÉCRIRE votre assiette de nourriture pour la journée, voici ce à quoi elle devrai ressembler :

Programme de régime journalier Types Pitta

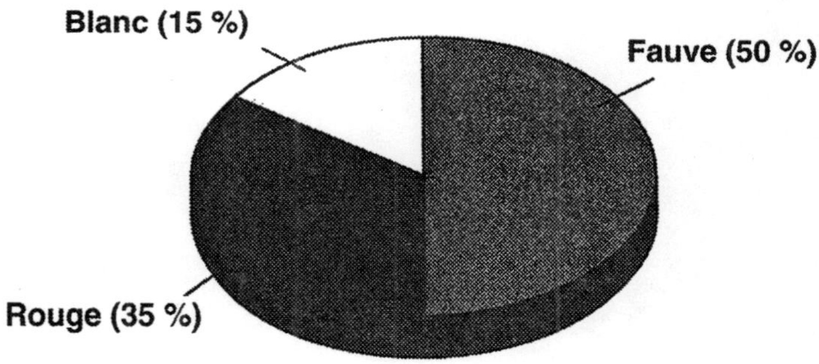

La moitié de votre assiette doit être composée de céréales, de grains, de légumineuses ou de pain. 35 % devraient être des fruits et des légumes rouges convenant aux types Pitta, et les 15 % restant devraient être constitués d'aliments blancs.

Traduites sous forme de composants nutritionnels, ces proportions de couleurs devraient donner 60 % d'hydrates de carbone, 18 % de protéines et 23 % d'huiles, contenus dans les aliments des trois parties du graphique. En conséquence, lorsque nous classons ces aliments suivant leur composition nutritionnelle, le pourcentage semble changer. Mais rappelez-vous que nous répartissons vos couleurs en au moins six groupes d'aliments (grains, légumes, fruits, laitages, viandes et graisses). Cette division nutritionnelle est donc indispensable pour déterminer votre programme de régime quotidien.

Voici à quoi celui-ci ressemblera lorsque les aliments seront répartis selon vos besoins journaliers :

Plan de repas quotidien pour les types Pitta

Groupes d'aliments					
Céréales, pains, légumes féculents	Fruits, jus de fruits	Légumes non féculents	Yaourt, kéfir, lait de soja, lait de grains	Poisson, volaille, viande, œufs fromage maigre, légumineuses, graines	Huiles et graisses, Parmesan
Quantité par portion					
1/2 tasse	1/2 tasse de fruits coupés, ou 1 petite tasse, ou 3/4 de tasse de jus de fruit	1/2 tasse de légumes cuits, ou 1 tasse de lég. crus ou 3/4 de tasse de jus de légumes	1 tasse, ou 1/2 tasse de fromage blanc ou de ricotta	30 g de poisson, de volaille, de viande ou de fromage maigre, ou 1 œuf, ou 1/2 tasse de légumineuses	1 cuiller à café d'huile ou de matières grasses, ou 2 cuillers de parmesan

Calories journalières	Nombre de portions					
2 000	9 1/2	7	5	2 1/2	4 1/2	2 1/2
1 200	5 2/3	4	3	1 1/2	2 2/3	1 1/2
1 500	7	5	3 3/4	1 3/4	3 1/3	1 3/4
1 800	8 1/2	6 1/4	4 1/2	2 1/4	4	2 1/4
2 200	10 1/4	7 1/2	5 1/2	2 3/4	4 3/4	2 3/4
2 400	11 1/4	8 1/4	6	3	5 1/3	3

Note : Pour calculer ce que vous mettrez dans votre assiette, multipliez le nombre de portions par la quantité par portion. Par exemple, pour un régime à 2 000 calories : 7 portions × 1/2 tasse = 3 tasses 1/2.

Le nombre de calories que vous devriez absorber dépend de ces facteurs :

- Votre silhouette – fine, moyenne ou large
- Votre poids et votre taille
- Vos activités physiques
- Votre âge
- Votre index de masse corporelle

Si vous savez combien de calories vous devez absorber, vous pouvez vous référer directement au tableau ci-dessus. Sinon, vous pourrez obtenir cette information en vous rendant sur mon site Internet : www.thenutritionsolution.com.

Les types Pitta ont tendance à fluctuer entre le poids idéal et le surpoids. Ils ont aussi, dans l'ensemble, une silhouette qui développe une forme de « pomme » quand ils prennent trop de poids.

Pour comptabiliser les calories dans votre programme de régime, sachez que tous les légumes féculents ont la même composition nutritionnelle que les grains et sont répertoriés dans le même groupe. Si vous décidez de déplacer un choix de légume dans la colonne « grains » parce que c'est un féculent, celui-ci remplacera donc une portion de grains, et il faudra ajouter un autre légume vert à votre ration du jour.

Maintenant que nous avons établi combien de portions d'aliments vous seront nécessaires, voyons comment planifier votre menu quotidien.

Menus quotidiens pour les types Pitta

LES PROGRAMMES DE MENUS pour les types Pitta prévoient un petit déjeuner léger, et un déjeuner substantiel au milieu de la journée, entre 10 heures du matin et 2 heures de l'après-midi. Dans l'idéal, votre repas principal devrait être le déjeuner, pris en dehors des heures de travail, au calme et de préférence loin de votre bureau. Si l'endroit où vous travaillez ne dispose par d'une salle à manger ou d'une cantine, essayez de prendre ce repas à l'extérieur. En vous accordant cette pause à la mi-journée, vous vous détendrez et vous donnerez les moyens de vous concentrer de façon plus efficace dans l'après-midi. Cette pause déjeuner vous permet de travailler plus tard le soir. Dans ce cas, prévoyez de croquer un fruit autour de 4 heures, afin de maintenir l'énergie nécessaire.

Le repas du soir est moins important et peut donc être plus léger que celui de midi. N'hésitez pas devant les graines complètes, les légumineuses et les légumes. Une salade de crudités vous fera aussi un excellent dîner. Évitez en revanche les plats lourds, surtout la viande rouge, que vous avez un peu de mal à digérer. Vous pouvez prévoir également, à raison de deux fois par semaine, du poisson ou de la volaille, à midi ou le soir. Laissez tomber le dessert mais, si vous avez faim avant d'aller vous coucher, rassasiez-vous avec quelques baies, du raisin ou une pomme. N'oubliez pas que vos aliments principaux restent les légumineuses, les légumes verts et les fruits rouges, autour desquels sont articulés vos programmes de menus.

Les meilleures boissons pour vous sont l'eau de source et les infusions, la caféine ne vous convenant pas et les sodas étant trop acides. Vous pouvez néanmoins boire tout le café décaféiné que vous désirez. L'alcool ne vous est pas conseillé, non plus, mais un verre de vin au cours d'un dîner ne vous fera pas de mal, surtout si votre repas est uniquement composé de vos couleurs.

Les repas suivants sont prévus pour 2 000 calories. Vous ajusterez les portions selon le nombre de calories que vous désirez absorber.

Premier jour

Option lacto-végétarienne :

Ce programme de menus vous propose des laitages et des légumineuses comme principales sources de protéines. Il se compose de pâtes, de légumes et de fruits. Le riz et les autres grains peuvent aisément être remplacés par des pâtes, que les légumes accompagneront parfaitement ; n'hésitez pas à y ajouter beaucoup d'herbes fraîches comme le basilic, le persil, l'origan et un soupçon de poivre noir. Vous pourrez même les additionner d'une cuillérée à soupe de parmesan, car vous n'aurez utilisé que très peu d'huile pour faire sauter vos légumes.

- ***Petit déjeuner***

1 portion de pain complet (2 grains)
110 g de crème de fromage maigre (1 laitage)
1 verre de jus d'orange, de mangue ou d'abricot (1 fruit)

- ***Déjeuner***

1 tasse de fromage blanc accompagné de 2 tasses de salade mesclun (1 laitage, 1 légume)
1 tasse d'ananas en morceau, de baies et de kiwi (2 fruits)

- ***Goûter de l'après-midi***

1 pomme (1 fruit)

• ***Dîner***

1 tasse 1/2 de pâtes (1 grains 1/2) mélangées avec 2 tasses de légumes sautés choisis dans toutes vos couleurs, arrosés de 2 cuillers à café d'huile d'olive, plus 1 tasse de pois chiches ou de haricots rouges (2 légume, 2 graisse, 1 légumineuse)
2 tasses de salade verte saupoudrée d'herbes, 1/2 cuiller à café d'huile d'olive et de jus de citron (1 légume, 1/2 graisse)

Deuxième jour

Option poisson ou volaille :

Ce programme de menus vous propose une généreuse portion de poisson ou de volaille pour le dîner. Si vous ne mangez pas tous les jours du poisson, de la volaille ou des œufs, vous pouvez en augmenter la quantité suggérée tant que vous ne dépassez pas le nombre total de portions préconisé par semaine. Ou alors, vous pouvez échanger les légumes avec la portion correspondante de viande pour absorber les protéines nécessaires.

• ***Petit déjeuner***

2 tasses de céréales complètes (2 grains)
1 tasse de lait de soja ou de vache (1 laitage)
3/4 de tasse de raisin ou de baies (1 fruit 1/2)

• ***Déjeuner***

1 tasse 1/2 de soupe de pois cassés (1 légumineuse 1/2, 1 légume)
4 petits crackers complets (1 grains)
1 tasse de salade verte mélangée avec 1 tasse de quartiers d'orange, accompagnées de 2 cuillers à

café d'huile et de jus de citron (1 légume, 1 fruit, 2 huile)
1 verre de kéfir (1 laitage)

- ***Goûter***

1/2 tasse de raisin (1 fruit)

- ***Dîner***

130 g de truite au four (4 poisson 1/2)
1 tasse de riz (1 grains)
1 tasse de brocoli (2 légume)
1 tasse de salade verte mélangée avec 1/2 tasse de concombre et du vinaigre balsamique (1 légume 1/2)

Troisième jour

Option plat principal :
Dans ce programme de menus, les grains, les légumes et les légumineuses (ou poisson ou volaille) peuvent être mélangés pour en faire un seul plat. Tout ce qu'il vous faudra ensuite pour compléter votre dîner sera une salade verte.

- ***Petit déjeuner***

1 tranche grillée de pain complet avec une couche (1 c. à soupe) de crème de sésame ou de beurre de soja (1 grains, 1 graisse)
1 tasse de yaourt sans sucre (1 laitage)
1/2 tasse de fruits ou 1 verre de jus de fruit (1 fruit)

• ***Déjeuner***

1 sandwich : 2 tranches de pain complet, saupoudré d'1/2 tasse d'œuf dur écrasé et mélangé avec une c. à soupe de mayonnaise, et surmonté de quelques feuilles d'arugula (2 grains, 2 viande, 1 graisse)
1 tasse de morceaux de pomme, céleri et raisin, additionnée d'une 1/2 tasse de yaourt maigre et de 2 tasses de salade verte assaisonnée de jus de citron vert (2 fruit, 1/2 laitage, 1 légume)

• ***Goûter***

1 tasse de kéfir ou de lait de soja (1 laitage)

• ***Dîner***

2 tasses 1/2 d'un mélange de légumes à l'étuvée, composé de riz, légumineuses (ou poisson ou volaille), petits pois, carottes, oignons, céleri, bouillon de légumes et un mélange d'herbes (1 grains, 2 légume, 4 légumineuse, 1 graisse)
Salade mélangée de laitue, concombre, 1/4 d'avocat, 1/2 tasse d'orange en morceaux, avec du vinaigre balsamique ou 2 c. à soupe d'assaisonnement maigre (1 légume 1/2, 1 fruit, 2 graisse)

Ces trois options présentent d'infinies variétés. L'un de mes dîners préférés est un plat unique de pâtes et de légumes. Vous pouvez trouver des pâtes aromatisées au basilic, aux épinards ou aux tomates (non acides sous cette forme). Faites sauter dans une casserole une combinaison de légumes de toutes vos couleurs (jaune, orange, rouge et vert), laissez-les mijoter ensemble jusqu'à cuisson complète et, ensuite, mélangez-les avec les pâtes cuites. Vous pouvez ajouter un bouillon de légumes pour humecter davantage les pâtes. Saupoudrez le tout de parmesan fraîchement râpé et vous obtiendrez un repas délicieux et consistant, autrement plus goûteux que les plats à base de sauce tomate que nous trouvons dans le commerce. Vous pouvez même en garder un peu au frais pour votre déjeuner du lendemain. Une soupe de légumes ou de légumineuses remplacera aisément le plat à base de riz proposé dans le dernier programme de menus.

Une sélection d'aliments rouges

MAINTENANT, il vous faut une liste personnalisée pour l'achat de vos aliments, boissons, épices et condiments. Ce tableau les répertorie par couleur, en ajoutant quelques commentaires de cuisson.

Les légumes

Les légumes rouges qui vous conviennent sont assez limités. Puisque les tomates sont trop acides, et le piment, les betteraves et les aubergines trop âcres et échauffants, les seuls aliments rouges qui vous conviendront sont la trévise et les poivrons rouges. Cependant, vous pouvez manger pratiquement tous les légumes jaunes, orange et verts que vous voulez, et les légumineuses apporteront les phytochimiques essentiels à votre organisme. Par ailleurs, n'oubliez pas que les fruits constituent l'autre aliment important des types Pitta.

Couleur	Légumes	Suggestions
Rouge	Trévise	crue
	Poivron rouge	cru ou cuit
Jaune	Poivron jaune	cru ou cuit
	Maïs frais	cuit
	Daikon	cru
	Champignons de Paris	sautés
	Oignon jaune	sauté
	Panais	cuit
	Pomme de terre	à la vapeur ou au four
	Rutabaga	cuit
	Courge jaune	cuite
Orange	Poivron orange	cuit
	Carotte	cuite
	Potiron	cuit
	Patate douce	cuite au four
	Courge	au four ou à la vapeur
	Igname	au four ou à la vapeur
Vert	Concombre	cru
	Pissenlit	cru ou cuit
	Graine de soja vert	écossé, cru
	Endive	crue ou cuite
	Scarole	crue
	Feuilles de vigne	cuites, en pot
	Haricots verts	cuits
	Petits pois	cuits
	Laitue iceberg	crue
	Chou frisé	cuit
	Chou-rave	cuit
	Feuille de chêne	crue
	Poireau	cuit
	Haricots mungo	crus ou frits
	Persil	cru ou cuit
	Panais	cuit
	Navet	cuit
	Cresson	cru ou cuit
	Courgette	crue ou cuite

Les fruits

Les principaux fruits pour les Pitta sont les baies rouges, bleues et noires, les cerises, les quetsches, les figues, le raisin, les grenades et le melon. Vous pouvez aussi manger tous les fruits secs, de préférence ceux qui n'ont pas été sulfurisés. Les agrumes et les fruits tropicaux jaunes ou orange sont également bons pour vous, à l'exception des pamplemousses, des bananes, des pêches et des papayes. Tous les fruits verts tels que les melons, le raisin, les reines-claudes et les kiwis vous sont aussi conseillés.

Couleur	Légumes	Suggestions
Rouge, bleu, violet	Pomme rouge	avec sa peau
	Myrtilles	crues ou cuites
	Mûres	sucrées
	Cerises	bien mûres
	Canneberge et son jus	sucrée
	Cassis	tel quel
	Groseilles	bien mûres
	Figue sèche	telle quelle
	Figue fraîche	bien mûre
	Raisin noir, rouge	mûr
	Mûres sauvages	telles quelles
	Orange sanguine	telle quelle
	Poire rouge	mûre, cuite
	Quetsche	mûre, cuite
	Grenade, graine et jus	mûre
	Pruneau	tel quel ou au sirop
	Raisins secs	tels quels ou cuits
	Framboises rouges, noires	bien mûres
	Fraises	mûres
	Pastèque	mûre
Jaune	Pomme jaune	mûre
	Compote de pommes	ajouter de la cannelle
	Avocat	mûr
	Airelles	mûres ou en confiture
	Cerises	mûres
	Noix de coco	fraîche
	Dattes	telles quelles
	Figue jaune	fraîche ou en boîte
	Raisin blanc	mûr
	Jus de fruits tropicaux	frais ou en bouteille
	Citron	en jus
	Poire jaune	fraîche
	Ananas	frais ou en boîte

Orange	Abricots secs	non sulfurisés
	Abricots frais	mûrs
	Jus d'orange	tel quel
	Mangue	mûre
	Melon	mûr
	Mandarine	telle quelle
	Orange	telle quelle
	Tangerine	telle quelle
Vert	Raisin vert	tel quel
	Kiwi	mûr
	Citron vert	en jus
	Melon d'eau	mûr, non aigre
	Poires vertes	mûres ou cuites
	Tamarin	en condiment

Les aliments fauves : céréales, grains, pain et légumineuses

Les aliments fauves sont les plus importants pour les types Pitta. Un programme végétarien bien équilibré composé de plusieurs sortes de légumineuses, de graines complètes, de pain et de céréales en plus des fruits et des légumes sera le plus indiqué pour eux. Si vous êtes un grand amateur de viande, il serait bon de songer à passer à un régime lacto-ovo (laitages et œufs) végétarien. Vous pouvez commencer à faire la transition en incluant plusieurs portions de poisson et de volaille dans votre plan de régime hebdomadaire.

À mesure que vous trouverez davantage d'aliments fauves qui vous plaisent, vous pourrez diminuer graduellement les viandes et les poissons ; sans toutefois les éliminer totalement de votre régime, mais en insistant de plus en plus sur la nourriture végétarienne.

Vous pouvez consommer toutes les sortes de graines excepté les jaunes : le maïs, le millet et le quinoa. Le sarrasin et le seigle sont trop forts pour vous, et il serait bon de ne pas abuser du riz. Il en existe d'ailleurs plusieurs variétés, qu'il est conseillé de consommer en alternance (voir leur liste au chapitre 8, et la façon de les cuisiner).

Toutes les légumineuses vous sont permises, sauf les lentilles rouges. Ajoutez, par exemple, des haricots à vos salades ou à vos plats de légumes. Ces aliments contenant des phytochimiques excellents pour les types Pitta, il ne faut surtout pas hésiter à les incorporer à la plupart de vos repas.

Les céréales sèches ou cuites vous conviennent bien et constituent un petit déjeuner rapide et nourrissant. Du pain complet fera aussi parfaitement l'affaire, mais faites en sorte de manger aussi un fruit rouge durant ce repas. Pour les en-cas, les fruits, les légumes et les graines conviendront très bien, ainsi que les chips et les crackers, à condition qu'ils soient sans sel ajouté. Portez plutôt votre choix sur des chips de riz, de légumes ou d'algues, et sur du pain sans levain comme les galettes suédoises.

Pain	Petit pain	tiédi ou grillé
	Biscuit	cuit
	Pain aux céréales	tel quel ou grillé
	Pain blanc	tel quel ou grillé
	Pain complet	tel quel ou grillé
	Chips	peu salées
	Crackers	peu salés
	Croûtons	peu salés
	Muffin	tel quel ou grillé
	Pain blanc sans levain	tel quel ou tiédi
	Pain complet sans levain	tel quel ou tiédi
	Mie de pain pour farce	peu salée
	Galette blanche	telle quelle ou tiédie
	Galette complète	telle quelle ou tiédie
	Gaufre, farine blanche	chaude
	Gaufre, farine complète	chaude
Céréales, grains	Orge	nature
	Boulgour	cuit
	Gruau de maïs	cuit
	Bouillie de maïs	cuit
	Couscous	cuit
	Son d'avoine	à la casserole ou au four
	Avoine	cuite
	Pâtes au basilic	cuites
	Pâtes aux épinards	cuites
	Pâtes nature	cuites
	Pâtes complètes	cuites
	Céréales soufflées	telles quelles
	Riz basmati, blanc ou brun	cuit
	Riz brun, long ou court	cuit
	Riz gluant	cuit
	Riz sauvage	cuit
	Riz blanc	cuit
	Épeautre	à la casserole ou au four
	Triticale	à la casserole ou au four
	Nouilles chinoises	cuites
	Son de blé	à la casserole ou au four
Légumineuses	Haricots noirs	cuits
	Pois chiches	cuits
	Fèves	cuites
	Flageolets	cuits
	Haricots rouges	cuits
	Lentilles brunes	cuites
	Haricots mungo	cuits ou germés
	Haricots bicolores	cuits
	Haricots de Lima	cuits
	Haricots blancs	cuits
	Graines de soja	cuites
	Pois cassés	cuits
	Tofu	tel quel ou cuit

Les aliments blancs : huile, poisson, laitages, œufs, viande et graines

Les types Pitta ne peuvent pas consommer d'huile aussi facilement que les Vata, mais certaines d'entre elles sont cependant essentielles à une peau saine et à un bon état cardio-vasculaire. Votre régime largement basé sur les grains et les légumineuses vous fournira de généreuses doses d'acides gras oméga-6, et les huiles de poisson vous apporteront les oméga-3 tout aussi importants pour votre organisme. Vous en profiterez en même temps pour éliminer peu à peu les graisses saturées et trans, qui interfèrent avec la capacité de votre corps à métaboliser ces oméga-6 et 3. Remplacez toutes les matières grasses hydrogénées (margarine, assaisonnement, produits frits), ainsi que les graisses provenant du lait, du bœuf et du porc, par des huiles végétales et de poisson. Les graines de coquelicot et de noix de coco agrémenteront beaucoup de vos plats, et n'oubliez pas d'ajouter des châtaignes d'eau à vos fritures.

Les laitages, dont le lait, les fromages tendres, le beurre, la crème, et les pâtes de fromage sont très bons pour les types Pitta. Choisissez des produits maigres ou allégés en graisse, et bio si possible. Vous pouvez aussi consommer tous les yaourts que vous désirez, surtout avec des fruits. C'est le seul laitage fermenté qui soit bon pour les Pitta, ceci parce que les bactéries lactiques transforment elles-mêmes le lait plutôt que d'avoir recours à un produit chimique. Recherchez si possible les yaourts à ferments vivants, dont les « bonnes » bactéries aideront à la digestion. Ils remplaceront parfaitement la crème fraîche pour vos sauces et accompagnements.

Les types Pitta trouveront des protéines supplémentaires dans les blancs d'œufs, qui leur serviront à faire des omelettes, ou qu'ils mangeront durs. S'il y a des types Vata dans votre famille, vous pouvez leur donner sans problème les jaunes d'œuf restants. Dans le cas où vous consommez ces jaunes – saupoudrés sur des plats au four ou sur des salades, après les avoir écrasés à la fourchette –, vous en amoindrirez les effets négatifs en y ajoutant du curcuma. Vous trouverez d'autres informations sur cette épice or un peu plus loin dans ce chapitre.

Laitages	Fromage tendre	allégé ou maigre
	Fromage blanc	allégé ou maigre
	Lait de vache	demi-écrémé ou écrémé
	Crème fraîche	allégée, avec modération
	Œufs	le blanc de préférence
	Crème glacée	occasionnellement
	Yaourt	maigre
Viande, volaille, poisson	Loup, bar	au four
	Poisson pané	non frit
	Poulet	parties blanches
	Cabillaud	sauté, au four
	Œufs de poisson, caviar	tels quels
	Haddock	grillé, au four
	Flétan	grillé, au four
	Sabre	sauté, au four
	Perche	sautée, au four
	Morue	sautée, au four
	Sole	sautée, au four
	Calmar	sauté, au four
	Espadon	grillé, au four
	Truite	grillée, au four
	Thon	sauté, au four
Noix	Noix de coco	fraîche
	Graines de soja	sur des salades
	Châtaigne d'eau	à la casserole, au four
Huile	Amande d'abricot	cuisson à haute temp.
	Avocat	cuisson à haute temp.
	Cassis	ne pas chauffer
	Bourrache	ne pas chauffer
	Colza	cuisson à haute temp.
	Noix de coco	cuisson à haute temp.
	Pépins de raisin	cuisson à temp. moyenne
	Chanvre	ne pas chauffer
	Olive	cuisson à temp. moyenne
	Pépins de potiron	ne pas chauffer
	Son de riz	cuisson à haute temp.
	Soja	cuisson à temp. moyenne
	Tournesol	cuisson à haute temp.
	Germe de blé	ne pas chauffer

Graines	Coquelicot Psyllium Pépins de potiron Graines de tournesol	pâtisserie, en saupoudrage supplément diététique grillés, sur des salades grillées, à croquer

Les aliments or : boissons, condiments et épices

Les types Pitta peuvent consommer toutes les boissons naturellement sucrées telles que les jus de pomme et de raisin. Les infusions sont essentielles au bon fonctionnement de votre organisme car elles ont un effet calmant (camomille, eau de mélisse) ou stimulant (hibiscus, menthe poivrée). Les infusions énergisantes comme le gingembre ou le ginseng sont trop relevées pour les types Pitta et devraient être réservées pour les moment où votre élément vert est en déséquilibre.

Vous ne verrez aucune boisson alcoolisée répertoriée dans le tableau ci-dessous car elles sont trop échauffantes. L'alcool entraîne la chaleur corporelle vers la surface, réduisant ainsi l'énergie digestive et augmentant l'acidité gastrique. Chez les types Pitta, l'alcool a un puissant effet sur le système nerveux central et peut entraîner agressivité, confusion et perte de lucidité. L'alcool agit également sur la tension et peut souvent être cause d'arythmie cardiaque.

Des herbes comme la coriandre, le basilic, l'aneth et la menthe seront essentielles aux types Pitta qui doivent éviter le sel. Vous apprendrez à les utiliser de plus en plus lorsqu'elles commenceront à remplacer le sel dans vos plats. Le poivre noir est excellent pour la digestion mais il ne faut pas en abuser non plus. Trop de poivre peut en effet échauffer votre système, et il faudra éviter le Cayenne en particulier. Vous pouvez vous offrir à l'occasion un bon chili, à condition d'utiliser du piment doux et d'en rehausser la saveur avec du cumin, de la coriandre et du persil.

Une autre épice très bénéfique aux types Pitta est le curcuma, un élément de la poudre de curry. Elle doit sa couleur jaune aux caroténoïdes qu'elle contient et a le pouvoir de combattre l'oxydation des graisses et donc le cholestérol LDL, principal responsable des lésions du système cardio-vasculaire.

Boisson	Lait d'amande	en remplacement du lait
	Aloès	en jus
	Jus de pomme	frais
	Jus d'abricot	frais
	Jus de baies	frais
	Jus de caroube	frais
	Lait de coco	dans la cuisine
	Jus de raisin	frais
	Jus de mangue	frais
	Nectar de pêche	frais
	Nectar de poire	frais
	Jus de grenade	frais
	Jus de prune	frais
	Lait de soja	frais
	Eau de source	fraîche
	Eau minérale	fraîche
	Thé	chaud, frais ou glacé
Condiment	Caroube	fraîche
	Jus de citron	avec modération
Infusion	Luzerne	chaude
	Bardane	chaude
	Herbe-aux-chats	chaude
	Camomille	chaude
	Consoude	chaude, hors grossesse
	Pissenlit	chaude
	Fleur de sureau	chaude
	Fenouil	chaude
	Houblon	chaude
	Jasmin	chaude
	Citronnelle (mélisse)	chaude
	Lemon-grass	chaude
	Guimauve	chaude
	Fleur de la Passion	chaude
	Menthe poivrée	chaude ou glacée
	Feuille de framboisier	chaude
	Cynorhodon	chaude
	Salsepareille	chaude, hors grossesse
	Menthe	chaude ou glacée
	Gaulthérie	chaude ou glacée

Assaisonnement	Quatre-épices	au four
	Extrait d'amande	au four
	Basilic	frais ou à cuisiner
	Poivre noir	à cuisiner, à table
	Carvi	à cuisiner, au four
	Cardamome	à cuisiner, au four
	Persil chinois*	frais, à cuisiner
	Cannelle	à cuisiner, à table
	Clous de girofle	à cuisiner
	Coriandre*	fraîche, à cuisiner
	Cumin*	à cuisiner
	Curry en poudre	à cuisiner
	Graines d'aneth*	fraîches ou à cuisiner
	Fenouil	à cuisiner, à table
	Gingembre	frais ou à cuisiner
	Macis	au four
	Menthe*	fraîche ou à cuisiner
	Noix de muscade	à cuisiner, au four
	Zestes d'orange	frais ou à cuisiner
	Persil	frais ou à cuisiner
	Menthe poivrée*	fraîche ou à cuisiner
	Safran*	à cuisiner
	Menthe douce*	fraîche ou à cuisiner
	Curcuma*	à cuisiner
	Gaulthérie*	fraîche ou à cuisiner
Édulcorant	Sirop de riz brun	pâtisserie, à table
	Sucre de canne	pâtisserie, à table
	Sucre de datte	pâtisserie, à table
	Fructose	pâtisserie, à table
	Sirop d'érable	à table, à cuisiner
	Sucre non raffiné	à table, à cuisiner

* Ces assaisonnements sont les plus importants pour les types Pitta.

À présent que vous savez quels aliments acheter, dressez votre liste personnelle. La plupart des produits et des épices de la catégorie fauve peuvent se conserver longtemps. Ajoutez autant de fruits, de légumes et d'aliments blancs que vous le désirez. Voici un exemple de ce à quoi devrait ressembler votre liste personnelle.

Votre liste type

Groupe d'aliments	Couleur	Aliments
Légumes	Rouge Jaune Orange Vert	trévise, poivron rouge daikon, champignons carottes, potiron, courge salade verte, archichauts asperges
Fruits	Rouge, bleu, violet Jaune Orange Vert	pommes, baies avocats, cerises, ananas abricots, oranges, mandarines kiwis, pommes, raisin
Grains	Fauve	orge, boulgour, pâtes
Légumineuses	Fauve	haricots noirs, lentilles, pois cassés
Pain	Fauve	pain complet, pain sans levain
Crackers, chips	Fauve	galettes de riz, crackers complets
Laitages, œufs	Blanc Blanc	lait, lait de soja yaourts, crème fraîche œufs
Poissons	Blanc Blanc	truite, poisson chat, cabillaud haddock
Volailles	Blanc	dinde ou blanc de poulet
Huiles	Blanc	colza, lin, olive
Noix	Blanc	noix de coco, châtaignes d'eau
Édulcorants	Or	sirop d'érable, sucre roux
Assaisonnement	Or	persil chinois, cumin, coriande, aneth, curcuma, menthe poivrée, fenouil

CHAPITRE 14

Programmes de régime pour les types Kapha

L'EAU EST TRÈS FORTEMENT associée aux types Kapha, et la terre est leur élément secondaire. Toutes les *structures* corporelles, dont les fluides, sont gouvernées par les Kapha (la constitution verte). Dans les chapitres précédents, vous avez vu comment les trois types se complétaient. Les fonctions corporelles étant les propriétés des Pitta, les mouvements moléculaires celles des Vata, les structures du corps sont gouvernées par les Kapha. En voici la liste :

- Les parois sécrétrices et protectrices de l'estomac
- Les sécrétions protectrices de l'œsophage
- Les sucs gastriques contenant des enzymes
- La membrane protectrice (plèvre) et les cavités sécrétrices des poumons (alvéoles, bronches)
- La membrane protectrice du cœur (péricarde)
- Le sang, la lymphe et les fluides tissulaires
- Les parois et les sécrétions de la bouche, de la langue et des glandes salivaires
- Les membranes protectrices du cerveau et de ses fluides (méninges) ; le liquide rachidien
- Les sécrétions grasses de la peau ; les larmes

- Les sécrétions muqueuses et protectrices des canaux urinaires et reproducteurs
- Les sécrétions des glandes endocrines (hormones).

La maintenance et la consistance des fluides corporels s'appuient sur une bonne nutrition. La quantité et la façon dont ces fluides sont sécrétés dans l'un ou l'autre organe du corps dépendent du fonctionnement de celui-ci. En conséquence, le bon équilibre des Kapha sera tributaire des Pitta. Les Kapha dépendent aussi des signaux qu'ils reçoivent du système nerveux, et donc des Vata. Un déséquilibre, venant soit des Pitta soit des Vata, affectera les Kapha en augmentant l'accumulation des fluides dans l'intestin et le côlon ainsi qu'aux extrémités des voies respiratoires. Et si la circulation normale de ces fluides est contrariée, les toxines qui ne pourront pas être éliminées des tissus s'y installeront et entraîneront des maladies.

Digestion et élimination

LES TYPES KAPHA ONT UN MÉTABOLISME LENT. Ils sont du genre à prendre du poids rien qu'en regardant de la nourriture, et il ne leur en faut pas beaucoup pour les satisfaire. Manger des aliments qui ne leur conviennent pas les rend lourds et léthargiques dès la fin du repas, si bien qu'ils n'ont alors qu'une seule envie : s'offrir une petite sieste. Des problèmes digestifs survenant souvent dans les minutes qui suivent le repas, les Kapha sont facilement sujets à des troubles tels que l'anorexie, la boulimie et l'obésité.

Ils peuvent aussi jeûner sans difficulté, ce qui est un excellent moyen de se débarrasser des toxines et de ne pas se jeter sur le premier aliment venu. Lorsque vous

vous mettez à la diète, n'hésitez pas à boire des boissons vertes qui aideront à vous purifier l'organisme. Les Kapha ont un transit intestinal assez régulier, en général. Néanmoins, si vous vous sentez constipé, c'est que vous n'avez pas consommé les aliments adaptés à votre constitution et que vous n'avez pas attendu d'avoir vraiment faim pour manger.

Lorsque les types Kapha sont en bonne santé, ils ont un appétit stable, à la différence des Vata chez qui il peut varier d'un jour à l'autre, et des Pitta qui deviennent irritables quand ils ne mangent pas à temps. Leurs fonctions digestives, en revanche, ne sont pas aussi bonnes que pour les Pitta, ce qui les oblige à faire plus attention au choix de leurs aliments. D'autre part, ils ont des besoins moins importants que les autres types : un repas principal et un autre, plus léger, dans la journée peut leur suffire à rester énergique et en bonne santé. Si vous êtes de ce type et que vous n'avez jamais faim, sauter un repas ne vous fera pas de mal. Mais si, dans ce cas, vous décidez de ne manger qu'un « petit quelque chose », veillez à garder les légumes et à faire plutôt l'impasse sur la viande et les pommes de terre, par exemple. Quoi qu'il en soit, ne vous récompensez pas de vous être serré la ceinture en vous précipitant sur un dessert ! Puisque le risque d'être en surpoids vous empoisonne la vie en permanence, penchons-nous tout de suite sur ce problème.

La prise de poids

L'obésité est courante chez les Kapha. Nous allons donc parler d'une stratégie d'alimentation à adopter pour vous maintenir à un poids idéal.

Les types Kapha peuvent se contenter de peu de nourriture, et il est toujours étonnant de constater à quel point ils peuvent se passer de manger sans perdre un seul misérable kilo... pour parvenir même à en gagner, parfois. Cela est dû en grande partie à leurs sens du goût et de l'odorat qui sont peu développés. Le grignotage ne les aide pas beaucoup non plus.

Vous devez donc apprendre à honorer votre corps avec ce que vous mangez. Avant de mettre quelque chose dans votre bouche, posez-vous la question de savoir si votre organisme en a vraiment besoin. Si ce n'est pas le cas, choisissez un autre aliment qui sera bon pour vous. Une bonne alimentation et un contrôle effectif de son poids relèvent d'une pratique au jour le jour. Si vous ressentez l'envie de manger entre les repas, essayez d'abord de boire un verre d'eau de source. Car il peut s'agir tout simplement d'un besoin d'eau que vous interprétez comme un signe de manque alimentaire. Si vous avez vraiment faim, l'eau ne vous satisfera pas et vous pourrez alors grignoter des légumes ou des fruits, frais ou secs. Une jeune carotte, une pomme ou quelques abricots secs feront parfaitement l'affaire. Avant de vous mettre à table, Buvez un grand verre d'eau à température ambiante, puis rassasiez-vous normalement et levez-vous dès que vous avez terminé. Rester devant des aliments qui s'offrent à vous est la pire des stratégies. Lorsque vous vous servez, imaginez que votre assiette est destinée à un enfant.

Quand il vous arrive de dîner au restaurant, les portions que l'on vous sert dépassent souvent vos besoins réels. Prenez donc l'habitude de laisser dans votre assiette un quart de ce qui s'y trouve, à moins que les portions ne soient vraiment petites. Nous sommes tous tentés de manger le plus possible parce que nous avons payé ce repas et que l'idée nous répugne de voir ces restes de nourriture partir à la poubelle. Ceci est spécialement vrai pour les types Kapha, qui ont une forte tendance à accumuler l'argent et les biens. Cependant, le prix à payer est celui de votre santé. Mâcher et avaler lentement aide à déclencher une réaction de satiété et vous mangerez naturellement moins. D'autre part, dès que vous avez terminé, éloignez-vous de la table, si c'est possible. Mieux encore, sortez vous promener.

Voyez ensuite comment vous vous sentez. Si vous avez encore faim au moins une heure après avoir achevé votre repas, vous pouvez toujours compléter par un peu des restes que vous aurez gardés au réfrigérateur. Si vous vous couchez en vous sentant l'estomac creux, vous perdrez du poids, à condition de n'avoir pas « dévoré » dans la journée. Par ailleurs, adhérez strictement à votre programme de menus quotidiens. Ces habitudes constituent un excellent exercice mental. Les commentaires les plus frappants que j'ai pu entendre de la part de personnes en surpoids étaient de cet ordre : « Je ne me sens jamais rassasié en quittant la table. » Ou : « Dans ma tête, je suis gros et je le resterai. Donc, ce que je mange maintenant ne change rien. » Ce qui prouve que le mental joue un rôle essentiel dans le besoin de gratifications ou d'excuses après avoir mangé.

Les types Kapha tendent à chercher une consolation dans la nourriture lorsqu'ils s'ennuient, se sentent stressés, seuls ou malheureux. Il n'est donc pas surprenant que les sucreries et les snacks en tout genre constituent le choix alimentaire le plus répandu de notre époque. Nous nous créons un besoin physiologique de ces « substituts de réconfort ». Ce sont là les pires aliments pour les types Kapha, et le meilleur moyen de prendre du poids rapidement. Les snacks sont pleins de sel, de sucre et de graisse. Comme vous le verrez un peu plus loin dans ce chapitre, ce sont précisément les saveurs que vous devez éviter.

À la place, ajoutez à votre nourriture des épices relevées. Vous pouvez utiliser le poivre noir à volonté mais faites l'impasse sur le sel car il stimule la rétention d'eau.

Vos aliments principaux sont les légumes verts âcres et piquants. Vous devrez éviter néanmoins les graines qui gardent l'eau comme le blé, le riz sucré, la bouillie d'avoine, ainsi que les fruits et les jus sucrés, et les légumes féculents. Contentez-vous de la partie feuillue et aérienne des plantes, et des graines desséchantes comme le seigle ou le sarrasin.

Efforcez-vous de penser « vert » lorsque vous faites votre marché ou votre cuisine. Et oubliez les sauces épaisses ainsi que les aliments frits ou sucrés.

Planification de vos repas

LES TYPES KAPHA ont besoin d'une vie active afin de surmonter leur tendance à manger ce qui leur tombe sous la main. La plupart des aliments qui vous conviennent devront être achetés frais, deux ou trois fois par semaine. Lorsque vous faites votre marché, commencez par le rayon fruits et légumes et prévoyez tous vos repas autour de ces aliments. Rappelez-vous que tous les légumes que vous voyez – excepté les châtaignes, tomates, patates douces et pommes de terre – sont bons pour vous. Passez les rayons produits laitiers, boucherie, charcuterie, pâtisserie et plats tout préparés. Vous pouvez en revanche ajouter à volonté dans votre Caddie des céréales, du pain, des haricots, des pâtes et des graines.

Pour le petit déjeuner, un toast avec un peu de confiture fera l'affaire. Si vous aimez le café ou le thé, vous pouvez en prendre une tasse le matin pour démarrer votre journée, mais sans y ajouter ni lait ni crème. Si vous préférez sauter ce repas, cela ne vous fera pas de mal, mais emportez avec vous des fruits secs qui vous serviront d'en-cas au milieu de la matinée.

Votre déjeuner doit consister en une salade ou un mélange de légumes, accompagnés d'un peu de riz, de haricots, de millet ou de pâtes. Vous avez sans doute découvert que le fait de prendre des féculents à midi vous endormait. Dans ce cas, il est préférable de consommer des aliments riches en protéines, qui vous laisseront plus dynamique pour l'après-midi.

Si vous aimez emporter à votre travail des restes de la veille, c'est parfait, surtout si vous pouvez vous offrir le luxe de faire une petite sieste après le déjeuner. Une soupe de légumes est aussi très indiquée lorsqu'il fait froid dehors.

Le dîner doit être léger – une soupe, des légumes à la casserole et une salade feront un bon repas, surtout pendant l'hiver. Évitez de manger de grandes quantités d'aliments à l'amidon (féculents) comme les pâtes, les pommes de terre ou autres légumes racine. Le bœuf est lourd à digérer, et vous devez si possible l'éliminer totalement de votre régime. Toutefois, si vous adorez cette viande, mangez-en au déjeuner, mais jamais le soir.

Prévoyez de dîner tôt, de façon à laisser à votre organisme tout le temps nécessaire à une bonne digestion avant de vous coucher. Si vous désirez manger quelque chose avant d'aller au lit, prenez un fruit ou un yaourt maigre. Vous pouvez aussi grignoter des graines de tournesol ou de potiron grillées. Il faudra éviter les produits laitiers, à l'exception du lait de chèvre, du fromage et des laitages fermentés, mais sans matière grasse.

À présent, voyons quelles sont les saveurs qui vous conviennent.

Les saveurs des aliments

L'âcreté

Les saveurs âcres ou piquantes sont les meilleures pour les types Kapha. Les goûts de tous les bulbes, les tubercules et les racines son âcres. De même que les épices aromatiques telles que la cannelle, le clou de girofle, le poivre de Cayenne, le romarin et le thym. Les Kapha sont le seul type à pouvoir manger de l'ail et de l'oignon cru. Les légumes âcres tels que les choux de Bruxelles, le chou, le chou-fleur et le chou frisé vous sont particulièrement recommandés, comme tous les autres légumes crucifères dont nous avons parlé au chapitre 7. Les saveurs piquantes sont légères, sèches et échauffantes – tout ce qui vous convient. Elles augmentent votre désir de bouger, de rechercher de gens intéressants et une vie plus excitante.

L'amertume

Les saveurs amères sont celles que l'on trouve dans les légumes feuillus et les germes des graines, qui favorisent la digestion. Elles sont légères et soulagent l'impression de lourdeur que vous ressentez dès que vous mangez quelque chose. La meilleure herbe amère et digestive pour un type Kapha est le fenugrec, que vous pourrez boire en infusion ou ajouter à vos aliments. C'est l'un des composants de base de la poudre de curry, auquel on aura additionné du curcuma, du gingembre, du cumin, du fenouil et de la coriandre. Usez et abusez du curry, en choisissant des mélanges qui sont piquants et incluent du poivre rouge et noir. La poudre de curry combine idéalement les saveurs amères et relevées.

L'astringence

Les saveurs astringentes sont importantes pour les types Kapha. La plupart des légumes sont astringents ou piquants, et c'est la raison pour laquelle ils constituent vos aliments principaux. Les saveurs astringentes complètent les saveurs relevées en favorisant la circulation des fluides dans le sang et les vaisseaux lymphatiques. Les aliments qui les renferment sont connus pour consolider le système cardio-vasculaire. Les baies rouges, bleues, violettes et noires, les cerises, la peau des pommes et du raisin contiennent de puissants phytonutriments qui préviennent l'oxydation et les lésions des parois artérielles dues au cholestérol LDL. Les légumineuses tels le soja et le trèfle rouge contiennent des isoflavones également connues pour prévenir les maladies cardio-vasculaires. Beaucoup de fruits sont trop sucrés pour les types Kapha, et ceux-ci dépendent moins des céréales et des graines que les Vata ou les Pitta. Les produits laitiers ne leur sont pas très indiqués, pas plus que les glaces ou les aliments très froids.

Saveurs à éviter

Le sucré

On le trouve dans les fruits comme l'avocat, la banane, la noix de coco, les dattes, les figues, la papaye, l'ananas et les prunes. Les jus de fruits tropicaux et le jus de carotte sont trop sucrés pour les Kapha, mais le jus d'orange n'est pas contre-indiqué. Les graines et les légumes racines sont également sucrés, à cause de leur haute teneur en hydrates de carbone. En conséquence, les types Kapha ne peuvent pas en manger autant que les Pitta ou les Vata. Toutefois, les graines qui sont de consistance plus sèche, comme le sarrasin, le maïs, le millet, l'avoine et le son d'avoine sont les mieux indiquées pour eux. Vous devrez cependant éviter les pains à base de blé.

Les sucres

Les sucres blanc et brun ne sont pas recommandés aux types Kapha. En revanche, le miel non raffiné, le malt d'orge, le sirop d'érable naturel et les jus de fruits concentrés passeront bien, à condition de les consommer avec modération. L'amasake est un lait de riz sucré que l'on peut utiliser à la place d'autres édulcorants ou de produits laitiers. Le sucre de datte peut aussi avoir le même usage.

L'acide et le salé

On trouve ces saveurs dans la plupart des condiments, dont le lait de coco, le miso (pâte de graine de soja fermentée), les olives, le ketchup, la sauce de soja, le vinaigre et les laitages fermentés (yaourt, fromage blanc, kéfir). Ces aliments favorisent la rétention d'eau, la prise de poids et la tendance à la léthargie. Puisque les Kapha sont sensibles à ces problèmes, éviter les aliments salés et acides aidera à en atténuer les conséquences désagréables.

La température des aliments

LES TYPES KAPHA, s'ils ont une température chaude à l'extérieur, sont plus frais à l'intérieur. Leur peau est douce, souple et tiède au toucher, et leur métabolisme est en général lent et frais. Ils se situent quelque part entre les types Vata et Pitta, mais sans être aussi chauds que les Pitta ou aussi froids que les Vata. De ce fait, la température des aliments a moins d'importance pour les Kapha, qui peuvent consommer indifféremment de la nourriture crue ou cuite. Certains praticiens ayurvédiques recommandent néanmoins de ne pas manger du chaud en même temps que du froid – un bon conseil si votre digestion n'est pas extraordinaire ou si vous essayez de perdre du poids. Prenez donc des salades et crudités à un repas, et réservez pour un autre ce qui est cuit. Si ce n'est pas possible, consommez d'abord les aliments cuits, et ensuite les aliments crus, qui mettront plus de temps à être digérés.

Les céréales sèches et froides sont préférables pour vous. Vous devriez aussi griller votre pain afin d'en diminuer l'humidité. Choisissez des boissons chaudes ou à température ambiante, et prenez un verre d'eau de source non glacée avant chaque repas. Vous ne devez jamais boire d'eau glacée entre les plats, et il vous est conseillé d'attendre d'avoir terminé votre repas avant de boire quoi que ce soit, excepté un verre de vin. Le vin est en effet astringent, surtout le rouge, et les types Kapha sont les seuls à pouvoir tirer profit d'un peu de cette boisson.

Votre programme quotidien

LES TYPES KAPHA AIMENT DORMIR et traîner au lit assez tard le matin, lorsque cela leur est possible. Il est néanmoins important de se lever avant 7 heures, votre période de la journée la plus éprouvante se situant entre 6 et 10 heures du matin, raison pour laquelle vous avez du mal à vous bouger. C'est le meilleur moment pour aller faire un peu de gymnastique ou marcher. Vous vous sentirez alors plein de tonus, aussi bien physiquement que mentalement. Les types Kapha ont une grande aptitude à l'exercice, et ce sont des sportifs naturels, au physique équilibré. Cependant, on sait aussi qu'un entraînement régulier n'est pas leur fort.

L'autre période de la journée qui leur est difficile se situe entre 6 et 10 heures du soir. Une deuxième bonne raison de chercher à faire de l'exercice : une courte promenade après le dîner, si vous ne voulez pas faire trop d'efforts. Vous pouvez prévoir de vous coucher tôt mais ne vous autorisez pas plus de huit ou neuf heures de sommeil par nuit.

Votre programme saisonnier

ENTRE L'HUMIDITÉ DE LA FIN DE L'HIVER et la venue du pollen, le printemps représente un gros challenge pour vous. Cette saison est celle des allergies et la période de l'année comportant le plus de changements. Si vous êtes sujet au rhume des foins, vous éprouvez sans doute le besoin de faire de l'exercice car vous êtes empoisonné par des problèmes respiratoires et vous vous sentez congestionné. Vous pourrez réduire ces symptômes si vous adhérez strictement à votre programme nutritionnel.

Le printemps est la saison de l'amour, et l'amour est l'un des plus grands attributs des types Kapha. Assurez-vous en premier lieu de vous aimer vous-même et préparez votre corps pour les mois à venir. Une fois l'hiver passé, vous pouvez le nettoyer, le débarrasser des toxines qui se sont accumulées tout au long de la saison froide.

Composition nutritionnelle de votre programme de régime

SI VOUS DEVIEZ DISPOSER sur une assiette votre nourriture d'une journée, elle ressemblerait au graphique ci-dessous. Elle serait composée pour moitié de fruits et de légumes verts – avec une nette majorité de ces derniers. 40 % seraient des aliments fauves : céréales, grains, légumineuses, et un peu de pain. Et les 10 % restant seraient des aliments blancs : poisson, volaille, graines et huiles.

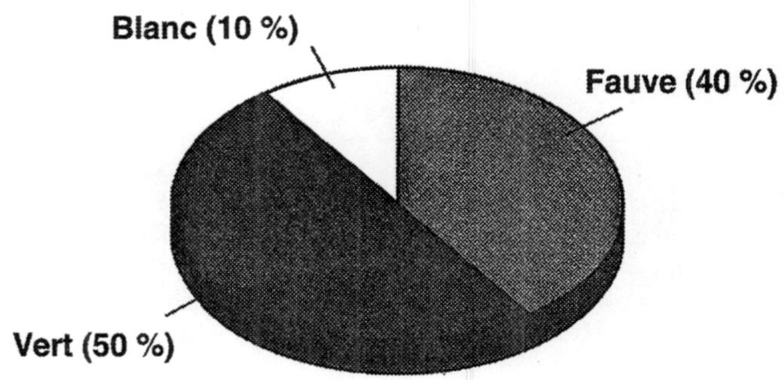

Programme de régime journalier Types Kapha

À présent, il faut établir le programme de vos menus quotidiens, en précisant les couleurs principales et complémentaires parmi les six groupes d'aliments : grains, légumes, fruits, laitages, viandes et huiles. Il est essentiel aussi de maintenir les proportions entre les pourcentages d'hydrates de carbone, de protéines et de graisses ; des proportions qui diffèrent avec chaque type corporel. Pour les Kapha, elles seront les suivants : 55 % de glucides, 22 % de protides, et 23 % de lipides.

Lorsque nous aurons réparti ces calories parmi les six groupes d'aliments, votre plan de régime ressemblera à ceci :

Plan de repas quotidien pour les types Kapha

	Groupes d'aliments					
	Céréales, pain, légumes féculents	Fruits, jus de fruits	Légumes non féculents	Yaourt, kéfir, lait de soja, lait de grains	Poisson, volaille, viande, œufs, fromage maigre, légumineuses, graines	Huiles et graisses, Parmesan
	Quantité par portion					
	1/2 tasse	1/2 tasse de fruits coupés, ou 1 petite tasse, ou 3/4 tasse de jus	1/2 tasse de légumes cuits, ou 1 tasse de lég. crus, ou 3/4 tasse de jus de lég.	1 tasse, ou 1/2 tasse de fromage blanc ou de ricotta	30 g de poisson, de volaille, de viande ou de fromage maigre, ou 1 œuf, ou 1/2 tasse de légumineuses	1 cuiller à café d'huile ou de matières grasses, ou 2 cuillers de parmesan
Calories journalières	**Nombre de portions**					
2 000	7	5	11 1/2	2	6	1
1 200	4 1/2	3 1/4	7 1/3	1 1/3	3 3/4	1
1 500	5 1/2	4	9	1 2/3	4 3/4	1
1 800	6 3/4	4 3/4	11	2	5 3/4	1
2 200	8	5 3/4	13	2 1/3	7	1 1/4
2 400	9	6 1/3	14 2/3	2 1/2	7 2/3	1 1/3

Note : Pour calculer ce que vous mettrez dans votre assiette, multipliez le nombre de portions par la quantité par portion. Par exemple, pour un régime à 2 000 calories : 7 portions × 1/2 tasse = 3 tasses 1/2.

Le nombre de calories que vous devriez absorber dépend de ces facteurs :

- Votre silhouette – fine, moyenne ou large
- Votre poids et votre taille
- Vos activités physiques
- Votre âge
- Votre index de masse corporelle

Si vous savez combien de calories vous devez absorber, vous pouvez vous référer directement au tableau ci-dessus. Sinon, vous pourrez obtenir cette information en vous rendant sur mon site Internet : www.thenutritionsolution.com.

En général, les types Kapha ont un index de masse corporelle plutôt élevé et une silhouette large.

Avec l'âge, le niveau d'activité physique ralentit naturellement, et nous avons donc besoin de moins de calories. Certains nutritionnistes calculent cette diminution du besoin journalier de calories par tranches d'une dizaine d'années. Cependant, si nous maintenons notre niveau d'activité, nous n'avons pas besoin de tenir compte du vieillissement. Vous trouverez sur mon site comment déterminer le nombre idéal de calories à absorber quotidiennement suivant votre niveau d'activité.

Pour comptabiliser les calories dans votre programme de régime, sachez que tous les légumes féculents ont la même composition nutritionnelle que les grains et sont répertoriés dans le même groupe. Si vous décidez de déplacer un choix de légume dans la colonne « grains » parce que c'est un féculent, celui-ci remplacera donc une portion de grains, et il faudra ajouter un autre légume vert à votre ration du jour.

Maintenant que nous avons établi combien de portions d'aliments vous seront nécessaires, voyons comment planifier votre menu quotidien.

Menus quotidiens pour les types Kapha

LE PROGRAMME DE MENUS pour les types Kapha prévoit un repas principal par jour. Vous êtes le seul des trois types à pouvoir vous passer de petit déjeuner et continuer à fonctionner normalement. Il vous arrive peut-être de prendre une tartine de pain complet grillé – un muffin au maïs est préférable – avec une tasse de café (sans crème ni sucre) avant de partir travailler, et cela vous suffit en général. Veillez seulement à ne pas vous laisser tenter en chemin par un snack ou une pâtisserie telle qu'un beignet ou un cookie. Si vous craignez d'avoir faim avant l'heure du déjeuner, emportez avec vous quelques légumes crus. Vous pouvez aussi grignoter des graines grillées de tournesol, de soja ou de potiron. Les crackers de légumes ou de riz font également de bons en-cas pour les types Kapha.

Si possible, prévoyez un bon repas pour midi et un dîner plus léger. Puisque c'est difficile pour la plupart des gens qui travaillent, essayez de prendre au déjeuner une salade aux feuilles amères telle que l'arugula, la moutarde ou l'endive. Vous pouvez y ajouter des légumes crus comme le brocoli, le chou-fleur, les pois mange-tout et les carottes, plus quelques radis et croûtons pour en relever la saveur, avant d'assaisonner le tout avec un vinaigre balsamique. Ne lésinez pas non plus sur le poivre, mais évitez le sel que vous remplacerez par un mélange d'épices.

En fin d'après-midi, si vous avez besoin de vous revigorer, vous pouvez prendre une tasse de thé noir, ou une infusion au gingembre ou au ginseng. L'eau de source ou minérale vous est tout à fait indiquée, mais faites l'impasse sur les boissons gazeuses sucrées.

S'il vous est possible de faire un peu d'exercice avant le dîner, c'est le moment idéal. Sinon, essayez de le faire entre 6 et 10 heures du soir, lorsque votre biorythme naturel est dans sa courbe descendante et que vous avez envie de vous affaler sur votre lit. Une courte promenade vous aidera à surmonter la fatigue que vous ressentez en général juste après avoir dîné. Cependant, une fois que vous aurez commencé à suivre votre programme de régime, vous verrez cette tendance s'atténuer.

Le repas du soir doit se composer en grande partie de légumes, spécialement des crucifères comme l'ail et l'oignon, auxquels vous pouvez ajouter des féculents et une portion de céréales complètes. Évitez de manger du bœuf, du porc et de l'agneau, sauf à de rares occasions. Les jours où vous n'absorbez aucun aliment animal, veillez à ajouter quelques légumineuses à votre repas. Du poisson ou de la volaille, deux ou trois fois par semaine, suffit à vous maintenir en bonne santé. Limitez votre consommation de protéines animales à 170 g par jour. N'oubliez pas que vous pouvez manger de grandes quantités de légumes verts et que vos repas doivent êtres élaborés autour d'eux.

Note : Les exemples de menus suivants contiennent approximativement le nombre de calories normal pour une femme (2 000). Les hommes du type Kapha suivent le même programme mais augmentent chaque portion d'environ 20 %.

Plan de menus standard avec quelques options

- ***Petit déjeuner***

  1 petit muffin de maïs, ou 1 toast grillé, ou 1/2 toast accompagné de 60 g fromage blanc maigre (1 grains, 1/2 laitage)
  1 tasse de café noir

1 verre de jus de fruits, ou 1/2 tasse de baies, cerises ou raisin (1 fruit)

- ***Collation de la matinée***

  1/4 de tasse de graines de tournesol grillées (1 graisse)

- ***Déjeuner***

  2 tasses de salade amère (2 légume)
  1 tasse de légumes crucifères, cuits à la vapeur ou crus pour faire une salade (2 légume)
  1/4 de tasse de graines de soja ou de croûtons grillés (1/2 grains ou 1 légumineuse)
  Vinaigre balsamique, poivre noir et épices pour salade non salées

- ***Option pour le déjeuner***

  Ajoutez à votre salade 120 g de miettes de thon au naturel (4 poisson) ou un œuf dur écrasé (1 œuf)

- ***En-cas***

  1 tasse d'infusion ou de thé glacé
  1/2 tasse de baies ou de raisin (1 fruit)

- ***Dîner***

  2 tasses de légumes cuits (brocoli, carotte, chou-fleur, poivron, oignon, ail) comprenant au moins trois couleurs différentes. Assaisonnement : citron, poivre, basilic, romarin, coriandre, persil, origan ou paprika (4 légume)
  En accompagnement : 1 tasse de haricots noirs,

et 1 tasse de riz basmati brun aromatisé avec une poudre de curry épicée (2 légumineuse, 2 grains) 2 tasses de roquette ou d'endive, avec 1/2 tasse de cœurs d'artichaut et 1/2 tasse de betteraves, le tout arrosé d'un assaisonnement sans matière grasse : jus de citron, vinaigre balsamique ou de riz brun, poivre, et 1/4 de tasse de croûtons sans graisse aromatisés à l'ail (1 légume 1/2, 1 grains, 1/2 grains)

Première option pour le dîner
Si vous n'avez pas mis de thon, de poulet ou d'œuf dans votre salade de midi, vous pouvez prendre 170 g de poisson ou de volaille au dîner. Éliminez l'accompagnement de riz et de légumineuses.

Deuxième option pour le dîner
Une soupe de légumes peut remplacer ici l'accompagnement de légumes et de féculents. Vous prendrez alors 3 tasses de soupe, la salade verte et un peu de pain de seigle.

Vous vous demandez peut-être ce qu'il en est du calcium puisque le programme de régime des types Kapha ne prévoit aucun laitage. Vous pouvez boire du lait de soja, qui a la même teneur en calcium que le lait de vache. Toutefois, notez que les légumes verts constituent aussi une excellente source de calcium et, si vous suivez consciencieusement votre plan de régime, vous absorberez à la fois du calcium et du magnésium (que les laitages n'apportent pas).

Une sélection d'aliments verts

MAINTENANT, il vous faut une liste personnalisée pour l'achat de vos aliments, boissons, épices et condiments. Ce tableau les répertorie par couleur, en ajoutant quelques commentaires de cuisson.

Les légumes

Votre choix de légume est aisé. S'ils sont verts, ils sont bons pour vous. Les aliments piquants qui comprennent tous les légumes crucifères, l'ail et l'oignon sont les meilleurs. Toutefois, l'arugula, l'asperge, l'endive et les épinards, moins âcres, vous conviendront aussi très bien. Les types Kapha peuvent manger leurs légumes crus ou cuits et y ajouter à volonté toutes les herbes épicées, qui stimuleront leur métabolisme. Le gingembre, le piment, le poivre de Cayenne, le fenugrec et le curcuma feront de parfaits condiments. Vous pouvez essayer aussi de nouveaux légumes que vous ajouterez aux autres pour varier votre régime.

Couleur	Légumes	Suggestions
Vert	Germes de luzerne	à faire germer chez vous
	Artichaut	compact et foncé
	Artichaut de Jérusalem	ferme, pelé, cru ou cuit
	Arugula	crue ou cuite
	Asperges	vapeur
	Mesclun	cru
	Feuilles de betterave	vapeur
	Poivron vert	cru, cuit, farci
	Chou chinois	cru, vapeur
	Germes de brocoli	crus
	Brocoli	cru, vapeur
	Choux de Bruxelles	vapeur
	Chou	cru, vapeur
	Chou-fleur	cru, vapeur
	Chicorée	crue, vapeur
	Piment vert	cuit
	Ciboulette	crue
	Persil chinois (cilantro)	cru
	Chou frisé	cru, vapeur
	Pissenlit	cru, vapeur
	Graines de soja vert	crues, vapeur
	Endive	crue
	Scarole	crue
	Ail	cru ou cuit
	Feuilles de vigne	en conserve
	Haricots verts	cuits
	Jus de légumes verts	crus
	Petits pois	cuits
	Petits pois mange-tout	crus, cuits
	Radis noir	préparé
	Laitue iceberg	crue
	Salade rouge	crue
	Poireau	sauté, vapeur
	Germes de haricots mungo	crus, cuits
	Feuilles de moutarde	crues, cuites
	Olives vertes, noires	modérément, peu salées
	Persil	cru ou cuit
	Panais	vapeur
	Échalote	crue, cuite
	Épinards	crus, vapeur
	Blettes	vapeur, en soupe
	Feuilles de navet	vapeur, en soupe
	Cresson	cru, en soupe
	Courgettes	crues, vapeur
Orange	Poivron orange	cru, vapeur
	Piment orange	cuit

Rouge, bleu, violet	Betterave	cuite, froide ou chaude
	Poivron rouge	cru, vapeur
	Aubergine	pelée, vapeur, sautée
	Trévise	crue
	Radis	crus
	Tomates	crues en saison, cuites
Jaune	Poivron jaune	cru, vapeur
	Piment jaune	cuit
	Maïs frais	vapeur, grillé
	Daikon	cru
	Champignons de Paris	crus, sautés
	Oignon jaune	cru, cuit
	Pommes de terre	vapeur, cuites au four
	Courge	crue, vapeur

Les fruits

Les types Kapha sont davantage limités en fruits que les Pitta ou les Vata. Par exemple, aucun fruit sucré ne fait partie de votre liste, les seuls cités étant plus âcres ou amers. Votre plan de régime propose de petites quantités de fruits à manger plutôt entre les repas, ou dans une salade composée qui constituera votre hors-d'œuvre. Les jus de fruits ne sont pas conseillés aux Kapha car ils manquent des fibres dont le rôle est de ralentir le métabolisme des sucres. Il est préférable de boire des jus de légumes verts, de grenade, de baies ou de canneberge, plutôt que de se rabattre sur les jus d'agrumes ou de fruits tropicaux.

Vous pouvez en revanche consommer n'importe lequel de ces fruits comme en-cas, ou les servir sur un lit de salade verte, accompagnés de daikon et de radis. Les fruits secs feront aussi très bien l'affaire mais, comme ils sont très sucrés, limitez-vous à deux ou trois.

Couleur	Fruits	Suggestions
Vert	Raisin	
	Kiwi	
	Reine-claude	
Orange	Tamarin	en pâte, dans des soupes
	Abricot sec	
	Abricot frais	
	Mangue	
	Orange	
	Pêche séchée	
	Pêche fraîche	
	Kaki	bien mûr, pulpe seule
	Mandarine	
Rouge, bleu, violet	Pomme rouge	
	Myrtilles	
	Mûres	
	Cerise aigre	
	Raisin noir, rouge	
	Mûres sauvages	
	Orange sanguine	
	Poire rouge	crue, cuite
	Grenade (graines)	dans une salade de fruits
	Framboise	
	Fraise	
Jaune	Pomme jaune	
	Cerise Napoléon	
	Raisin jaune, vert	
	Citron	
	Poire jaune	
	Coing	cuit ou en confiture

Les aliments fauves : Céréales, grains, pain et légumineuses

Les grains sucrés tels que le riz brun ne sont pas bons pour les types Kapha. Cependant, le riz blanc nature, le basmati et le thaï, blanc ou brun, ne vous feront pas de mal. Ces deux derniers sont aromatiques et légèrement piquants. Le blé est trop dense et lourd pour vous, aussi vous faudra-t-il vous limiter pour les produits à base de froment, ceux-ci incluant la plupart des pâtes. Les meilleurs grains pour vous sont l'orge, le sarrasin, le maïs, le millet et le seigle. Heureusement, on peut trouver des pâtes au maïs, ou des pâtes japonaises qui ne contiennent pas de blé. Vous pouvez manger la plupart des légumineuses mais évitez les haricots rouges, les lentilles brunes et les graines de soja. Le tofu (pâte de soja) vous est tout à fait indiqué et ajoutera des protéines à beaucoup de vos plats. C'est aussi une très bonne source de calcium. Et, puisque ce produit prend le goût de tout ce à quoi il est mélangé, vous pouvez aisément le substituer à la viande ou aux œufs.

Pain	Petit pain	grillé
	Biscuit	tiède
	Pain au maïs	tiède ou froid
	Pain de seigle	nature ou grillé
	Pain blanc	nature ou grillé
	Chips	peu salés
	Crackers	peu salés
	Croûtons	peu salés
	Muffin	grillé
	Pain blanc sans levain	nature
	Tortilla au maïs	nature ou tiède
	Tortilla au blé	nature ou tiède
	Pancake au sarrasin	chaud
	Gaufre nature	chaude
Céréales, grains	Orge (grains, farine)	en céréale, pâtisserie
	Basmati, blanc, brun	vapeur, froid ou chaud
	Sarrasin (gruau, farine)	bouilli, pâtisserie
	Maïs (polenta)	cuite, chaude ou froide
	Maïs (farine)	en épaississant, au four
	Couscous	vapeur
	Millet (grains, farine)	vapeur, pâtisserie
	Son d'avoine	saupoudré sur un plat
	Avoine, farine d'avoine	en céréale, pâtisserie
	Pâtes au basilic	servies avec des lég.
	Pâtes au poivron rouge	servies avec des lég.
	Pâtes aux épinards	servies avec des lég.
	Pâtes natures (blanches)	très limitées
	Pâtes complètes	très limitées
	Pop-corn	sans huile, en snack
	Céréales soufflées	avec du lait de soja
	Riz sauvage	vapeur
	Riz blanc	vapeur
	Seigle (grains, farine)	cuit, pâtisserie
	Nouilles japonaises	bouillies, avec des lég.

Légumineuses	Haricots noirs	cuits
	Haricots bicolores	cuits
	Pois chiches	cuits
	Graines de canneberge	cuites
	Fèves	cuites
	Flageolets	cuits
	Lentilles rouges	cuites, germées
	Haricots de Lima	cuits
	Haricots mungo	crus, frits, germés
	Haricots blancs	cuits
	Pois cassés	cuits
	Tofu	ajouté aux plats

Les aliments blancs : huiles, poisson, laitages, œufs, viande, et graines

Les types Kapha sont sévèrement limités dans leur choix de laitages. Les seuls qui vous conviennent sont le fromage blanc à 15 % de matières grasses, le kéfir (yaourt liquide) et le yaourt maigre. Si vous aimez le lait ou le fromage de chèvre, vous pouvez en consommer. Autrement, il faut substituer au lait de vache le lait de soja, de riz ou de grains. Les blancs d'œufs sont pour vous une bonne source de protéines et, cuits en omelette avec quelques légumes, ils constituent un bon repas rapide. Vous pouvez manger de la viande rouge à l'occasion, mais grillée de préférence. Servez-vous des idées de marinade données au chapitre 6, pour réduire la formation des AHC (amines hétérocycliques). Les parties blanches du poulet ou de la dinde vous sont conseillées, et vous pouvez manger plusieurs sortes de poisson. Vous disposez aussi d'un assez bon choix d'huiles mais à conditions de n'en user qu'avec modération. Les graines grillées de tournesol et de potiron font de bons en-cas, les cacahuètes également, mais évitez noix, noisettes et amandes.

Laitage	Fromage blanc	dégraissé
	Œufs	le blanc de préférence
	Fromage de chèvre	remplace le from. de vache
	Lait de chèvre	remplace de lait de vache
	Kéfir	à l'occasion
	Yaourt (ferments vivants)	à l'occasion
Viande, volaille, poisson	Loup, bar	sauté, au four
	Poisson pané	au four, non grillé
	Poulet	blanc seul
	Clams	bouillis
	Cabillaud	au four, sauté
	Crabe	vapeur, froid ou chaud
	Œufs de poisson, caviar	frais, en boîte
	Haddock	au four, grillé, sauté
	Flétan	au four, grillé, sauté
	Sabre	au four, sauté
	Crevettes	vapeur, grillées
	Saumon	sauté, au four, grillé
	Limande	sautée
	Sardines	grillées, en boîte
	Coquilles Saint-Jacques	sautées, au four
	Morue	sautée, au four
	Sole	grillée au four
	Calmar	sauté, au four
	Truite	grillée, au four
Noix	Cacahuètes	non salées, grillées
Huile	Cassis	ne pas chauffer
	Bourrache	ne pas chauffer
	Colza	cuisson à temp. moyenne
	Maïs	cuisson à temp. moyenne
	Lin	ne pas chauffer
	Pépins de raisin	cuisson, sur les salades
	Chanvre	ne pas chauffer
	Graines de moutarde	cuisson à temp. moyenne
	Graines de potiron	ne pas chauffer
	Son de riz	cuisson à haute temp.
	Safran	cuisson à temp. moyenne
	Soja	cuisson à temp. moyenne
	Tournesol	cuisson à haute temp.
Graines	Lin	à saupoudrer sur salades
	Coquelicot	à saup., en pâtisserie
	Psyllium	supplément diététique
	Potiron	grillées, sur les salades
	Tournesol	grillées, sur les salades

Les aliments or :
boissons, condiments et épices

Les types Kapha peuvent sans problème consommer des boissons chaudes et épicées comme le café, le thé, le cidre ou le vin chaud, ainsi que les jus astringents de baies, cerise, canneberge et grenade. Puisque la plupart des laitages vous sont déconseillés, le lait de soja les remplacera parfaitement. En revanche, le lait d'amande ou de coco est contre-indiqué.

Aucune forme de sucre n'est citée dans votre programme de régime mais les édulcorants naturels comme le miel, le sirop de malt et le sirop d'érable sont bons pour les types Kapha. Vous pouvez prendre toutes sortes de condiments, particulièrement ceux qui sont relevés comme le radis noir, la moutarde et le wasabi. Toutes les épices vous sont permises, ainsi que la plupart des infusions.

Boisson	Aloès	Décongestionnant
	Jus de pomme	le meilleur pour les Verts
	Nectar d'abricot	le meilleur jus Orange
	Jus de baies	astringent, excellent
	Jus de caroube	remplace le chocolat
	Jus de cerise	astringent, anti-inflammatoire
	Café	amer, diurétique
	Limonade	sans trop de sucre
	Jus de mangue	excellent jus Orange
	Eau minérale	aide à digérer
	Jus d'orange	à alterner avec d'autres jus
	Nectar de pêche	offre de la variété
	Nectar de poire	offre de la variété
	Jus de grenade	astringent, excellent
	Jus de prune	antioxydant, léger laxatif
	Lait de soja	remplace le lait
	Thé	noir, vert
	Vin et alcools	avec modération
Condiment	Caroube	en remplacement du chocolat
	Chutney	relevé, dans une sauce au yaourt
	Jus de citron	sur les salades ou les légumes
	Légumes marinés	en accompagnement de plats
	Moutarde	en accompagnement de plats
	Wasabi	relevé, avec sushi et poissons

Infusion	Camomille	calmante
	Pissenlit	décongestionnant
	Fenouil	aide à la digestion
	Gingembre (sec ou frais)	décongestionnant, énergisant
	Ginseng	énergisant, restaure l'homéostasie
	Houblon	sédatif
	Jasmin	aromatique
	Mélisse (citronnelle)	sédative
	Lemon-grass	source de vitamine A
	Réglisse	anti-inflammatoire, antistress
	Guimauve	soulage l'estomac
	Ortie	diurétique, anti-allergique
	Fleur de la Passion	sédative
	Menthe poivrée	brûlures d'estomac, congestions nasales
	Feuilles de framboisier	tonique utérin, soulage des nausées
	Cynorhodon	astringent, riche en vitamine C
	Salsepareille	antirhumatismale
	Sassafras	décongestionnant
	Menthe douce	dégage les voies respiratoires
	Gaulthérie	diurétique, agent purifiant
Assaisonnement	Quatre-épices*	à cuisiner
	Anis*	pâtisserie, à cuisiner
	Asa fœtida*	à cuisiner
	Basilic*	cru, à cuisiner
	Laurier*	à cuisiner
	Poivre noir*	à cuisiner, à table
	Carvi*	à cuisiner, pâtisserie
	Cardamome*	à cuisiner, pâtisserie, en infusion
	Poivre de Cayenne*	à cuisiner
	Poudre de piment	à cuisiner
	Cannelle*	cru ou cuit
	Clous de girofle*	à cuisiner, au four
	Coriandre*	à cuisiner, au four
	Cumin*	à cuisiner, dans des sauces
	Curry*	à cuisiner
	Aneth*	frais, cuit, en marinades
	Fenouil	à cuisiner, à table
	Fenugrec*	à cuisiner, dans le curry
	Ail*	cuit, cru
	Gingembre*	à cuisiner, à table
	Radis noir*	dans les sauces, à table
	Macis	au four
	Marjolaine*	à cuisiner
	Menthe	fraîche, à cuisiner
	Graines de moutarde*	à cuisiner
	Noix de muscade*	au four, à cuisiner, à table
	Oignon*	cru

	Zestes d'orange*	à cuisiner
	Origan*	à cuisiner
	Paprika*	à cuisiner, à table
	Persil*	cru, à cuisiner
	Menthe poivrée*	fraîche, à cuisiner
	Romarin*	à cuisiner, marinades, sauces
	Safran*	à cuisiner, au four
	Sauge*	à cuisiner, au four
	Tamarin* (pâte)	dans les sauces, mijotés, soupes
	Estragon*	frais, à cuisiner
	Thym*	à cuisiner
	Curcuma*	à cuisiner
Édulcorant	Extrait de vanille	boissons, pâtisseries
	Malt d'orge, en sirop	boissons, pâtisseries
	Sirop de riz brun	boissons, pâtisseries
	Sucre de datte	au four, à table
	Jus de fruits concentré	boissons, à table
	Miel sauvage	à table
	Sirop d'érable	pâtisseries, à table

* Ces assaisonnements sont les plus recommandés pour les types Kapha

Votre liste type

Groupe d'aliments	Couleur	Aliments
Légumes	Jaune	maïs frais, daikon jaune courge, pomme de terre, oignon jaune
Légumes	Rouge Orange Vert	betterave, piment carotte tous légumes crucifères, poivron
Fruits (frais, secs, jus)	Jaune Rouge Orange Vert	raisin blanc, citron, mangue baies, grenade, pomme abricot, orange citron vert, kiwi, goyave
Grains	Fauve	orge, pancakes au sarrasin
Pain	Fauve	tortillas de maïs, pain de seigle
Céréales	Fauve	corn flakes
Légumineuses	Fauve	lentilles rouges, pois chiches, haricots bicolores

Laitages	Blanc Blanc Blanc	fromage blanc œufs lait de soja
Huiles	Blanc	colza, maïs
Graines	Blanc	graines de tournesol grillées, germes de soja
Poissons	Blanc	truite, cabillaud, thon
Volailles	Blanc	blanc de poulet, dinde
Assaisonnements	Or	gingembre, poudre de piment et de curry
Boissons	Or	infusions

CHAPITRE 15

Programme de régime pour les types Combinés

SI, CHEZ VOUS, UN TYPE prime clairement sur les deux autres, il vous faudra suivre le programme nutritionnel prévu pour celui-ci. Si un type est prédominant mais qu'un autre se révèle assez important également, vous pourrez faire quelques choix alimentaires du côté de ce dernier. Si deux types obtiennent un score égal, il vous faudra les équilibrer avec le troisième type. Beaucoup de personnes présentent une combinaison de deux types.

Dans des cas assez rares, il arrive que certains sujets forment une combinaison homogène des trois types. Si c'est votre cas, le plan de régime de ce chapitre est celui qui vous conviendra le mieux. C'est aussi le plus sûr et le plus aisé à suivre lorsque vous préparez des repas pour des personnes dont les types sont différents. L'inconvénient de ce programme « neutre » est qu'il n'offre pas le système nutritif thérapeutique que vous obtenez avec les trois autres types du *Régime Arc-en-ciel.*

Voici, en résumé, la façon de procéder avec les programmes combinés :

- **Vata > Pitta** : suivez le programme **Vata**
- **Pitta > Vata** : suivez le programme **Pitta**
- **Vata > Kapha** : suivez le programme **Vata**
- **Kapha > Vata** : suivez le programme **Kapha**
- **Pitta > Kapha** : suivez le programme **Pitta**
- **Kapha > Pitta** : suivez le programme **Kapha**
- **Vata = Pitta** avec peu de Kapha : suivez le programme **Kapha**
- **Vata = Kapha** avec peu de Pitta : suivez le programme **Pitta**
- **Pitta = Kapha** avec peu de Vata : suivez le programme **Vata**
- **Vata = Pitta = Kapha** : suivez le programme **Combiné**

(Le signe > signifie plus grand que. Le signe = signifie un score égal.)

Bien que cela puisse sembler compliqué à première vue, ce plan n'est qu'une question d'équilibre. Puisque la plupart des gens présentent une couleur dominante, le fait de suivre soigneusement le programme de votre couleur évitera à celle-ci de déséquilibrer les autres.

À mesure que vous apprendrez à connaître les symptômes associés aux déséquilibres d'une couleur, vous saurez passer au programme de cette couleur et restaurer ainsi votre santé.

Vous vous apercevrez que, même si vous êtes un type équilibré, vos couleurs changeront constamment. Il sera donc important d'étudier tous les programmes nutritionnels et les conditions particulières à chaque couleur. Si l'on détecte un déséquilibre – une situation de *dosha*, pour reprendre le terme du Dr Robert Svoboda – il faudra aussitôt adopter le programme qui rééquilibrera les trois couleurs entre elles ; les herbes et les épices se chargeant alors d'opérer les ajustements nécessaires, pendant que la nutrition corrigera les dysfonctionnements.

Digestion et élimination

LES TYPES COMBINÉS ont en général une bonne digestion. Toutefois, des problèmes classiquement associés aux autres types peuvent surgir. La difficulté d'avaler, les renvois et les gonflements sont des conditions typiques des Kapha. Et le fait de manger ne soulagera pas de ce genre d'indigestion ; il aggraverait plutôt les choses. Les brûlures d'estomac, les gargouillis et la gêne ressentie avant l'heure du repas sont typiques des Pitta. Le fait de manger soulagera en revanche ceux qui souffrent de ces désagréments. Les gaz et les crampes sont classiques chez les types Vata et surviennent plusieurs heures après avoir mangé. Et, pour peu que vous ayez absorbé d'autres aliments avant l'arrivée de ces symptômes, il sera difficile d'en connaître la vraie cause.

Quels que soient vos ennuis de digestion, adopter le programme de nutrition approprié à votre couleur vous aidera à remédier à la situation.

Planification de vos repas et de votre programme quotidien

ESSAYEZ DE TROUVER le programme journalier le plus efficace pour vous. Êtes-vous une personne qui se réveille en pleine forme et prête à refaire le monde ? Le matin est-il pour vous la période la plus productive de la journée ? Une réponse positive à ces questions indique que vous devez avaler un petit déjeuner consistant. La matinée est aussi un bon moment pour faire de l'exercice, mais sans exagérer. Même si cela vous stimule sur le plan mental et physique, en faire trop risque de vous fatiguer inutilement. Les repas qui suivront devront consister en un déjeuner léger et un dîner plus important.

Si vous êtes du genre à démarrer lentement le matin, vous n'avez peut-être pas besoin d'un gros petit déjeuner, mais il vous faudra alors prévoir un repas de midi assez conséquent, en terminant la journée par un dîner léger.

Si le fait de manger à midi des plats à base d'hydrates de carbone – pâtes ou riz – vous endort pour le reste de l'après-midi, passez à un repas riche en protéines avec une soupe de légumes ou une salade. Vous pourrez alors garder les hydrates de carbone pour le soir.

Mais, surtout, ne cherchez pas à faire des ajustements trop rapides et pensez sérieusement à ce que vous mettez dans votre bouche. Si vous êtes à l'écoute des signaux que vous lance votre corps, vous trouverez votre équilibre idéal. Et rappelez-vous que, si vous préparez une soupe ou un plat avec des produits étrangers à votre programme, ses effets bénéfiques seront neutralisés par les mauvais ingrédients qui auront cuit avec. Commencez à effectuer les changements suggérés dans ce livre et efforcez-vous de vous y tenir chaque jour. Vous en tirerez une énergie et une vitalité renforcées et, surtout, une protection considérable contre les maladies.

Les saveurs des aliments

DANS LES CHAPITRES PRÉCÉDENTS, nous avons parlé des six saveurs – lesquelles sont indiquées pour chacun des types, et lesquelles sont à éviter. Pour ceux dont les couleurs sont équilibrées, choisir une saveur ou une autre dépendra des besoins de certaines parties de leur corps. Chacune des six saveurs soutient l'un ou l'autre organe, et sa consommation doit donc être accentuée lorsqu'elle sert à renforcer cet organe.

Le sucré

C'est la plus nourrissante des saveurs. Elle contribue au fonctionnement digestif du pancréas, qui sécrète plusieurs enzymes digestives. Lorsque le pancréas est affaibli, ces enzymes sont fabriquées en nombre réduit et les aliments sont incorrectement digérés. Les particules restantes peuvent alors se frayer un chemin dans la circulation sanguine, et votre « équipe de surveillance immunitaire » va se mobiliser pour attaquer et détruire ces éléments étrangers. Ceci va déclencher une cascade de phénomènes qui conduiront à tout un tas de symptômes allergiques.

Les aliments sucrés sont bons pour le pancréas seulement s'ils proviennent d'hydrates de carbone complexes. Consommer trop de nourriture sucrée risque de mener à un autre problème pancréatique, lié au contrôle des sucres sanguins. Le pancréas sécrète en effet une hormone cruciale, l'insuline, qui régule l'acheminement du sucre à travers le sang vers les cellules, où il est transformé en énergie. Une sécrétion trop forte ou trop faible de cette insuline peut provoquer des résultats désastreux en déstabilisant l'équilibre du sucre entre le sang et les tissus. Les personnes dont le taux de sucres sanguins est déséquilibré – soit trop haut, soit trop bas – doivent être extrêmement vigilantes quant à la nourriture qu'elles absorbent. Elles ne doivent choisir que des hydrates de carbone complexes, et éviter la plupart des fruits, des jus de fruits et des édulcorants. En bref, elles doivent suivre un programme de nutrition Kapha, et il n'est guère surprenant que le diabète (taux de sucres sanguins élevé) soit classé dans la médecine ayurvédique comme une pathologie Kapha.

L'acidité

On la trouve dans les fruits acides comme les agrumes, dans le vinaigre, et dans les conserves à la saumure ou au vinaigre. Selon l'ayurvéda, cette saveur constitue un excellent soutien du foie. Cet organe transforme en effet tout ce que vous mangez, buvez et respirez, y compris les toxines. De puissantes enzymes désagrègent ces composés toxiques afin qu'ils soient éliminés en toute sécurité de votre corps. Les aliments acides riches en vitamine C fournissent au foie une protection antioxydante et aident à ce processus de détoxication et à la conversion du cholestérol en acides biliaires.

Le foie produit de la bile, un agent émulsifiant qui transforme les lipides alimentaires en acides gras avant qu'ils ne soient désagrégés par les lipases (enzymes chargées d'hydrolyser les graisses). Les acides biliaires facilitent aussi l'absorption des graisses par le système lymphatique. La bile est une substance extrêmement amère, de couleur jaune verdâtre, qui est concentrée dans la vésicule biliaire et libérée lorsque des aliments gras pénètrent dans le duodénum.

Le salé

Les sels naturels sont composés non seulement de sodium mais de plusieurs minéraux, et se trouvent dans tous les légumes et les fruits. Les sources alimentaires les plus concentrées en sel naturel sont les algues et les poissons de mer. Ces minéraux sont essentiels pour les reins et maintiennent la stabilité des fluides corporels. En salant plus que de raison nos aliments, nous absorbons trop de sodium, créant ainsi un déséquilibre entre celui-ci et les autres minéraux essentiels. Trop de sodium empêche les reins de maintenir une bonne stabilité entre les fluides. Ainsi, l'usage régulier du sel de table est-il une cause majeure de la rétention d'eau chez certaines personnes fragiles.

La consommation d'aliments riches en minéraux, tels ceux mentionnés plus haut, et le fait de remplacer le sel par des condiments naturellement salés doivent aider à recouvrer une fonction rénale normale. Le sel de mer sera donc un meilleur choix que le sel de table, le sodium restant malgré tout son principal composé. Une sauce de soja constitue un substitut de sel acceptable.

Si vous avez tendance à faire de la rétention d'eau, évitez tous les sels, même celui de mer, et méfiez-vous des condiments tels que les olives, les légumes en saumure, les mélanges d'épices et les bouillons.

L'âcreté

Les saveurs piquantes sont bonnes pour les poumons car elles sont aromatiques et aident à éliminer l'humidité des voies respiratoires. Les légumes crucifères, l'ail et les salades au goût piquant sont des aliments qui décongestionnent les poumons. Parmi les épices au goût piquant, on trouve la cannelle, le quatre-épices, le clou de girofle, le gingembre, le poivre noir, l'anis, le laurier, le poivre de Cayenne, la noix de muscade, l'origan, le persil, le romarin, l'estragon, le curcuma et le thym. Toutes ces épices ont un effet échauffant sur le corps, et beaucoup de gens aiment les ajouter à leurs aliments quand il fait froid dehors.

La saison hivernale éprouve le système respiratoire, et une des façons pour l'organisme de lui résister est d'accentuer notre besoin d'aliments épicés. Satisfaire ce besoin contribue à éviter les infections respiratoires dues au froid. Les nourritures piquantes étant, par ailleurs, naturellement desséchantes, elles paraissent moins tentantes durant la saison chaude.

L'amertume

Cette saveur est celle que nous trouvons le moins souvent dans nos aliments. Le pissenlit, le chou frisé, l'endive et les germes sont amers, de même que la peau des agrumes. Les herbes amères telles que la gentiane sont traditionnellement utilisées pour atténuer les brûlures d'estomac, rafraîchir le corps et diminuer les inflammations. Par leur effet tonifiant, elles aident à la digestion et l'assimilation. Dans la médecine ayurvédique, les herbes amères sont considérées comme des toniques cardiaques. Puisque, dans le monde entier, un cœur et un système cardio-vasculaire sains dépendent d'un bon métabolisme des graisses, l'emploi thérapeutique que font les Occidentaux et les Orientaux de cette saveur est très similaire.

L'amertume se retrouve communément dans les aliments qui ont soit une saveur piquante, soit une saveur astringente, cela formant une synergie naturelle.

L'astringence

C'est l'opposé de l'acidité. Lorsque vous mangez quelque chose d'acide, la salive vous vient aussitôt sur la langue. Mais, si vous absorbez un aliment astringent, vous avez l'impression que votre bouche se dessèche, au contraire. C'est ce que l'on ressent quand on mange des épinards, et cela est dû à l'acide oxalique qui émane de leurs feuilles. L'asperge est un autre légume astringent dont le goût reste fortement ancré sur nos papilles. Environ la moitié de la population transforme le composé astringent de l'asperge en un acide très odorant que l'on élimine avec l'urine.

La médecine ayurvédique associe cette saveur avec le côlon, où la réabsorption des fluides est très importante. Cependant, les effets desséchants des herbes et aliments astringents peuvent être cause de constipation, plus spécialement chez les types Jaune.

Nous allons maintenant établir à quel organe on peut associer chacune des six saveurs, en précisant les bienfaits qu'elles sont susceptibles d'apporter aux différents types corporels. Ceci vous fournira une référence pratique quant aux choix de ces saveurs lorsque vous aurez besoin de rééquilibrer l'une de vos couleurs.

Saveur	Organe	Type corporel
sucrée	pancréas	Vata et Pitta
acide	foie	Vata
salée	reins	Vata*
piquante (âcre)	poumons	Kapha*
amère	cœur	Pitta*
astringente	côlon	Pitta et Kapha

* la saveur correspondant au type cité est la plus souhaitable pour équilibrer ce type.

Température et texture des aliments

LORSQUE VOUS ÊTES EN ÉQUILIBRE, vous pouvez manger des aliments à n'importe quelle température. Mais, lorsqu'une de vos couleurs est en déséquilibre, votre nourriture doit être à la température qui convient à cette couleur. Par exemple, si votre Jaune est déstabilisé, vous mangerez en grande partie des aliments humides et chauds. Si c'est le Kapha qui est affaibli, vous mangerez des aliments secs et tièdes. Et, si c'est le Pitta qui se trouve en situation de *dosha*, vous prendrez des aliments frais et presque secs.

Votre programme quotidien

Le lever et le coucher

La plupart des gens se sentent mieux s'ils se lèvent à 6 heures du matin et se couchent aux environ de 10 heures du soir. Il nous faut en général sept à huit heures de sommeil par nuit pour que notre organisme « récupère » du stress de la journée.

Si vous veillez après 22 heures, vous entrez dans la période où votre Pitta est le plus vulnérable. Entre ce moment et 2 heures du matin, vous pouvez aussi ressentir un coup de fouet qui vous poussera à travailler ou à vous occuper au lieu de dormir. Toutefois, prendre l'habitude de veiller tard risque de déstabiliser votre élément Pitta et de vous créer des complications gastriques, de vous rendre agressif et mal dans votre peau.

Si vous avez un métier qui vous oblige à travailler de nuit, il vous faudra ignorer le mécanisme de vos biorythmes car c'est le système hormonal qui détermine l'heure de votre sommeil. La mélatonine est un neurotransmetteur synthétisé par la glande pinéale (l'épiphyse) en réponse à la baisse de lumière captée par la rétine. Cette hormone provoque en nous un effet de sommeil et donne le signal à d'autres hormones de reposer notre organisme pendant que nous dormons.

L'exercice

Essayez de trouver le moment idéal pour faire un peu d'exercice et que cela devienne une habitude quotidienne. Si votre endurance est faible, faites un peu de gymnastique méditative comme le tai-chi, le yoga ou le chi-gong. Un peu de natation ou de marche sera tout aussi excellent pour vous. À mesure que votre résistance à l'effort augmentera, l'exercice que vous pratiquerez se fera plus long et plus puissant. L'aérobic à hautes doses doit en revanche être réservée à ceux qui ont une très bonne endurance.

Les moments de détente

Veillez chaque jour à vous consacrer un peu de temps. Faites-vous couler un bain chaud parfumé aux herbes ou installez-vous tranquillement pour lire, méditer ou laisser votre esprit vagabonder. Offrez-vous un massage ou une séance de sauna, ou promenez-vous dans un endroit paisible et agréable. Quel que soit votre emploi du temps, veillez à ce que cela devienne une habitude quotidienne.

Votre programme saisonnier

Lorsque votre organisme est en équilibre, les saisons ont peu d'impact sur votre état physique. Si vous sentez qu'une période particulière représente un challenge pour vous, adoptez alors le programme de repas préconisé pour le type dont c'est la mauvaise saison.

Votre élément Vata sera assez éprouvé durant la fin de l'été et les premières semaines de l'automne. Cette période variera selon l'endroit où vous habitez mais, au moment où les feuilles changent de couleur et où le vent commence à souffler, les Vata ont tendance à être déstabilisés.

Votre élément Pitta sera plutôt secoué pendant les mois chauds d'été car les types Pitta incarnent la chaleur.

Le Kapha, quant à lui, sera plus éprouvé par le temps froid et humide de la fin de l'hiver et le renouveau dû au printemps.

Composition nutritionnelle de votre programme de régime

SI VOUS DEVIEZ disposer tous vos aliments de la journée dans une grande assiette, voici à quoi elle ressemblerait :

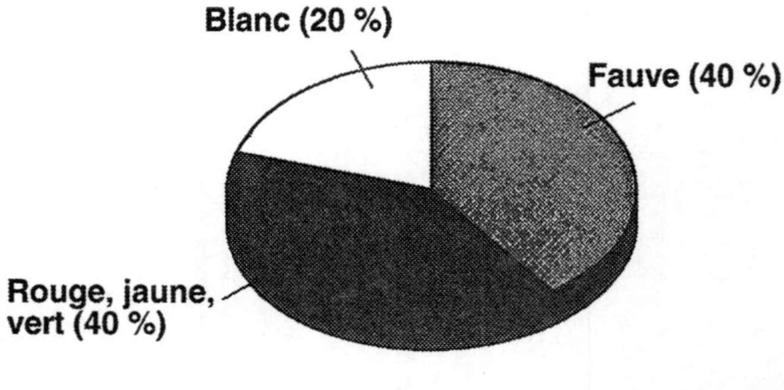

Programme de régime journalier types Combinés

LA PLUS GRANDE PARTIE de votre alimentation devra être jaune, orange, rouge, verte et fauve. Ce que vous mangerez le moins sera le poisson, la volaille, les graines, les laitages et les huiles.

À présent, il faut déterminer votre programme de menus quotidien, en répartissant vos couleurs principales et complémentaires parmi les six groupes d'aliments. Il faut aussi maintenir un rapport correct entre les hydrates de carbone, les protéines et les graisses qui composent votre programme. Ces proportions diffèrent entre les types Combinés et les trois autres types.

Je vous propose aussi ici deux plans : l'un pour les hommes, l'autre pour les femmes, ceci parce que les pourcentages d'hydrates de carbone, de protéines et de graisses sont légèrement différents.

Plan de repas quotidien pour les hommes du type Combiné

Groupes d'aliments					
Céréales, pain, légumes féculents	Fruits, Jus de fruits	Légumes non féculents	Yaourt, kéfir, lait de soja, lait de grain	Poisson, volaille, viande, œufs, fromage maigre, légumineuses, graines	Huiles et graisses, Parmesan
Calories journalières					
1/2 tasse	1/2 tasse de fruits coupés, ou 1 petite tasse, ou 3/4 de tasse de jus de fruit	1/2 tasse de légumes cuits, ou 1 tasse de lég. crus, ou 3/4 de tasse de jus de légumes	1 tasse, ou 1/2 tasse de fromage blanc ou de ricotta	30 g de poisson, de volaille, de viande ou de fromage maigre, ou 1 œuf, ou 1/2 tasse de légumineuses	1 cuiller à café d'huile ou de matières grasses, ou 2 cuillers de parmesan

Calories journalières	Nombre de portions					
2 000	8	5 1/2	9	1 1/2	6 1/2	1 1/2
1 800	7 1/2	5	8 1/2	1 1/2	6	1 1/2
2 200	9	6 1/3	10 1/3	1 3/4	7 1/2	1 3/4
2 400	10	6 3/4	11 1/4	2	8	2
2 600	10 3/4	7 1/2	12	2	8 3/4	2
2 800	11	8	13	2 1/4	9 1/2	2 1/4

Note : Pour calculer ce que vous mettrez dans votre assiette, multipliez le nombre de portions par la quantité par portion. Par exemple, pour un régime à 2 000 calories : 9 portions × 1/2 tasse = 4 tasses 1/2.

Pour savoir le nombre de calories que vous devriez absorber, vous pouvez vous rendre sur mon site Internet : www.thenutritionsolution.com. Vous découvrirez que ce nombre dépend de ces facteurs :

- Vos mensurations et votre poids
- Vos activités physiques
- Votre index de masse corporelle

Âge et activité physique

AVEC L'ÂGE, le niveau d'activité physique ralentit naturellement, et nous avons donc besoin de moins de calories. Certains nutritionnistes calculent cette diminution du besoin journalier de calories par tranches d'une dizaine d'années. Cependant, si nous maintenons notre niveau d'activité, nous n'avons pas besoin de tenir compte du vieillissement. Vous trouverez sur mon site comment déterminer le nombre idéal de calories à absorber quotidiennement suivant votre niveau d'activité.

Pour comptabiliser les calories dans votre programme de régime, sachez que tous les légumes féculents ont la même composition nutritionnelle que les grains et sont répertoriés dans le même groupe. Si vous décidez de déplacer un choix de légume dans la colonne « grains » parce que c'est un féculent, celui-ci remplacera donc une portion de grains, et il faudra ajouter un autre légume vert à votre ration du jour.

À présent, nous allons étudier le plan de menus quotidiens pour une femme de type Combiné. Comme pour les hommes, ce programme maintient un rapport correct entre les pourcentages de calories des hydrates de carbone, des protéines et des graisses. Pour les femmes, la proportion sera de 55 % pour les glucides, 20 % pour les protides et 25 % pour les lipides.

Plan de repas quotidien pour les femmes du type Combiné

Groupes d'aliments						
	Céréales, pain, légumes féculents	Fruits, jus de fruits	Légumes non féculents	Yaourt, kéfir, lait de soja, lait de grains	Poisson, volaille, viande, œufs fromage maigre, légumineuses, graines	Huiles et graisses, Parmesan
Quantité par portion	1/2 tasse	1/2 tasse de fruits coupés, ou 1 petite tasse ou 3/4 de tasse de jus	1/2 tasse de légumes cuits, ou 1 tasse de lég. crus, ou 3/4 de tasse de jus de légumes	1 tasse, ou 1/2 tasse de fromage blanc ou de ricotta	30 g de poisson, de volaille, de viande ou de fromage maigre, ou 1 œuf, ou 1/2 tasse de légumineuses	1 cuiller à café d'huile ou de matières grasses, ou 2 cuillers de parmesan
Calories journalières	**Nombre de portions**					
1 800	9	3 1/2	4 1/2	2	6	1
1 200	6	2 1/2	3	1 1/2	4	1
1 400	7 1/4	2 3/4	3 2/3	1 2/3	4 3/4	1
1 600	8 1/4	3 1/4	4	1 3/4	5 1/2	1
2 000	10 1/4	4	5	2 1/3	6 3/4	1
2 200	11 1/4	4 1/2	5 2/3	2 1/2	7 1/2	1 1/4
2 400	12 1/3	4 3/4	6	2 3/4	8 1/4	1 1/2

Note : Pour calculer ce que vous mettrez dans votre assiette, multipliez le nombre de portions par la quantité par portion. Par exemple, pour un régime à 1 800 calories : 3 portions 1/2 × 1/2 tasse = 1 tasse 3/4.

Ce programme convient à une femme mesurant 1,65 m, pesant environ 60 kg et ayant une activité physique relativement basse. Par activité basse, j'entends un travail de bureau et de l'exercice deux ou trois fois par semaine. Le rapport taille/poids de cette femme atteint l'index de masse corporel idéal : 22. Celles qui sont enceintes devraient augmenter leur nombre de calories journalières de 20 % ; et celles qui allaitent de 30 %. Pour calculer votre besoin basique de calories, prenez en considération votre poids d'avant la grossesse. Si vous étiez en surpoids juste avant d'être enceinte, demandez conseil à votre médecin.

Encore une fois, pour un calcul plus exact, si vous décidez de déplacer un choix de légume dans la colonne « grains » parce que c'est un féculent, celui-ci remplacera donc une portion de grains, et il faudra ajouter un autre légume vert à votre ration du jour.

Maintenant que nous avons établi le nombre de rations nécessaire pour chaque aliment, voyons comment vous pouvez planifier vos menus quotidiens.

Menus quotidiens pour les types Combinés

IDÉALEMENT, vous devriez prendre un repas principal et deux plus légers dans une journée, en choisissant vous-même lequel des trois sera le plus important. Vous trouverez peut-être plus facile de l'alterner avec les deux autres ; par exemple, si vous prenez un repas consistant tard le soir, vous n'aurez peut-être pas faim jusqu'au déjeuner du lendemain.

Beaucoup de gens se sentent mieux s'ils prennent un dîner léger. Vous remarquerez que je ne préconise aucun dessert dans mes programmes de menus car j'estime qu'ils sont à réserver pour des occasions spéciales seulement. Il est préférable, en effet, de s'en passer après un repas consistant.

Je vous conseille de garder sur votre lieu de travail

quelques sachets d'infusions, que vous pourrez consommer aux alentours de 4 heures de l'après-midi. Faites alors une petite pause. Le thé au ginseng vous donnera du pep ; les ginsengs coréen et chinois vous revigoreront, tandis que le Sibérien et l'Américain vous déstresseront. Si vous ne connaissez pas le ginseng, essayez-le en choisissant un thé de qualité supérieure car les composants actifs en seront mieux équilibrés.

Évitez les boissons pétillantes car elles peuvent contenir un taux élevé de sucre ou d'édulcorants artificiels, et de phosphates. Ces derniers interfèrent en effet avec l'absorption de calcium. D'autre part, ces boissons sont acides et affaiblissent la digestion.

Plan de menu standard avec quelques options

Ce plan de repas vous donne droit à 2 000 calories. Vous pouvez ajuster ce taux en fonction du programme que vous suivez (celui des femmes ou celui des hommes) et du nombre de calories que vous devez absorber.

- ***Petit déjeuner***

  1 tasse de muesli sans graisse ou 1 tasse 1/2 de céréales cuites, ou 2 tasses de céréales sans sucre (2 grains)
  1 tasse de yaourt (1 laitage)
  1/2 banane ou 1/2 tasse de baies (1 fruit)
  1 grand verre de jus de tomate (1 légume)

- ***Déjeuner***

  2 tasses de mesclun (2 légume) avec 1 œuf dur (1 viande)

2 c. à soupe de thon au naturel (2 viande)
1 tasse de légumes assortis : radis ou daikon, restes de légumes du dîner (1 légume, si crus ; 2, si cuits)

- ***En-cas (matin ou après-midi)***

1/4 de tasse de noix mélangées (2 graisse, 1 viande)
1/2 tasse de raisin (1 fruit)

- ***Dîner***

Option 1 :
2 tasses de pâtes accompagnées d'arugula, fromage de chèvre
1 tasse de salade : pommes, céleri, noix ou raisins secs, accompagnés de yaourt et de jus de citron

Option 2 :
2 tasses de poulet avec une sauce maigre
1 tasse de salade : mandarine, 1/4 de tasse de pépins de grenade, sur un lit de feuilles amères, accompagnés de yaourt et d'une sauce chutney.

Option 3 :
2 tasses de fruits de mer et de riz
1 tasse de légumes à la vapeur (oignons, carottes, chou frisé, ail)
2 tasses de légumes mélangés : 1/2 tasse de concombre, avocat, huile d'olive, vinaigre balsamique et poivre)

Je préfère utiliser des assaisonnements à base d'huile d'olive et de jus de citron. Vous pouvez alterner avec de l'huile de colza ou de lin. Le jus de citron, les vinaigres balsamique ou de riz sont plus doux que le vinaigre de vin. J'utilise du yaourt pour les assaisonnements crémeux en les aromatisant avec du radis noir, du poivre ou du chutney. Si vous faites des sauces au fromage, choisissez de la feta ou du fromage de chèvre, qui conviennent à tous les types.

Une sélection d'aliments Combinés

IL VOUS FAUT MAINTENANT une liste personnalisée pour faire votre marché d'aliments, boissons, épices et condiments.

La liste ci-dessous peut convenir à tous les types. Ces aliments ne perturberont aucune couleur mais ils ne sont pas aussi thérapeutiques que ceux qui sont cités spécifiquement pour les types Vata, Pitta et Kapha. Vous pouvez les considérer comme des aliments « sûrs » car ils pourront être servis à votre famille ou vos invités.

Les fruits et légumes frais constitueront l'un de vos meilleurs investissements nutritionnels. Vous pouvez en remplir votre frigo et économiser ainsi sur les viandes et les laitages. Faites l'impasse sur les pâtisseries, les snacks et les produits tout faits, et dirigez-vous plutôt vers les rayonnages des céréales, pâtes, farines, légumineuses, épices et huiles de qualité supérieure. Finissez par les laitages frais et un peu de poisson ou de volaille.

Couleur	Légumes	Suggestions
Vert	Artichaut	vapeur, chaud ou froid
	Artichaut de Jérusalem	vapeur, remplacent les p. de terre
	Arugula	en salade, avec fruits ou lég. vapeur
	Asperge	vapeur, chaude ou froide
	Mesclun	en salade ou cuit à la vapeur
	Chou chinois	meilleur frit, ou vapeur
	Brocoli	vapeur ou cru
	Cilantro (persil chinois)	accompagne aussi des plats mexicains
	Chou frisé	vapeur, casserole, ajouté aux soupes
	Pissenlit	vapeur, en salade
	Feuilles de vigne	farcies de riz
	Haricots verts	vapeur, froids en salade
	Laitue iceberg	la moins nourrissante, vitamine K
	Salade à feuilles rouges	les meilleures des salades
	Poireau	vapeur, soupes
	Persil	plat ou italien, cru ou cuit
	Panais	vapeur, très goûteux et sucré
	Feuilles de navet	vapeur, aromatisent soupes et lég.
	Cresson	cru ou vapeur, soupes, salades
	Courgette	crue, vapeur, grillée
Orange	Poivron orange	cru ou cuit, goût sucré
	Carotte	crue ; vapeur : 35 % de plus de carotène
Jaune	Poivron jaune	cru ou cuit, goût sucré
	Maïs frais	vapeur, froid, en grains ou en épi
	Daikon	cru, en salade, plus doux que le radis
	Champignons	vapeur ou crus, casserole
	Oignon jaune	vapeur ou sauté
	Pomme de terre	vapeur, sautée, avec modération
	Courge	variété d'été, vapeur ou grillée

Les fruits

On ne mange pas assez de fruits, en général. Veillez à prendre au moins un fruit ou un grand verre de jus de fruits par jour. La vitamine C et les autres phytochimiques hydrosolubles de ces aliments purifient le système digestif, aussi est-il conseillé d'en manger chaque jour. Certaines personnes trouvent plus facile de s'assurer une ration correcte par semaine en observant une « journée fruits », lorsque leur programme en prévoit des portions importantes. Les minéraux et les caroténoïdes fournis par les fruits sont aussi stockés d'un jour sur l'autre.

Il est préférable de manger des fruits de saison, cultivés localement, si possible. Dans les endroits où ces aliments ne sont pas disponibles à certaines saisons, les produits congelés feront un substitut acceptable. N'hésitez pas à varier vos choix, et essayez les jus d'abricot, de poire et de fruits tropicaux vendus en bouteille. Lisez bien les étiquettes pour vous assurez qu'il s'agit de jus sans sucre ajouté.

Couleur	Fruits	Suggestions
Vert	Raisin vert	tel quel, en salade, cuit
	Goyave, fruit et jus	telle quelle
	Kiwi, fruit et jus	riche en vitamine C, pelé
	Tamarin	en condiment
Orange	Abricot, fruit et jus	tel quel, riche en carotène
	Mangue, fruit et jus, chutney	telle quelle, riche en carotène
	Orange, fruit et jus	riche en vitamine C
	Mandarine	en-cas pratique
Rouge, bleu, violet	Myrtilles fraîches, congelées	riches en antioxydants
	Raisin rouge, noir	tel quel, en salade
	Mûres, fraîches, en jus	meilleures en été, locales
	Mûres sauvages	meilleures en été, locales
	Orange sanguine	très douce, automne
	Poire rouge	crue, cuite, automne et hiver
	Grenade	crue, cuite, automne et hiver
	Framboises	crues en été, salades de fruits
	Fraises	crues en été, salades de fruits
Jaune	Pomme jaunes	crues, cuites, en salade
	Cerises Napoléon	très douces, printemps
	Raisin jaune	tel quel, en salade, cuit
	Citron, fruit et jus	remplace le vinaigre
	Poire jaune	crue ou cuite, automne et hiver

Les aliments fauves

Ce groupe est très important. Cependant ces aliments-couleur sont considérés comme des couleurs complémentaires afin d'insister plutôt sur les fruits et les légumes de couleur vive. Ils arrivent néanmoins en deuxième place dans votre programme de menus. Ces aliments fournissent un riche assortiment de phytochimiques, surtout s'ils ne sont pas traités. Malheureusement, la plupart des gens se reposent trop sur des aliments fauves qui ont été débarrassés de beaucoup de leurs nutriments, puis mélangés à du sucre, des graisses et des colorants artificiels. Les produits cuits, comme les chips, crackers et autres snacks tombent dans cette catégorie.

Nous voyons aussi apparaître sur le marché des produits fauves enrichis de phytochimiques et classés comme aliments diététiques. Il est donc préférable de vous en tenir aux variétés de graines, de pâtes et de farines complètes, de riz blanc et brun, de haricots, de pois et de lentilles. Ces aliments sont une véritable mine de phytochimiques naturels, et leur prix de revient est nettement plus bas que tous les produits préparés.

Pain	Biscuits	cuits, chauds ou froids, en snack
	Pain blanc	nature ou grillé
	Muffin, blanc ou complet	tiède ou grillé
	Muffin au son	tiède ou grillé
	Pain sans levain, blanc ou complet	nature
	Chapelure	pour farces, ou à saupoudrer
	Tortilla blanche	nature, à farcir de légumes
	Gaufre et pancake	chauds, avec sirop d'érable
Grains	Basmati, brun ou blanc	riz indien, vapeur
	Couscous	vapeur, chaud ou froid en salade
	Riz blanc	vapeur, casserole, pour farces
	Pâtes au basilic	cuites, accompagnées de légumes
	Pâtes aux épinards	cuites, accompagnées de légumes
	Pâtes blanches	cuites, accompagnées de légumes
	Pâtes complètes	cuites, accompagnées de légumes
	Nouilles japonaises	cuites, en accomp. de fritures
Céréales	Avoine	cuite
	Son de blé	à ajouter aux céréales
	Son d'avoine	cuit ou en céréales
	Bouillie de maïs	chaude, pour la polenta
Légumineuses	Haricots mungo	cuits ou germés
	Haricots aduki	cuits ou germés
	Dhal	haricot noir, entier, long à cuire, à servir avec des légumes

Les aliments blancs

Les laitages, le lait de vache, le babeurre et le fromage sont source d'allergies pour certaines personnes. En revanche, le lait et le fromage de chèvre ou de brebis ne semblent pas causer d'ennuis majeurs. Si vous êtes du type Combiné, il vous faudra évaluer les effets des laitages sur vous. Prise de poids, congestion et problèmes de sinus peuvent résulter de la consommation de ces aliments.

Les produits naturellement fermentés tels que le fromage blanc, le kéfir (yaourt liquide) et le yaourt conviennent à tous les types. La crème et le babeurre, plus acides, ne font pas de bons substituts. Cherchez plutôt des laitages contenant des ferments vivants, pauvres en graisses et non sucrés. La plupart des kéfirs sont aromatisés aux fruits, sans sucre et donc bons pour vous. Vous pouvez ajouter au fromage blanc et au yaourt vos propres fruits ou légumes.

Vous absorberez tout le calcium qu'il vous faut en mangeant les légumes de votre programme de menus. Le lait de soja contient autant de calcium que le lait de vache et peut aisément le remplacer. Pour beaucoup de gens, les suppléments alimentaires qui combinent calcium et magnésium représentent une bonne alternative.

Vous avez pu remarquer que, dans le *Régime Arc-en-ciel*, je n'encourage personne à manger de la viande rouge, et cela correspond aux conseils de nombreux nutritionnistes. Vous pouvez toutefois en manger à certaines occasions, surtout si vous choisissez des morceaux maigres que vous ferez griller sur le barbecue ou au four. Mais veillez cependant à bien suivre les instructions de cuisson que je recommande dans le chapitre 9, afin d'éviter la formation d'amines hétérocycliques sur les viandes et les poissons cuits à trop forte chaleur.

Laitages, œufs	Fromage blanc Œufs Kéfir Yaourt	remplace le fromage le blanc seul est préférable boisson, assaisonnement dans les sauces, en snack
Poisson	Bar, loup Cabillaud Haddock Flétan Sabre Morue Sole Calmar Truite	sauté, au four pané, sauté, au four (sans huile) bouilli, au four grillé, au four pané, sauté (sans huile) sautée (sans huile), au four sautée (sans huile), au four sauté ou à la casserole sautée (sans huile), grillée
Viande	Bœuf, agneau	morceaux maigres, grillés, au four
Volaille	Poulet Dinde	grillé, au four grillée, au four
Huiles	Cassis Bourrache Colza Onagre Lin Pépins de raisin Graines de potiron Son de riz Safran Tournesol	ne pas chauffer, suppl. alimentaire ne pas chauffer, suppl. alimentaire assaisonnements, chauffer peu ne pas chauffer, suppl. alimentaire ne pas chauffer, assaisonnement chauffer à haute température ne pas chauffer, suppl. alimentaire cuisson à haute température chauffer à temp. moyenne chauffer à temp. moyenne, assaisonnements
Graines	Coquelicot Psyllium Potiron Tournesol	sur des salades, en pâtisserie ajouter aux boissons, suppl. alim. en snack, sur des salades en snack, sur des salades

Les aliments or

Les boissons, les condiments et les épices sont précieux. Vous les utilisez en petites quantités et ils modifient la nature de ce que vous mangez. Les épices piquantes et relevées comme le gingembre, le poivre de Cayenne, la moutarde et le poivre stimulent la digestion et les métabolismes lents. Ces propriétés bénéfiques font d'elles des aliments thermogéniques. Pour cette raison, ces épices sont très utilisées dans les régimes destinés à la perte de poids.

Les infusions et les boissons que vous trouverez dans ce tableau contiennent des phytochimiques qui vous calment, vous réveillent, stimulent votre digestion ou aident à détoxiquer votre organisme. Elles constituent une part très importante de votre programme. Si certaines vous paraissent totalement inconnues, je vous suggère de les essayer ; vous risquez d'être agréablement surpris.

Vous trouverez aussi dans ce tableau des édulcorants naturels qui sont nettement meilleurs pour vous que le sucre blanc. Vous avez sans doute remarqué que de plus en plus de produits sont sucrés avec du jus de fruits concentré, du sirop de malt, de la mélasse ou du sucre d'érable. D'autre part, beaucoup de supermarchés proposent aujourd'hui du sucre non raffiné.

Boisson	Lait d'amande	délicieux substitut de lait
	Aloès	en petites quantités, peut être ajouté aux fruits
	Jus d'abricot	sur des céréales chaudes
	Jus de baies	sur des céréales chaudes
	Jus de caroube	remplace le chocolat à boire
	Jus de mangue	à boire, bon pour les sauces
	Eau minérale	meilleure que l'eau distillée
	Nectar de pêche	même usage que les autres jus
	Jus de grenade	même usage que les autres jus
	Lait de soja	remplace le lait
	Eau de source	meilleure que l'eau distillée
Condiment	Caroube	remplace le chocolat pour les pâtisseries
	Jus de citron	sauces, marinade, à table
Infusion	Luzerne	nourrissante, phyto-œstrogènes
	Camomille	calmante, soulage l'estomac
	Consoude	calmante, hors grossesse
	Fenouil	stimule la digestion
	Houblon	sédatif
	Jasmin	aromatique, énergisant
	Mélisse	sédative, atténue l'anxiété
	Lemon-grass	source de vitamine A
	Guimauve	expectorante, soulage l'estomac
	Menthe poivrée	soulage les brûlures d'estomac, décongestionnante
	Feuille de framboisier	antinausée, tonique utérin
	Cynorhodon	astringent, riche en vit. C
	Salsepareille	antirhumatismale

	Mente douce	décongestionnante, anti-inflammatoire gargarismes, antiseptique, antidouleur
	Gaulthérie	pour la cuisson
Assaisonnement	Quatre-épices	frais ou cuit
	Basilic	pour la cuisson, à table
	Poivre noir	pour la cuisson
	Carvi	pour la cuisson, en infusion
	Cardamome	crue ou cuite
	Cilantro	pour la cuisson, à table
	Cannelle	pour la cuisson
	Clous de girofle	pour la cuisson
	Coriandre	pour la cuisson
	Curry	frais, marinades, cuisson
	Aneth	pour la cuisson, à table
	Fenouil	pour la cuisson, à table
	Gingembre	frais pour les infusions, coupé ou en poudre sur les plats
	Menthe	fraîche, boissons et salades
	Noix de muscade	pour la cuisson, à table
	Menthe poivrée	fraîche, pour la cuisson
	Safran	pour la cuisson
	Curcuma	pour les currys
Édulcorant	Malt d'orge, sirop	boissons, pâtisseries, à table
	Sirop de riz brun	boissons, pâtisseries, à table
	Sucre de datte	pour la cuisson, à table
	Sucre de fruits, jus de fruits concentré	boissons, cuisson, à table
	Sirop d'érable	pour la cuisson, à table

À présent que vous connaissez les aliments dont vous avez besoin, établissons la liste de ce que vous achèterez au marché.

Votre liste type

Groupe d'aliments	Couleur	Aliments
Légumes	Jaune	maïs frais, daikon, courge jaune, patates douces, oignons, panais, pommes de terre
	Rouge	radis
	Orange	carottes, courge d'hiver
	Vert	artichauts, asperges, légumes crucifères, haricots verts, persil, épinards, courge d'été, cresson
Fruits (frais, secs, en jus)	Jaune	raisin jaune, citron, mangues
	Rouge	baies, grenades, pommes, raisin rouge,
	Orange	abricots, pêches
	Vert	goyave, citron vert, kiwi
Grains	Fauve	couscous, riz, avoine, quinoa riz sauvage
Pain	Fauve	tortillas, pain blanc et complet
Céréales	Fauve	orge, millet, avoine
Légumineuses	Fauve	haricots mungo, tofu, dhal
Laitages, œufs	Blanc	fromage blanc, kéfir, yaourt
	Blanc	œufs
	Blanc	lait de soja
Huile	Blanc	colza, tournesol
Graines	Blanc	potiron, tournesol, soja
Poisson	Blanc	truite, tous les poissons à chair blanche, thon
Volaille	Blanc	poulet, dinde
Assaisonnement	Or	poivre noir, cannelle, cilantro, aneth
	Or	ail, gingembre, menthe, muscade, persil, curcuma
Boissons	Or	infusions

CONCLUSION

VOUS SAVEZ À PRÉSENT quelle est votre couleur, et comment vous nourrir afin d'équilibrer votre type corporel. Vous avez appris quels sont les phytochimiques naturels apportés par une alimentation adaptée et comment ils préservent votre santé.

En maintenant l'équilibre entre les trois couleurs – jaune, vert et rouge –, votre corps combattra mieux les infections et les agressions extérieures. Vous l'aiderez en modulant votre programme nutritionnel selon les saisons, les circonstances, et votre niveau de stress.

Nous avons tous été « malades » et constaté sans surprise que cette faiblesse s'abattait sur nous après une période d'intense tension. Nous avons outrepassé nos limites et notre corps a dit « stop ! ». Il nous a contraints à prendre du repos, à nous recharger en énergie. Si ce schéma se reproduit trop fréquemment, des maladies chroniques peuvent s'installer. Il suffit pourtant d'ajustements minimes pour rétablir l'équilibre entre nos trois couleurs quand nous sommes en bonne santé.

Prenez votre vie en main. L'ayurvéda vous offre les clés de la santé et du bien-être. Il ne vous reste plus qu'à suivre cette méthode et à vous nourrir selon la sagesse ancestrale de l'ayurvéda.

BIBLIOGRAPHIE

1 : Qu'est-ce qu'un alicament ?

International Food Information Council, *Functional Foods Now* (Washington, D.C. : International Food and Nutrition Council, 1999).

United States Department of Agriculture, *Beltsville Human Nutrition Center Report*, 2 Apr. 2000. Hasler, C. M., "Functional Foods : Their Role in Disease Prevention and Health Promotion", *Food Technology* 52 (1998) : 52-70.

Sloan E., "The Top Ten Up-and-Coming Nutraceutical Markets", www.nutraceuticalsworld. com, 1 Apr. 2000.

Spiessbach, K., "Are Nutraceuticals the Future of Food ?" *Reuters Health eLine*, www.medscape. com, 1998.

Neporent, L., "Checkups : Food Containing Many Promises", *New York Times*, 13 June 1999.

Hankinson, S. E., Stampfer, M.J., "All That Glitters Is Not Beta Carotene", JAMA 272 (18) (1994) : 1455-56.

The Foundation for Innovation in Medicine (FIM), www.fimdefelice.org, 25 Feb. 2000.

Klausner, R. D., et al., "Beta Carotene and Vitamin A Halted in Lung Cancer Prevention Trial", *National Institutes of Health*, 18 Jan.1996.

Gershoff S., ed., "The Trials of Beta-Carotene : Is The Verdict In ?" *Tufts University Diet & Nutrition Letter*, 14 (1) (Man. 1996) : 4-6.

Block, G., "Fruit, Vegetables, and Cancer Prevention : A Review of the Epidemiological Evidence", *Nutrition and Cancer* 18 (1994) : 1-29.

Svoboda, R., *Prakruti : Your Ayurvedic Constitution* (Albuquerque, N.M. : Geocom, 1989).

Bhagvat Sinh Jee, H. H., *A Short History of Aryan Medical Science*, 2nd ed. (Gondal, India : Shree Bhagvat Sinh Jee Electric Printing Press, 1927), p. 123.

2 : La sagesse ancestrale de l'ayurvéda

Bhagvat Sinh Jee, H. H., *A Short History of Aryan Medical Science*, 2d ed. (Gondal, India : Shree Bhagvat Sinh Jee Electric Printing Press, 1927).

Basham, A. L., "The Practice of Medicine in Ancient and Medieval India", in Leslie Charles, ed., *Asian Medical Systems : A Comparative Study* (Berkeley : University of Califormia Press, 1976).

Srinivasamurti, G., "The Science and Art of Indian Medicine", in *Theories and Philosophies of Medicine*, 2d ed. (New Delhi, India : Institute of History of Medicine and Medical Research, 1973).

Sharma, H., *The Body's Healing Intelligence. Awakening Nature's Healing Intelligence* (Twin Lakes, Wisc. : Lotus Press, 1997), pp. 21-28.

Tarabilda, E. F., *Ayurveda Revolutionized : Integrating Ancient and Modem Ayurveda* (Twin Lakes, Wisc. : Lotus Press, 1997), pp. 11-22.

3 : Comment définir votre type ?
4 : Quel est mon type ?

Encyclopedia Britannica, 2001, www.britannica.com.

Bolonchuk, W. W., et al., "The Association of Dominant Somatotype of Men with Body Structure, Function During Exercise and Nutritional Assessment", *U.S. Agricultural Research Service*, 8 Aug.1998.

Svoboda, R. E., *Prakruti : Your Ayurvedic Constitution* (Albuquerque, N.M. : Geocom, 1989), pp. 35-54.

Tarabilda, E. F., *Ayurveda Revolutionized : Integrating Ancient and Modem Ayurveda* (Twin Lakes, Wisc. : Lotus Press, 1997), pp. 17-22.

Lad, V., *Ayurveda : The Science of Self-Healing* (Wilmot, Wisc. : Lotus Light, 1990), pp. 31-36, 38-39, 64-68.

Lad, U., Lad., V., *Ayurvedic Cooking for Self-Healing* (Albuquerque, N.M. : The Ayurvedic Press, 1994).

Tiwari, M., *Ayurveda, A Life in Balance* (Rochester, Vt. : Healing Arts Press, 1995), pp. 43-55.

Tirtha ; S. S., *The Ayurveda Encyclopedia* (Bayville, N.Y. : Ayurvedic Holistic Center Press, 1998).

5 : Les aliments jaunes

Khachick, F., "Carotenoids in Fruits, Vegetables, and Human Blood and Their Role in Nutritional Prevention of Cancer, Heart Disease, and Cataract", *Nutrient in Composition Laboratory Report* (Beltsville, Md. : BHNRC, ARA, USDA, 1998).

Woodall, A. A., et al., "Carotenoids and Protection of Phospholipids in Solution or in Liposomes Against Oxidation by Peroxyl Radicals : Relationship Between Carotenoid Structure and Protective Ability", *Biochimica et Biophysica Acta* 1336 (1997) : 575-86.

Tinkler, J. H., et al., "Dietary Carotenoids Protect Human Cells from Damage", *Journal of Photochemistry and Photobiology* 26 (1994) : 283-85.

Miki, W., "Biological Functions and Activities of Animal Carotenoids", *Pure and Applied Chemistry* 63 (1) (1991) :141-46.

Jorgensen, K., “Carotenoid Scavenging of Radicals : Effect of Carotenoid Structure and Oxygen Partial Pressure on Antioxidative Activity”, *Zeitschrift Lebensm Unters Forsch* 196 (5) (May 1993) : 423-29.
Britton, G., “Structure and Properties of Carotenoids in Relation to Function”, *FASEB* Journal 9 (1995) : 1551-58.
Pool-Zobel, B. L., et al., “Mechanisms by Which Vegetable Consumption Reduces Genetic Damage in Humans”, *Cancer Epidemiology, Biomarkers and Prevention* 7 (10) (Oct. 1998) : 891-99.
Sheng, Y., et al., “DNA Repair Enhancement by a Combined Supplement of Carotenoids, Nicotinamide and Zinc”, *Cancer Detection and Prevention* 22 (4) (1998) : 284-92.
Zhang, L.-X., Cooney, R. V., Bertram, J. S., “Carotenoids Enhance Gap Junctional Communication and Inhibit Lipid Peroxidation in C3H/10T1/2 Cells : Relationship to Their Cancer Chemopreventive Action”, *Carcinogenesis* 12 (11) (1991) : 2109-14.
Palozza, P., et al., “Canthaxanthin Induces Apoptosis in Human Cancer Cell Lines”, *Carcinogenesis* 19 (2) (Feb.1998) : 373-76.
Murakoshi, M., et al., “Potent Preventive Action of α-Carotene Against Carcinogenesis : Spontaneous Liver Carcinogenesis and Promoting Stage of Lung and Skin Carcinogenesis in Mice Are Suppressed More Effectively by α-Carotene Than by β-Carotene”, *Cancer Research* 52 (Dec. 1992) : 6583-87.
Ford, E. S., Giles, W. H., “Serum Vitamins, Carotenoids, and Angina Pectoris : Findings from the National Health and Nutrition Examination Survey III”, *Annals of Epidemiology 10 (2)* (Feb. 2000) : 106-16.
Stahl, W., et al., “Carotenoids and Carotenoids Plus Vitamin E Protect Against Ultraviolet Light induced Erythema in Humans”, *American Journal of Clinical Nutrition* 71 (3) (Mar. 2000) : 795-98.
Frieling, U. M., et al., “A Randomized, 12-Year Primary-Prevention Trial of Beta Carotene Supplementation for Nonmelanoma Skin Cancer in the Physician’s Health Study”, *Archives of Dermatology* 136 (2) (Feb. 2000) : 179-84.
Okai, Y., Higashi-Okai, K., “Possible Immunomodulating Activities of Carotenoids in *In Vitro* Cell Culture Experiments”, *International Journal of Immunopharmacology* 18 (12) (Dec. 1996) : 753-58.
Jyonouchi, H., et al., “Effects of Various Carotenoids on Cloned, EffectorStage T-Helper Cell Activity”, *Nutrition and Cancer* 26 (1996) : 313-24.
Jacques, P. F., “The Potential Preventive Effects of Vitamins for Cataract and Age-Related Macular Degeneration”, *International Journal for Vitamin and Nutrition Research* 69 (3) (May 1999) : 198-205.
Sommerburg, O. G., “Lutein and Zeaxanthin Are Associated with Photoreceptors in the Human Retina”, *Current Eye Research* 19 (1999) : 491-95.
Bone, R. A., “Preliminary Identification of the Human Macular Pigment”, *Vision Research* 25 (1995) : 1531-35.
Landrum, J. T., Bone, R. A., “Carotenoid Nutrition and the Human Retina”, *International Journal of Integrative Medicine* 2 (3) (May/June 2000) : 28-33.
Khachik, E., et al., “Identification of Lutein and Zeaxanthin Oxidation Products in Human and Monkey Retinas”, *Investigative Ophthalmology and Visual Science* 38 (9) (Aug. 1997) : 1802-11.
Bates, C. J., et al., “Quantitation of Vitamin E and a Carotenoid Pigment in Cataractous Human Lenses, and the Effects of a Dietary Supplement”, *International Journal for Vitamins and Nutrition Research* 66 (4) (1996) : 316-21.
Seddon, J. M., et al., “Dietary Carotenoids, Vitamins A, C., and E, and Advanced Age-Related Macular Degeneration”, *JAMA* 272 (2) (Nov. 1994) : 1413-20.
Jacques, P. E., Chylack, L. T., “Epidemiologic Evidence of a Role for the Antioxidant Vitamins and Carotenoids in Cataract Prevention”, *American Journal of Clinical Nutrition* 53 (1 Suppl.) (Jan. 1991) : 352S-355S.
Jacques, P. E., Chylack, L. T., “The Potential Preventive Effects of Vitamins for Cataract and Age-Related Macular Degeneration”, *International Journal for Vitamin and Nutrition Research* 69 (3) (May 1999) : 198-205.
Slattery, M. L., et al., “Carotenoids and Colon Cancer”, *American Journal of Clinical Nutrition* 71 (2) (Feb. 2000) : 575-82.
Gerster, H., “The Potential Role of Lycopene for Human Health”, *Journal of the American College of Nutrition*16 (2) (Apr. 1997) : 109-26.
Stahl, W., Sies, H., “Lycopene : A Biologically Important Carotenoid for Humans ?” *Archives of Biochemistry and Biophysics* 336 (1) (Dec.1996) : 1-9.
Clinton, S. K., et al., “Cis-trans Lycopene Isomers, Carotenoids, and Retinol in the Human Prostate”, *Cancer Epidemiology, Biomarkers and Prevention* 5 (10) (Oct. 1999) : 823-33.
Gann, P. H., et al., “Lower Prostate Cancer Risk in Men with Elevated Plasma Lycopene Levels : Results of a Prospective Analysis”, *Cancer Research* 59 (6) (Mar. 1999) : 1225-30. Giovannucci, E., “Tomatoes. Tomato-Based Products, Lycopene, and Cancer : Review of the Epidemiologic Literature”, *Journal of the National Cancer Institute* 91 (4) (Feb. 1999) : 317-31.
Clinton, S. K., “Lycopene : Chemistry, Biology, and Implications for Human Health and Disease”, *Nutrition Reviens* 56 (2 Pt.) (Feb. 1998) : 35-51.
Levy, J., et al., “Lycopene Is a More Potent Inhibitor of Human Cancer Cell Proliferation than Either Alpha Carotene or Beta Carotene”, *Nutrition and Cancer* 24 (3) (1995) : 257-66.
Riso, P., et al., “Does Tomato Consumption Effectively Increase the Resistance of Lymphocyte DNA to Oxidative Damage ?” *American Journal of Clinical Nutrition* 69 (4) (Apr. 1999) : 712-78.
Kohlmeier, L., et al., “Lycopene and Myocardial Infarction Risk in the EURAMIC Study”, *American Journal of Epidemiology* 146 (8) (Oct. 1997) : 618-26.
Dugas, T. R., et al., “Dietary Supplementation with Beta-Carotene, But Not Lycopene, Inhibits Endothelial Cell-Mediated Oxidation of Low-Density Lipoprotein”, *Free Radical Biology and Medicine* 26 (9-10) (May 1999) : 1238-44.

Fuhrman, B., et al., "Hypocholesterolemic Effect of Lycopene and Beta-Carotene Is Related to Suppression of Cholesterol Synthesis and Augmentation of LDL Receptor Activity in Macrophages", *Biochemical and Biophysical Research Communications* 233 (3) (Apr. 1997) : 658-62.
Porrini, M., et al., "Absorption of Lycopene from Single or Daily Portions of Raw and Processed Tomato", *British Journal of Nutrition* 80 (4) (Oct. 1998) : 353-61.
Jorgensen, K., Skibsted, L. H., "Carotenoid Scavenging of Radicals : Effect of Carotenoid Structure and Oxygen Partial Pressure on Antioxidative Activity", *Zeitschrift Lebensm Unters Forsch* 196 (5) (May 1993) : 423-29.
Terao, J., "Antioxidant Activity of β-Carotene Related Çarotenoids in Solution", *Lipids* 24 (1989) : 659-61.
O'Connor, I., O'Brien, N., "Modulation of UVA Light-Induced Oxidative Stress by Beta-Carotene, Lutein and Astaxanthin in Cultured Fibroblasts", *Journal of Dermatological Science* 16 (3) (Mar.1998) : 226-30.
Miki, W., "Biological Functions and Activities of Animal Carotenoids", *Pure and Applied Chemistry* 63 (1) (1991) : 141-46.
Chew, B. P., et al., "A Comparison of the Anticancer Activities of Dietary Beta-Carotene, Canthaxanthin and Astaxanthin in Mice *In Vivo*", *Anticancer Research* 19 (3A) (May-June 1999) : 1849-53.
Woodall, A. A., et al., "Carotenoids and Protection of Phospholipids in Solution or in Liposomes Against Oxidation by Peroxyl Radicals : Relationship Between Carotenoid Structure and Protective Ability", *Biochimica et Biophysica Acta* 1336 (1997) : 575-86.
Jyonouchi, H., et al., "Immunomodulating Actions of Carotenoids : Enhancement of *In Vivo* and *In Vitro* Antibody Production to T-Dependent Antigens", *Nutrition and Cancer* 21 (1994) : 47-58.
Jyonouchi, H., et al., "Astaxanthin, a Carotenoid Without Vitamin A Activity, Augments Antibody Responses in Cultures Including T-helper Cell Clones and Suboptimal Doses of Antigen", *Journal of Nutrition* 125 (1995) : 2483-92.
Jyonouchi, H., et al., "Studies of Immunomodulating Actions of Carotenoids. II. Astaxanthin Enhances *In Vitro* Antibody Production to T-dependent Antigens Without Facilitating Polyclonal B-Cell Activation", *Nutrition and Cancer* 19 (1993) : 269-80.
Jyonouchi, H., et al., "Studies of Immunomodulating Actions of Carotenoids. I. Effects of B-Carotene and Astaxanthin on Murine Lymphocyte Functions and Cell Surface Marker Expression in *In Vitro* Culture System", *Nutrition and Cancer* 16 (1991) : 93-105.
Malmsten, C., "Dietary Supplementation with Astaxanthin-rich Algal Meal Improves Muscle Endurance : A Double Blind Study on Male Students", unpublished study from the Karolinska Institut, Gustavsberg, Sweden, 1998.
Kurashige, M., et al., "Inhibition of Oxidative Injury of Biological Membranes by Astaxanthin", Physiological Chemistry, Physics and Medical NMR 22 (1) (1999) : 27-38.
Woodall, A. A., et al., "Oxidation of Carotenoids by Free Radicals : Relationship Between Structure and Reactivity", *Biochimica et Biophysica Acta* 1336 (1997) : 33-42.
Tso, M., et al., "Method of Retarding and Ameliorating Central Nervous System and Eye Damage", Washington D.C., U.S. Patent and Trademark Office Patent No. 5,527,544, 18 June 1996.
Stahl, W., Spies, H., "Uptake of Lycopene and Its Geometric Isomers Is Greater from Heat Processed than from Unprocessed Tomato Juice in Humans", *Journal of Nutrition* 112 (1992) : 2161-66.
Erdman, J. W., et al., "Absorption and Transport of Carotenoids", *Annals of the New York Academy of Sciences* 691 (Dec. 1993) : 76-85.

6 : Les aliments rouges

Hollman, P. C., Katan, M. D., "Dietary Flavonoids : Intake, Health Effects and Bioavailability", *Food and Chemical Toxicology* 37 (9-10) (Sept./Oct. 1999) : 937-42.
Sakagami, H., et al., "Methionine Oxidation and Apoptosis Induction by Ascorbate, Gallate and Hydrogen Peroxide", *Anticancer Research* 17 (4A) (July/Aug. 1997) : 2565-70. Ribéreau-Gayori, P., "The Tannins", in *Plant Phenolics* (Edinburgh : Oliver & Tweed, 1972), p. 169.
al-Sereiti, M. R., et al., "Pharmacology of Rosemary (*Rosmarinus officinalis* L.) and Its Therapeutic Potentials", *Indian Journal of Experimental Biology* 37 (2) (Feb. 1999) : 124-30.
Nardini, M., et al., "Effects of Caffeic Acid on Tert-butyl Hydroperoxide-Induced Oxidative Stress in *U937*", *Free Radical Biology and Medicine*25 (9) (Dec.1998) : 1098-1105.
Natella, F., et al., "Benzoic Acid and Cinnamic Acid Derivatives as Antioxidants : Structure-Activity Relation", *Journal of Agricultural and Food Chemistry* 47 (4) (Apr. 1999) :1453-59.
Nardini, M., et al., "Inhibition of Human Low-Density Lipoprotein Oxidation by Caffeic Acid and Other Hydroxycinnamic Acid Derivatives", *Free Radical Pathology and Medicine* 19 (5) (Nov. 1995) : 541-52.
Yamanaka, N., et al., "Prooxidant Activity of Caffeic Acid, Dietary Non-Flavonoid Phenolic Acid, on Cu^{+2}-Induced Low Density Lipoprotein Oxidation", *FEBS Letters* 405 (2) (Mar. 1997) : 186-90.
Satoh, K., et al., "Copper, But Not Iron, Enhances Apoptosis-Inducing Activity of Antioxidants", *Anticancer Research* 17 (4A) (July/Aug. 1997) : 2487-90.
Barch, D. H., et al., "Structure-Function Relationships of the Dietary Anticarcinogen Ellagic Acid", *Carcinogenesis* 17 (2) (Feb. 1996) : 265-69.
Stoner, G. D., Mukhtar, H., "Polyphenols as Cancer Chemopreventive Agents", *Journal of Cellular Biochemistry* (Suppl. 22) (1995) : 169-80.
Kuzminski, L. N., et al., "Cranberry Juice and Urinary Tract Infections : Is There a Beneficial Relationship ?" *Nutrition Reviews* 54 (11, pt. 2) (1996) : S87-S90.
Avorn, J., et al., "Reduction of Bacteriuria and Pyuria After Ingestion of Cranberry Juice", *JAMA* 271 (1994) : 751-54.
Zafrini, D., et al., "Inhibitory Activity of Cranberry Juice on Adherence of Type I and Type P Fimbriated Escherichia coli to Eucaryotic Cells", *Antimicrobial Agents and Chemotherapy* 33 (1) (Jan. 1989) : 92-98.

Habash, M. D., et al., "The Effect of Water, Ascorbic Acid, and Cranberry Derived Supplementation on Human Urine and Uropathogen Adhesion to Silicone Rubber", *Canadian Journal of Microbiology* 45 (10) (Oct. 1999) : 691-94.
Sobota, E. E., "Inhibition of Bacterial Adherence by Cranberry Juice : Potential Use for the Treatment of Urinary Tract Infections", *Urology* 32 (Suppl.) (1988) : 9-11.
Walker, E. B., et al., "Cranberry Concentrate : UTI Prophylaxis", *Journal of Family Practice* 45 (1997) : 167-68.
Weiss, E. B., et al., "Inhibiting Interspecies Coaggregation of Plaque Bacteria with a Cranberry Juice Constituent", *Journal of the American Dental Association* 130 (1) (Jan. 1999) : 36.
Raloff J., "Berry Promising Anticancer Prospects", *Science News* 157 (10) (2000).
Aviram, M., et al., "Pomegranate Juice Consumption Reduces Oxidative Stress, Atherogenic Modifications to LDL, and Platelet Aggregation : Studies in Humans and in Atherosclerotic Apolipoprotein E-deficient Mice", *American Journal of Clinical Nutrition* 71 (5) (May 2000) : 1062-76.
Schubert, S. Y., et al., "Antioxidant and Eicosanoid Enzyme Inhibition Properties of Pomegranate Seed Oil and Fermented Juice Flavonoids", *Journal of Ethnopharmacology* 66 (1) (July 1999) : 11-17.
Butland, B. K., et al., "Diet, Lung Function, and Lung Function Decline in a Cohort of 2,512 Middle Aged Men", *Thorax* 55 (2) (Feb. 2000) : 102-6.
Ralof, J., "Well-Done Research : New Recipes for Making Seriously Browned Meats Less of a Cancer Risk", *Science News* 155 (Apr. 1999) : 264-66.
Wang, H., et al., "Antioxidant Polyphenols from Tart Cherries (Prunus cerasus)", *Journal of Agricultural and Food Chemistry* 47 (3) (Mar. 2000) : 840-44.
Balough, Z., Gray, J. I., et al., "Formation and Inhibition of Heterocyclic Aromatic Amines in Fried Ground Beef Patties", *Food and Chemical Toxicology* 38 (5) (May 2000) : 395-401.
Abu-Amsha, R., et al., "Phenolic Content of Various Beverages Determines the Extent of Inhibition of Human Serum and Low-Density Lipoprotein Oxidation *In Vitro* : Identification and Mechanism of Action of Some Cinnamic Acid Derivatives from Red Wine", *Clinical Science* 91 (4) (Oct. 1996) : 449-58.
Leger, A. S., et al., "Factors Associated with Cardiac Mortality in Developed Countries with Particular Reference to the Consumption of Wine", *Lancet* 1 (8124) (May 1979) : 1017-20.
Demrow, H. S., et al., "Administration of Wine and Grape Juice Inhibits *in vivo* Platelet Activity and Thrombosis in Stenosed Canine Coronary Arteries", *Circulation* 91 (4) (Feb. 1995) : 1182-88.
Ferrero, M. E. ; et al., "Activity *In Vitro* of Resveratrol on Granulocyte and Monocyte Adhesion to Endothelium", *American Journal of Clinical Nutrition* 68 (6) (Dec. 1998) : 1208-14.
Jang, M., et al., "Cancer Chemopreventive Activity of Resveratrol, a Natural Product Derived from Grapes", *Science* 275 (5297) (Jan. 1997) : 218-20.
Scott, B. C., et al., "Evaluation of the Antioxidant Actions of Ferulic Acid and Catechins", *Free Radical Research Communications* 19 (4) (1993) : 241-53.
Bagchi, D., *Green Tea : Antioxidant Power to Fight Disease* (Los Angeles : Keats Publishing, 1999), p. 7.
Taylor, N., *Green Tea : The Natural Secret for a Healthier Life* (New York : Kensington Publishing, 1988), pp. 1-2.
Hara, Y., "Multifunctional Activities of Tea Polyphenols", Food Research Laboratories, Mitsui Norin Co., Ltd., Fujieda-city Japan, unpublished, 1993.
Brown, M. D., "Green Tea (Camilla sinensis) Extract and Its Possible Role in the Prevention of Cancer", *Alternative Medicine Review* 4 (5) (1999) : 360-70.
Dulloo, A. G., et al., "Efficacy of a Green Tea Extract Rich in Catechin Polyphenols and Caffeine in Increasing 24-h Energy Expenditure and Fat Oxidation in Humans", *American Journal of Clinical Nutrition* 70 (1999) : 1040-45.
Katiyar, S. K., et al., "Green Tea and Skin", *Archives of Dermatology* 136 (8) (Aug. 2000) : 989-94.
Mukhtar, H., Ahmad, N., "Tea Polyphenols : Prevention of Cancer and Optimizing Health", *American Journal of Clinical Nutrition* 71 (6 Suppl.) (June 2000) : 1698S-1702S.
Ren, F., et al., "Tea Polyphenols Down-Regulate the Expression of the Androgen Receptor in LNCaP Prostate Cancer Cells", *Oncogene* 19 (15) (Apr. 2000) : 1924-32.
Nakachi, K., et al., "Influence of Drinking Green Tea on Breast Cancer Malignancy Among Japanese Patients", *Japanese Journal of Cancer Research* 89 (3) (Mar. 1998) : 254-61.
Hegarty, V. M., et al., "Tea Drinking and Bone Mineral Density in Older Women", *American Journal of Clinical Nutrition* 71 (4) (Apr. 2000) : 1003-7.
Harvey, P., "Cup of Tea Can Cut die Risk of Heart Attack", *NNFA Today* 13 (10) (Nov. 1999) : 9.
Middleton, E., "Biological Properties of Plant Flavonoids : An Overview", *International Journal of Pharmacognosy* 34 (5) (1996) : 344-48.

7 : Les aliments verts

Raloff J., "Fighting Cancer – If You Don't Like Broccoli", *Science News* 152 (1997) : 183.
McKechnie, J. L., ed., *Webster's New Universal Unabridged Dictionary*, 2nd ed. (New York : Simon & Schuster, 1987), p. 438.
Michaud, D. S., et al., "Fruit and Vegetable Intake and Incidence of Bladder Cancer in a Male Prospective Cohort", *Journal of the National Cancer Institute* 91 (7) (1999) : 605-13.
Walaszek, Z., et al., "Reduced Levels of D-Glucaric Acid in Mammary Tumor-Bearing Hosts and the Effect of Its Supplementation During Estrogen Replacement and Tamoxifen Therapy", *Proceedings of the Annual Meeting of the American Association for Cancer Research* 37 (1996) : A1254.
Hecht, S. S. "Chemoprevention of Cancer by Isothiocyanates, Modifiers of Carcinogen Metabolism", *Journal of Nutrition* 129 (Mar. 1999) : 768S-774S.

Hecht, S. S., "Tobacco and Cancer : Approaches Using Carcinogen Biomarkers and Chemoprevention", *Annals of the New York Academy of Sciences* 833 (Dec.1997) : 91-111.
Hecht, S. S., "Chemoprevention of Lung Cancer by Isothiocyanates", *Advances in Experimental Medicine and Biology* 401 (1996) : 1-11.
Jiao, D., et al., "Thiol Conjugates of Isothiocyanates as Chemopreventive Agents of Tobacco Nitrosamine-Induced Lung Cancer (Meeting abstract)", *Proceedings of the Annual Meeting of the American Association for Cancer Research* 38 (1997) : A2423.
Shapiro, T. A., et al., "Human Metabolism and Excretion of Cancer Chemoprotective Glucosinolates and Isothiocyanates of Cruciferous Vegetables", *Cancer Epidemiology, Biomarkers and Prevention* 7 (12) (Dec. 1998) : 1091-100.
Stoner, G. D., et al., "Isothiocyanates and Freeze-Dried Strawberries as Inhibitors of Esophageal Cancer", *Toxicology Science* 52 (2 Suppl.) (Dec. 1999) : 95-100.
Cover, C. M., Firestone, G. L., "Indole-3-Carbinol and Tamoxifen Cooperate to Arrest the Cell Cycle of MCF-7 Human Breast Cancer Cells", *Cancer-Research* 59 (6) (1999) : 1244-51.
Cover, C. M., "Long-Term Responses of Women to Indole-3-Carbinol or a High Fiber Diet", *Cancer Epidemiology, Biomarkers and Prevention* 3 (7) (1994) : 591-95.
Sarne, D., "Effects of the Environment, Chemicals and Drugs on Thyroid Function", *Thyroid Disease Manager*, University of Illinois College of Medicine, Chicago (1999) : www.thyroidmanager.org.
Hashim, S., et al., "Chemoprevention of DMBA-Induced Transplacental and Translactational Carcinogenesis in Mice by Oil from Mustard Seeds", *Cancer Letters* 134 (2) (1998) : 217-26.
Lust, K. D., "Maternal Intake of Cruciferous Vegetables and Other Foods and Colic Symptoms in Exclusively Breast-Fed Infants", *Journal of the American Dietetic Association* 96 (1) (1996) : 46-48.
Koch, H. P., Lawson, L. D., "The Composition and Chemistry of Garlic Cloves and Processed Garlic", in *Garlic : The Science and Therapeutic Application of Allium sativum L. and Related Species* (Baltimore, Williams & Wilkins, 1996), pp. 1-11, 38, 41, 68.
Lawson, L., "Garlic Oil for Hyperlipidemia : Analysis of Recent Negative Results", Quarterly Review of Natural Medicine (Fall 1998) : 187-89.
Warshafsky, S., et al., "Effect of Garlic on Total Serum Cholesterol", *Annals of Internal Medicine*, 119 (1993) : 599-605.
Silagy, C. A., Neil, A. N., "A Meta-Analysis of the Effect of Garlic on Blood Pressure", *Journal of Hypertension* 12 (1994) : 463-68.
Adler, A. J., Holub, B. J., "Effect of Garlic and Fish Oil Supplementation on Serum Lipid and Lipoprotein Concentrations in Hypercholesterolemic Men", *American Journal of Clinical Nutrition* 65 (2) (1997) : 445-50.
Saradeth, S., et al., "Does Garlic Alter the Lipid Pattern in Normal Volunteers ?" *Phytomedicine* 1 (1994) : 183-85.
Rendu, F., et al., "Ajoene, the Antiplatelet Compound Derived from Garlic, Specifically Inhibits Platelet Release Reaction by Affecting the Plasma Membrane Internal Micro Viscosity", *Biochemical Pharmacology* 38 (8) (1989) : 1321-28.
Goldman, I. L., et al., "Antiplatelet Activity in Onion (*Allium cepa*) Is Sulfur Dependent", *Thrombosis and Haemostasis* 76 (3) (1997) : 450-52.
Das, I., et al., "Potent Activation of Nitric Oxide Synthase by Garlic : A Basis for Its Therapeutic Applications", *Current Medical Research and Opinion* 13 (5) (1995) : 257-63.
Lau, B. H., et al., "*Allium sativum* (Garlic) and Cancer Prevention", *Nutrition Research* 10 (1990) : 937-48.

8 : Les aliments fauves

Rimm, E. F., et al., "Vegetable, Fruit, and Cereal Fiber Intake and Risk of Coronary Heart Disease Among Men", *Journal of the American Medical Association* 275 (6) (Feb. 1996) : 447-51.
Liu, S., et al., "Whole Grain Consumption and Risk of Ischemic Stroke in Women : A Prospective Study", *Journal of the American Medical Association* 284 (12) (Sept. 2000) : 1534-40.
Meyer, K. A., et al., "Carbohydrates, Dietary Fiber, and Incident Type 2 Diabetes in Older Women", *American Journal of Clinical Nutrition* 71 (4) (Apr. 2000) : 921-30.
Schatzkin, A., et al., "Lack of Effect of a Low-Fat, High-Fiber Diet on the Recurrence of Colorectal Adenomas : Polyp Prevention Trial Study Group", *New England Journal of Medicine* 342 (16) (Apr. 2000) :1149-55.
Alberts, D. S., et al., "Lack of Effect of a High-Fiber Cereal Supplement on the Recurrence of Colorectal Adenomas", *New England Journal of Medicine* 342 (16) (Apr. 2000) : 1156-62.
Challier, B., et al., "Garlic, Onion and Cereal Fibre as Protective Factors for Breast Cancer : A French Case-Controlled Study", *European Journal of Epidemiology* 14 (8) (Dec. 1998) : 737-47.
Liljeberg, H. G., et al., "Effect of the Glycemic Index and Content of Indigestible Carbohydrates of Cereal-Based Breakfast Meals on Glucose Tolerance at Lunch in Healthy Subjects", *American Journal of Clinical Nutrition* 69 (4) (Apr. 1999) : 647-55.
Holt, S. H., et al., "The Effects of High-Carbohydrate vs. High-Fat Breakfasts on Feelings of Fullness and Alertness, and Subsequent Food Intake", *International Journal of Food Sciences and Nutrition* 50 (1) (Jan. 1999) : 13-28.
Bruce, B., et al., "A Diet High in Whole and Unrefined Foods Favorably Alters Lipids, Antioxidant Defenses and Colon Function", *Journal of the American College of Nutrition* 19 (1) (Feb. 2000) : 61-67.
Zielinski, H., Kozlowska, H., "Antioxidant Activity and Total Phenolics in Selected Cereal Grains and Their Different Morphological Fractions", *Journal of Agricultural and Food Chemistry* 48 (6) (June 2000) : 2008-16.

Hill, M. J., "Cereals, Cereal Fibre and Colorectal Cancer Risk : A Review of the Epidemiological Literature", *European Journal of Cancer Prevention* 6 (3) (June 1997) : 219-25.
Slavin J., et al., "Whole-Grain Consumption and Chronic Disease : Protective Mechanisms", *Nutrition and Cancer* 27 (1) (1997) :14-21.
Johnson, I. T., "Antioxidants and Anticarcinogens", *European Journal of Cancer Prevention*, 7 (Suppl. 2) (May 1998) : S55-62.
Nair, P. P., et al., "Diet, Nutrition Intake, and Metabolism in Populations at High and Low Risk for Colon Cancer : Dietary Cholesterol, Beta-sitosterol, and Stigmasterol", *American Journal of Clinical Nutrition* 40 (4 Suppl.) (Oct. 1984) : 927-30.
Moghadasian, M. H., Frohlich, J. J., "Effects of Dietary Phytosterols on Cholesterol Metabolism and Atherosclerosis : Clinical and Experimental Evidence", *American Journal of Medicine* 107 (1999) : 588-94.
Koide, T., et al., "Antitumor Effect of Hydrolyzed Anthocyanin from Grape Rinds and Red Rice", *Cancer Biotherapy and Radiopharmaceuticals* 11 (4) (Aug. 1996) : 273-77.
Fuller, R., Gibson, G. R., "Modification of the Intestinal Microflora Using Probiotics and Prebiotics", *Scandinavian Journal of Gastroenterology 32 (Suppl. 222) (1997) : 28-31.*
Hauer, J., Anderer, F. A., "Mechanism of Stimulation of Human Natural Killer Cytotoxicity by Arabinogalactan from Larix occidentalis", Cancer Immunology and Immunotherapy 36 (1993) : 237-44.
Luettig, B., et al., "Macrophage Activation by the Polysaccharide Arabinogalactan Isolated from Plant Cell Cultures of Echinacea Purpurea", *Journal of the National Cancer Institute* 81 (1989) : 669-75.
De Francischi, M. L., et al., "Chemical, Nutritional and Technological Characteristics of Buckwheat and Non-Prolamine Flours in Comparison to Wheat Flour", *Plant Foods and Human Nutrition* 46 (4) (Dec. 1994) : 323-29.
Shils, Maurice, et al., *Modern Nutrition in Health and Disease*, 8th ed. (Philadelphia : Lea & Febiger, 1994).
Messina, M. J., "Legumes and Soybeans : Overview of Their Nutritional Profiles and Health Effects", American Journal of Clinical Nutrition 70 (3 Suppl.) (1999) : 439S-450SS.
Persky, V., "Soy and Cancer Risk : Epidemiological Studies" (Meeting abstract), First International Symposium on the Role of Soy in Prevention and Treatment of Chronic Disease, Mesa, Arizona, 20-23 February 1994.
Moyad, M. A., "Soy, Disease Prevention, and Prostate Cancer", *Seminars in Urology and Oncology* 17 (2) (1999) : 97-102.
Tham, D. M., et al., "Clinical Review 97 : Potential Health Benefits of Dietary Phytoestrogens : A Review of the Clinical, Epidemiological, and Mechanistic Evidence", *Journal of Clinical Endocrinology and Metabolism* 83 (7) (1998) : 2223-35.
Messina, M., "Hypothesize Health Benefits of Soybean Isoflavones", *Fundamentals of Applied Toxicology 30 (1) (1996) : 87.*
Cline, J. M., "Phytochemicals for the Prevention of Breast and Endometrial Cancer", Cancer Treatment Research 94 (1998) : 107-34.
Katare, M., et al., "Inhibition of Aberrant Proliferation and Induction of Apoptosis in Preneoplastic Human Mammary Epithelial Cells by Natural Phytochemicals", *Oncology Reports* 5 (2) (1998) : 311-15.
Capone, S. L., Bagga, D., Heber, D., Glaspy, J., "Effect of Low-Fat Diet with Fish Oil and Soy Supplementation on Composition of Body Fat in High-Risk Breast Cancer Patients" (Meeting abstract), *Proceedings of the Annual Meeting of the American Society of Clinical Oncology* 15 (1996) : 1408.
Bagga, D., et al., "Effects of a Very Low-Fat, High-Fiber Diet on Serum Hormones and Menstrual Function : Implications for Breast Cancer Prevention", *Cancer* 76 (12) (Dec. 1995) : 2491-96.
Margolis, S., et al., "Coronary Heart Disease", *Johns Hopkins White Paper*. Baltimore, Md., 2000.
Komaroff A. L., ed., "A New Theory of Heart Attack", *Harvard Health Letter* 25 (2) (Dec. 1999) : 1-2.
Anderson, J. W., et al., "Meta-Analysis of the Effects of Soy Protein Intake on Serum Lipids", *New England Journal of Medicine* 333 (5) (Aug. 1999) : 276-82.
Wong, W. W., "Cholesterol-Lowering Effect of Soy Protein in Normocholesterolemic and Hypercholesterolemic Men", *American Journal of Clinical Nutrition* 68 (6 Suppl.) (Dec. 1998) 1285S-1389S.
Grundy, S. M., Abrams, J. J., "Comparison of Actions of Soy Protein and Casein on Metabolism of Plasma Lipoproteins and Cholesterol in Humns", *American Journal of Clinical Nutrition* 38 (2) (Aug. 1983) : 245-52.
Jenkins, D. J., et al., "Combined Effect of Vegetable Protein (Soy) and Soluble Fiber Added te, a Standard Cholesterol-Lowering Diet", *Metabolism* 48 (6) (June 1999) : 809-16.
Porter, S. M., et al., "Soy Protein and Isoflavones : Their Effects on Blood Lipids and Bone Density in Postmenopausal Women", *American Journal of Clinical Nutrition* 68 (6 Suppl.) (Dec. 1998) :1375S-1379S.
Lo, G. S., Cole, T. G., "Soy Cotyledon Fiber Products Reduce Plasma Lipids", *Atherosclerosis* 82 (1-2) (May 1999) : 59-67.
Baum, J. A., et al., "Long-Term Intake of Soy Protein Improves Blood Lipid Profiles and Increases Mononuclear Cell Low-Density-Lipoprotein Receptor Messenger RNA in Hypercholesterolemic, Postmenopausal Women", *American Journal of Clinical Nutrition* 68 (3) (Sept. 1998) : 545-51.
Porter, J. M., Nestel, P. J., "Greater Bile Excretion with Soy Protein than with Cow Milk in Infants", *American Journal of Clinical Nutrition* 20 (5) (May 1976) : 546-51.
Knight, D. C., Eden, J. A., "A Review of the Clinical Effects of Phytoestrogens", *Obstetrics and Gynecology* 87 (5 Pt. 2) (May 1996) : 897-904.
Duncan, A. M., et al., "Modest Hormonal Effects of Soy Isoflavones in Postmenopausal Women", *Journal of Clinical Endocrinology and Metabolism 84 (10)* (Oct. 1999) : 3479-84. Setchell, K. D., "Soybean Isoflavones : Metabolism and Physiology" (Meeting abstract), *First International Symposium on the Role of Soy in Preventing and Treating Chronic Disease*, Mesa, Arizona, 1994.

Stephens, F. O., "Breast Cancer Aetiological Factors and Associations : A Possible Protective Role of Phytoestrogens", *Australian and New Zealand Journal of Surgery* 67 (11) (Nov. 1997) : 755-60.
Washburn, "Effect of Soy Protein Supplementation on Serum Lipoproteins, Blood Pressure and Menopausal Symptoms in Perimenopausal Women", *Menopause* 6 (1) (Spring 1999) : 7-13.
Crouse, J. R., "A Randomized Trial Comparing the Effect of Casein with That of Soy Protein Containing Varying Amounts of Isoflavones on Plasma Concentrations of Lipids and Lipoproteins", *Archives of Internal Medicine* 159 (17) (Sept.1999) : 2070-76.
Scheiber, M. D., et al., "Isoflavones and Postmenopausal Bone Health : A Viable Alternative to Estrogen Therapy ?" *Menopause* 6 (3) (Fall 1999) : 223-41.
Potter, S. M., "Soy Protein and Isoflavones : Their Effects on Blood Lipids and Bone Density in Postmenopausal Women", *American Journal of Clinical Nutrition* 68 (6 Suppl.) (Dec. 1998) : 1375S-79S.
Ishimi, Y., et al., "Selective Effects of Genistein, a Soybean Isoflavone on B-Lymphopoiesis and Bone Loss Caused by Estrogen Deficiency", *Endocrinology* 140 (4) (Apr. 1999) : 1893-1900.
Head, K. A., "Ipriflavone : An Important Bone-Building Isoflavone," *Alternative Medicine Reviews* 4 (1) (Feb. 1999) : 10-22.
Cassidy, A., et al., "Biological Effects of a Diet of Soy Protein Rich in Isoflavones on the Menstrual Cycle of Pre-Menopausal Women", *American Journal of Clinical Nutrition* 60 (3) (Sept. 1994) : 333-41.
Xu, X., et al., "Effects of Soy Isoflavones on Estrogen and Phytoestrogen Metabolism in Pre-Menopausal Women", *Cancer Epidemiology Biomarkers* 7 (12) (Dec. 1998) : 1101-8.
Jerman, R., "Diet High in Soy Benefits Fetus", *Medical Tribune* (1999).
Willard, S. T., et al., "Phytoestrogens Have Agonistic and Combinational Effects on Estrogen Responsive Gene Expression in MCF 7 Human Breast Cancer Cells", *Endocrine* 8 (2) (Apr. 1998) : 117-21.
Helferich, W. G., "Food Phytoestrogens : An Abundance of Weak Estrogen Agonists" (Meeting abstract), *Fundamental and Applied Toxicology* 30 (1) (Feb. 1996) : 87.
Wang, C., Yurzer, M. S., "Effects of Phytoestrogens on DNA Synthesis in MCF 7 Cells in the Presence of Estradiol or Growth Factors", *Nutrition and Cancer* 31 (2) (1998) : 90-100.

9 : Les aliments blancs

"Intakes of 19 Individual Fatty Acids : Results from the 1994-96 Continuing Survey of Food Intakes by Individuals", *U.S. Department of Agriculture Food Surveys Group* (Beltsville, Md. : Beltsville Human Nutrition Research Center, Dec. 1997).
Simopolous, A. P., "Is Insulin Resistence Influenced by Dietary Linoleic Acid and Trans Fatty Acids ?" *Free Radical Biology and Medicine* 17 (4) (1994) : 367-72.
Ponte, E., et al., "Cardiovascular Disease and Omega-3 Fatty Acids", *Minerva Medical* 88 (9) (1997) : 343-53.
Bowman, S. A., et al., "The Healthy Eating Index : 1994-96", *U.S. Dept. of Agriculture, Center for Nutrition Policy and Promotion*, Washington, D.C., 1998, p. 3.
Nelson, C. J., "Dietary Fat, Trans Fatty Acids, and Risk of Coronary Heart Disease", *Nutrition Reviews* 156 (8) (1998) : 250-52.
Bell, R. A., et al., "An Epidemiologic Review of Dietary Intake Studies Among American Indians and Alaska Natives : Implications for Heart Disease and Cancer Risk", *Annals of Epidemiology* 7 (4) (1997) : 229-40.
Feskens, E. J., Kromhout, D., "Epidemiologic Studies on Eskimos and Fish Intake", *Annals of the New York Academy of Science* 683 (1993) : 9-15.
Mueller, B. A., Talbert, R. L., "Biological Mechanisms and Cardiovascular Effects of Omega-3 Fatty Acids", *Clinical Pharmacology* 7 (11) (1988) : 795-807.
Mulvad, G., et al., "The Inuit Diet : Fatty Acids and Antioxidants, Their Role in Ischemic Heart Disease, and Exposure to Organochlorines and Heavy Metals : An International Study", *Arctic Medical Research*55 (Suppl. 1) (1996) : 20-24.
Hansen, J. C., et al., "Fatty Acids and Antioxidants in the Inuit Diet : Their Role in Ischemic Heart Disease (Ihd) and Possible Interactions with Other Dietary Factors", *Arctic Medical Research* 53 (1) (1994) :4-17.
Menotti, A., et al., "Food Intake Patterns and 25-year Mortality from Coronary Heart Disease : Cross-Cultural Correlations in the Seven Countries Study", *European Journal of Epidemiology* 15 (6) (1999) : 507-15.
Ambrosone, C. B., et al., "Breast Cancer Risk Associated with Meat, Fish, and Chicken Consumption", *FASEB Journal* 9 (3) (1995) : A579.
Caygill, C. P., Hill, M. J., "Fish, N-3 Fatty Acids and Human Colorectal and Breast Cancer Mortality", *European Journal of Cancer Prevention* 4 (4) (1995) : 329-32.
Calder, P. C., "N-3 Polyunsaturated Fatty Acids in Cytokine Production in Health and Disease", *Annals of Nutrition and Metabolism* 41 (1997) (4) : 203-34.
Calder, P. C., "N-3 Polyunsaturated Fatty Acids and Immune Cell Function", *Advances in Enzyme Regulation* 37 (1997) : 197-237.
Kremeer, J. M., et al., "Effects of Highdose Fish Oil on Rheumatoid Arthritis After Stopping Nonsteroidal Antiinflammatory Drugs : Clinical and Immune Correlates", *Arthritis and Rheumatism* 38 (8) (1995) : 1107-14.
Gallai, V., et al., "Cytokine Secretion and Eicosanoid Production in the Peripheral Blood Mononuclear Cells of MS Patients Undergoing Dietary Supplementation with N-3 Polyunsaturated Fatty Acids", *Journal of Immunology* 56 (2) (Feb. 1995) : 143-53.
Sugano, M., et al., "Health Benefits of Rice Bran Oil", *Anticancer Research* 19 (5A) (Sept./Oct. 1999) : 3651-57.
Rukmini, C., Raghuram, T. C., "Nutritional and Biochemical Aspects of the Hypolipidemic Action of Rice Bran Oil : A Review", *Journal of the American College of Nutrition* 10 (6) (Dec. 1993) : 593-601.
Nicolosi, R. J., et al., "Rice Bran Oil Lowers Serum Total and Low Density Lipoprotein Cholesterol and Apo B Levels in Non Human Primates", *Atherosclerosis* 88 (2-3) (June 1991) : 133-42.

Qureshi, A. A., et al., "Isolation and Identification of Novel Tocotrienols from Rice Bran with Hypocholesterolemic, Antioxidant, and Antitumor Properties", *Journal of Agricultural and Food Chemistry* 48 (8) (Aug. 2000) : 3130-40.
Kagan, V. E., Packer, L., et al., "Recycling of Vitamin E in Human Low Density Lipoproteins", *Journal of Lipid Research* 33 (3) (Mar. 1992) : 385-97.
Tomeo, A. C., et al., "Antioxidant Effects of Tocotrienols in Patients with Hyperlipidemia and Carotid Stenosis", *Lipids* 30 (12) (Dec. 1995) : 1179-83.
Bartoli, R., et al., "Effect of Olive Oil on Early and Late Events of Colon Carcinogenesis", *Gut* 46 (Feb. 2000) : 191-99.
Stoneham, M., et al., "Olive Oil Has Protective Effect on Colorectal Cancer Development", *Reuters Medical News* (Sept. 2000). As reported in *Journal of Epidemiological Community Health* 54 (Sept. 2000) : 756-60.
Lopez, L. R., et al., "Monounsaturated Fatty Acid (Avocado) Rich Diet for Mild Hypercholesterolemia", *Archives of Medical Research* 27 (4) (Winter 1996) : 519-23.
Carranza, J., et al., "Effects of Avocado on the Level of Blood Lipids in Patients with Phenotype II and IV Dyslipidemias", *Archives del Instituto de Cardiologia de Mexico* 65 (4) (July/Aug. 1995) : 342-48.
Raloff J., "Bette Butter ? This One May Fight Cancer", *Science News* 156 (Dec. 1999) : 375.
Salmon, C. P., et al., "Minimization of Heterocyclic Amines and Thermal Inactivation of *Escherichia coli* in Fried Ground Beef", *Journal of the National Cancer Institute* 92 (21) (Nov. 2000) : 1773-78.
Hanif, R., et al., "Curcumin, a Natural Plant Phenolic Food Additive, Inhibits Cell Proliferation and Induces Cell Cycle Changes in Colon Adenocarcinoma Cell Lines by a Prostaglandin-Independent Pathway", *Journal of Laboratory and Clinical Medicine* 130 (6) (Dec. 1997) : 576-84.

10 : Herbes, épices, condiments et boissons

Aruoma, O. I., et al., "An Evaluation of the Antioxidant and Antiviral Action of Extracts of Rosemary and Provençal Herbs", *Food and Chemical Toxicology* 34 (5) (May 1996) : 449-56.
Verma, S. K., Bordia, A., "Antioxidant Property of Saffron in Man", *Indian Journal of Medical Sciences* 52 (6) (May 1998) : 205-207.
Kelm, M. A., et al., "Antioxidant and Cyclooxygenase Inhibitory Phenolic Compounds from Ocimum Sanctum Linn", *Phytomedicine*7 (1) (Mar. 2000) : 7-13.
Agrawal, P., et al., "Randomized Placebo-Controlled, Single Blind Trial of Holy Basil Leaves in Patients with Noninsulin-Dependent Diabetes Mellitus", *International Journal of Clinical Pharmacology and Therapeutics* 34 (9) (Sept. 1996) : 406-9.
Arora, D. S., Kaur, J., "Antimicrobial Activity of Spices", *International Journal of Antimicrobial Agents* 12 (3) (Aug. 1999) : 257-62.
Nair, S. C., et al., "Saffron Chemoprevention in Biology and Medicine : A Review", *Cancer Biotherapy* 10 (4) (Winter 1995) : 257-64.
Kochhar, K. P., et al., "Gastro-Intestinal Effects of Indian Spice Mixture (Garam Masala)", *Tropical Gastroenterology* 29 (4) (Oct.-Dec. 1999) : 170-74.
Shah, B. H., et al., "Inhibitory Effect of Curcumin, a Food Spice from Turmeric, on Platelet Activating Factor and Arachidonic Acid-Mediated Platelet Aggregation Through Inhibition of Thromboxane Formation and $CA2^+$ Signaling", *Biochemical Pharmacology* 58 (7) (Oct. 1999) : 1167-72.
Zava, D. T., et al., "Estrogen and Progestin Bioactivity of Foods, Herbs, and Spices", *Proceedings of the Society for Experimental Biology and Medicine* 217 (3) (Mar. 1998) : 369-78.
Frawley, D., Lad, V., *The Yoga of Herbs* (Twin Lakes, Wisc. : Lotus Press, 1986), pp. 192-223.
Tirtha, S. S., *The Ayurveda Encyclopedia* (Bayville, N.Y : Ayurveda Holistic Center Press, 1998), pp. 155-58.
Duke, J., *Handbook of Biologically Active Phytochemicals and Their Activities* (Boca Raton, Fla. : CRC Press, 1992).
Duke, J., *Handbook of Phytochemical Constituents of GRAS Herbs and Other Economic Plants* (Boca Raton, Fla. : CRC Press, 1992).
Quinlan, P. T., et al., "The Acute Physiological and Mood Effects of Tea and Coffee : The Role of Caffeine Level", *Pharmacology, Biochemistry and Behavior* 66 (1) (May 2000) : 19-28.
Kindmarch, I., et al., "A Naturalistic Investigation of the Effects of Day-Long Consumption of Tea, Coffee and Water on Alertness, Sleep Onset and Sleep Quality", *Psychopharmacology* 149 (3) (Apr. 2000) : 203-16.
Dager, S. R., et al., "Human Brain Metabolic Response to Caffeine and the Effects of Tolerance", *American Journal of Psychiatry* 156 (2) (Feb. 1999) : 229-37.
Kendler, K. S., Prescott, C. A., "Caffeine Intake, Tolerance and Withdrawal in Women : A Population Based Twin Study", *American Journal of Psychiatry* 156 (2) (Feb. 1999) : 223-28.
Grubben, M. J., et al., "Unfiltered Coffee Increases Plasma Homocysteine Concentrations in Healthy Volunteers : A Randomized Trial", *American Journal of Clinical Nutrition* 71 (2) (Feb. 2000) : 480-84.
Ruiz del Castillo, M. L., et al., "Rapid Analysis of Cholesterol-Elevating Compounds in Coffee Brews by Off-Line High-Performance Liquid Chromatography/High-Resolution Gas Chromatography", *Journal of Agricultural and Food Chemistry* 47 (2) (Feb. 1999) : 695-99.
Stolzenberg-Solomon, R. Z., et al., "Association of Dietary Protein Intake and Coffee Consumption with Serum Homocysteine Concentrations in an Older Population", *American Journal of Clinical Nutrition* 69 (3) (Mar. 1999) : 467-75.
Zivkovic, R., "Coffee and Health in the Elderly", *Acta Medica Croatica* 54 (1) (2000) : 33-36.
Rakic, V., et al., "Effects of Coffee on Ambulatory Blood Pressure in Older Men and Women : A Randomized Controlled Trial", *Hypertension* 33 (3) (Mar. 1999) : 869-73.
Ellison, E. E., "Tea and Other Beverage Consumption and Prostate Cancer Risk : A Canadian Retrospective Cohort Study", *European Journal of Cancer Prevention* 9 (2) (Apr. 2000) : 125-30.

Heliovaara, M., et al., "Coffee Consumption, Rheumatoid Factor, and the Risk of Rheumatoid Arthritis", *Annals of the Rheumatic Diseases* 59 (8) (Aug. 2000) : 631-35.
Tomlinson, B. U., et al., "Dietary Caffeine, Fluid Intake and Urinary Incontinence in Older Rural Women", *International Urogynecology Journal of Pelvic Floor Dysfunction* 10 (1) (1999) : 22-28.
Arya, L. A., et al., "Dietary Caffeine Intake and the Risk for Detrusor Instability : A Case-Control Study", *Obstetrics and Gynecology* 96 (1) (July 2000) : 85-89.
Leitzmann, M. E., Giovannucci, E., et al., "A Prospective Study of Coffee Consumption and the Risk of Symptomatic Gallstone Disease in Men", *JAMA* 281 (22) (June 1999) : 2106-12.
Post, S. M., et al., "Cafestol, the Cholesterol-Raising Factor in Boiled Coffee, Suppresses Bile Acid Synthesis by Downregulation of Cholesterol 7α-Hydroxylase and Sterol 27-Hydroxylase in Rat Hepatocytes", *Arteriosclerosis, Thrombosis, and Vascular Biology* 17 (1997) : 3064-70. Giovannucci, E., "Meta-Analysis of Coffee Consumption and Risk of Colorectal Cancer", *American Journal of Epidemiology* 147 (11) (June1998) : 1043-52.
Ross, G. W., et al., "Association of Coffee and Caffeine Intake with the Risk of Parkinson Disease", *JAMA* 283 (20) (May 2000) : 2674-79.
Kiyohara, C., et al., "Inverse Association Between Coffee Drinking and Serum Uric Acid Concentrations in Middle-Aged Japanese Males", *British Journal of Nutrition 82 (2) (Aug. 1999) : 125-30.*
Hurrell, R. F., et al., "Inhibition of Non-Heme Iron Absorption in Man by Polyphenolic Containing Beverages", Britisk, Journal of Nutrition 81 (4) (Apr. 1999) : 289-95.
Pittler, M. H., Ernst, E., "Peppermint Oil for Irritable Bowel Syndrome : A Critical Review and Meta Analysis", *American Journal of Gastroenterology* 93 (7) (July 1999) : 1131-35.
Liu, J. H., et al., "Enteric-Coated Peppermint Oil Capsules in the Treatment of Irritable Bowel Syndrome : A Prospective Randomized Trial", *Journal of Gastroenterology* 32 (6) (Dec. 1997) : 765-68.
Madisch, A., et al., "Treatment of Functional Dyspepsia with a Fixed Peppermint Oil and Caraway, Oil Combination Preparation as Compared to Cisapride : A Multicenter, Reference-Controlled Double-Blind Equivalence Study", *Arzneimittel Forschung*49 (11) (Nov. 1999) : 925-32.
Tate, S., "Peppermint Oil : A Treatment for Postoperative Nausea", *Journal of Advanced Nursing* 26 (3) (Sept. 1997) : 543-49.

REMERCIEMENTS

Ce livre n'aurait jamais vu le jour sans l'aide et le dévouement de mon mari Jon Zimmerman. Mon agent Jenny Brent m'a guidée dans les méandres de mes recherches. Mon éditeur Deb Brody a déployé des trésors de patience et de compréhension tout au long de cette aventure. De nombreuses personnes m'ont adressé leurs suggestions et leurs encouragements, et m'ont mise en contact avec le milieu de la recherche agroalimentaire et de l'ayurvéda. Merci encore à Vladimir Badmaev, Allan Tillotsot, le Dr Shailinder Sodhi, PK Dave, Bill Helferich, Claire Hasler, Mindy Kurzer, Mark Messina, Ronald Pryor et David Kyle.

TABLE DES MATIÈRES

Composé par P.C.A.
44400 – Rezé

Impression réalisée sur CAMERON par

BRODARD & TAUPIN

GROUPE CPI

La Flèche

pour le compte des Éditions Michel Lafon
en août 2002

Imprimé en France
Dépôt légal : septembre 2002
N° d'impression : 14479
ISBN : 2-84098-788-0
LAF 329